AF493628

TRAITÉ

DES

AFFECTIONS DE LA PEAU

LIBRAIRIE F. SAVY.

DU MÊME AUTEUR

Voies d'introduction des médicaments. Applications thérapeutiques. 1 vol. in-8. 3 fr.

BOUCHARD

Professeur agrégé à la Faculté de médecine de Paris.

Recherches nouvelles sur la pellagre. 1 vol. in-8 de 400 pages. 6 fr.

Ouvrage couronné par les Sociétés de médecine de Lyon et Strasbourg (prix de 500 fr. et honoré d'un encouragement de 1,000 fr. par l'Institut (Académie des sciences).

Études expérimentales sur l'identité de l'herpès circiné et de l'herpès tonsurant. Brochure in-8. 75 c.

LANGLEBERT (Edmond)

Professeur libre de pathologie syphilitique.

Traité théorique et pratique des maladies vénériennes, ou Leçons cliniques sur les affections blennorrhagiques, le chancre et la syphilis, recueillies par M. Evariste Michel, revues et publiées par le professeur. 1 vol. in-8 de 700 pages, avec une bibliographie complète des ouvrages publiés jusqu'à ce jour sur la syphilis. 8 fr

Paris. A. Parent, imprimeur de la Faculté de Médecine, rue M.r-le-Prince, 31.

TRAITÉ

DES

AFFECTIONS DE LA PEAU

PAR

LE Dr E. BAUDOT

ANCIEN INTERNE DE L'HÔPITAL SAINT-LOUIS
LAURÉAT DES HÔPITAUX ET DE LA FACULTÉ

D'après les doctrines de M. BAZIN

Médecin de l'hôpital Saint-Louis

PARIS

F. SAVY, LIBRAIRE-ÉDITEUR

24, RUE HAUTEFEUILLE, 24

1869

PRÉFACE

Tout livre doit avoir pour but ou de faire connaître des idées nouvelles, ou de propager et de vulgariser des opinions déjà émises; c'est ce second but que je me suis proposé d'atteindre en publiant cet ouvrage.

M. Bazin dans un enseignement justement célèbre (1) et auquel il doit la légitime renommée qui s'attache à son nom, a émis un ensemble d'idées doctrinales et de déductions thérapeutiques qui ont changé complétement la face de la dermatologie, et l'on peut affirmer qu'il a fait faire à cette partie des sciences médicales plus de progrès, dans l'espace de quelques années, qu'elle n'en avait accompli dans le cours des siècles précédents.

Depuis 1850, l'illustre médecin de l'hôpital Saint-Louis a successivement enrichi la littérature dermatologique de traités sur les affections artificielles, parasitaires, scrofuleuses, arthritiques, herpétiques, syphilitiques, génériques de la peau; et aujourd'hui le médecin ou l'élève qui désire connaître ses doctrines, est obligé de parcourir huit volumes. Or, l'un et l'autre reculent souvent devant une pareille tâche.

(1) M. le Dr Constantin Paul, dans sa leçon d'ouverture du Cours de clinique de la Charité, a dit : « M. Bazin, par son enseignement, l'un des plus beaux titres de gloire de la clinique française, est devenu le chef d'une école que, par opposition à l'école physiologique et organicienne, on peut appeler l'école clinique. »

Dans la deuxième partie, j'ai décrit les affections génériques de la peau, c'est-à-dire l'érythème, la roséole, l'eczéma, le lichen, etc., etc. J'ai envisagé chaque affection en elle-même, et j'ai indiqué ses caractères généraux, sa marche, sa durée, ses causes, son diagnostic, son pronostic et son traitement.

La troisième partie comprend l'histoire des affections spéciales, c'est-à-dire des affections de cause externe, et des affections de cause interne; le lecteur y trouvera la description des affections de cause mécanique (érythème, solaire, engelure), des affections provoquées non parasitaires, parasitaires et pathogénétiques et des affections symptomatiques des pseudo-exanthèmes, des maladies constitutionnelles (arthritis, herpétis, scrofule, syphilis), des maladies diathésiques.

La quatrième partie est consacrée à l'étude des difformités.

Dans la cinquième partie enfin, j'ai indiqué rapidement quelles sont les eaux minérales qui conviennent aux diverses affections de la peau.

TRAITÉ

DES

AFFECTIONS DE LA PEAU

CONSIDÉRATIONS GÉNÉRALES.

La *maladie* est un état accidentel et anormal de l'homme, qui produit et développe un ensemble de désordres fonctionnels et organiques, isolés ou réunis, simultanés ou successifs.

La scrofule, la syphilis, etc., sont des maladies, puisque ce sont des états anormaux de l'homme, sous l'influence desquels naissent successivement et évoluent des affections de la peau, des ganglions lymphatiques, des os et des viscères.

La maladie est produite par la combinaison de l'action des causes extérieures à l'organisme, et des prédispositions individuelles. Elle ne naît pas sous l'influence d'une même cause chez tous les individus. — Que de personnes prennent du copahu, qui ne présentent pas de roséole copahique! Si des acares existent chez un individu qui n'a pas d'aptitude morbide, on observera des sillons, mais nulle trace d'éruption cutanée, et dans ce cas il n'y aura pas de maladie parasitaire, mais seulement une lésion. — Une substance irritante, appliquée sur la peau de plusieurs personnes, déterminera chez celle-ci une éruption locale, éphémère, disparaissant dès que la cause est éloignée, et chez celle-là, au contraire, une éruption arthritique ou herpétique, l'agent irritant ayant éveillé la prédisposition de l'arthritis, ou à l'herpétis que présentait le malade. Il faut donc, en outre d'une cause provocante, une aptitude spéciale pour qu'une maladie survienne.

Nous admettons, avec M. Bazin, des maladies de cause interne et des maladies de cause externe.

Les premières, c'est-à-dire les fièvres, les phlegmasies, les maladies constitutionnelles ou diathésiques, etc., naissent sous l'influence de causes dont l'action intime nous échappe (syphilis produite par le virus syphilitique), ou apparaissent sans que nous puissions déterminer leur étiologie.

Les secondes sont dues à l'action d'agents physiques, à l'existence de parasites, ou à l'ingestion de substances toxiques.

Sous l'influence des maladies se développent des *affections.* — Ce sont des états morbides d'un ou de plusieurs organes caractérisés par un simple trouble fonctionnel, ou par une lésion, et les désordres qui en résultent, états morbides, subissant une évolution spéciale.

L'eczéma est une affection, puisqu'il est constitué par de la rougeur de la peau au début, des vésicules à sa période d'état, des squames à son déclin, en un mot, par une lésion cutanée dont l'évolution est spéciale.

La maladie étant un état de l'homme, et non des organes, il n'y a pas de maladies de la peau ; mais l'affection étant un état morbide des organes, il y a des affections de la peau.

Les affections cutanées naissent sous l'influence de l'action d'agents physiques, de parasites, etc. : ce sont des affections de cause externe ; ou constituent des manifestations d'un état anormal d'une maladie : ce sont des affections de cause interne.

Il existe des affections qui n'apparaissent que sous l'influence d'une seule maladie : et la caractérisent ; telles sont l'acné varioliforme, la plaque muqueuse, déterminées uniquement par la scrofule ou la syphilis : ce sont des *affections propres.*

Il en est d'autres, au contraire, qui traduisent plusieurs maladies : l'eczéma, par exemple, peut être la manifestation de l'herpétis, de l'arthritis, de la scrofule, etc. ; c'est une *affection générique.* Toute affection générique a des espèces (1).

(1) Un genre, en pathologie, est une affection qui présente des caractères spéciaux, le séparant des genres voisins ; l'espèce est l'affection qui, présen-

Enfin, les éruptions cutanées se divisent en affections en voie d'évolution (eczéma, lichen) et en affections arrêtées dans leur évolution (difformités congénitales ou acquises).

On désigne sous le nom de *symptôme* un trouble fonctionnel des organes, ou un changement perceptible aux sens dans les qualités physiques de l'organe, ou des matières excrétées.

Nous pouvons donc admettre trois classes de symptômes :

1° Ceux qui sont caractérisés par un trouble fonctionnel ;

2° Ceux qui consistent dans une modification des qualités physiques des organes ;

3° Ceux qui sont constitués par des modifications des matières excrémentitielles.

Le symptôme étant localisé, il y a une symptomatologie cutanée.

On appelle *lésion* toute altération matérielle des organes ; or la structure de la peau pouvant être lésée, il y a une anatomie pathologique de la peau.

En définitive, il existe des symptômes, des lésions et des affections de la peau, et l'affection cutanée est constituée par une lésion de la peau et les désordres fonctionnels qu'elle entraîne ; elle est l'effet, la manifestation d'une maladie ; aussi, le médecin, en sa présence, doit-il établir le triple diagnostic suivant, seule base d'une saine thérapeutique :

Quelle est la lésion élémentaire de la peau (vésicule, papule, pustule, etc.) qui caractérise l'affection ?

L'affection est-elle une affection propre ou générique ?

S'il s'agit d'une affection générique, quelle est l'espèce que le malade présente? S'il s'agit, par exemple, d'un eczéma, est-ce un eczéma herpétique, arthritique, scrofuleux ou syphilitique ?

S'il s'agit d'une affection propre, le diagnostic de l'affection

tant les caractères du genre, possède certains caractères qui la différencient des autres espèces. — L'eczéma est un genre, une affection générique, puisqu'il a des caractères qui le séparent de l'érythème, de l'acné, etc. ; et l'eczéma scrofuleux est une espèce, puisque, outre le caractères du genre, il en offre de particuliers qui le séparent de l'eczéma dartreux, scrofuleux, etc.

tions exanthématiques (fièvre typhoïde, synoque, etc.). — Les fièvres et les éruptions qu'elles produisent étant bien décrites dans les traités de pathologie interne, nous ne leur consacrerons aucun chapitre.

Pseudo-exanthèmes. — On désigne sous ce nom des maladies aiguës, ordinairement fébriles, non contagieuses, épidémiques, caractérisées par une éruption à marche régulière, et se terminant toujours par résolution dans l'espace de trois à cinq semaines.

Les pseudo-exanthèmes diffèrent des fièvres exanthématiques par les caractères suivants : leur période prodromique n'est pas constituée par des symptômes aussi caractéristiques, et n'a pas une durée aussi fixe ; leur marche ne peut être comparée, au point de vue de la régularité, à celle des pyrexies qui évoluent en un espace de temps précis, tandis que les pseudo-exanthèmes parcourent leurs périodes en un espace de temps qui varie de trois à six semaines ; ils ne sont pas contagieux. Enfin, s'ils constituent souvent une entité morbide, ils peuvent être aussi des manifestations d'une autre maladie, de l'arthritis ou de l'herpétis, et présenter alors des caractères spéciaux.

Il existe donc des pseudo-exanthèmes idiopathiques, des pseudo-exanthèmes arthritiques, et des pseudo-exanthèmes herpétiques.

Dans la première édition de ses Leçons sur l'arthritis, l'herpétis, Mr. Bazin avait rattaché à l'arthritis : l'érythème noueux, l'urticaire, le pityriasis rubra aigu, l'herpès phlyctenodes, le zona, le pemphigus ; et à l'herpétis : la roséole, l'urticaire fébrile, le pityriasis rubra aigu, l'eczéma rubrum généralisé, l'herpès, le zona, le pemphygus aigu.

Dans sa deuxième édition, il décrit au nombre des pseudo-exanthèmes idiopathiques l'urticaire aigu, l'herpès phlyctenodes aigu, le pityriasis rubra aigu, le pemphigus aigu, le zona, et rattache seulement à l'arthritis : l'érythème noueux, l'érythème papulo-tuberculeux, l'urticaire hémorrhagique, l'herpès circiné, l'hydroa vésiculeux, le pityriasis rubra aigu, et à l'herpétis, la roséole et l'eczéma rubrum généralisé.

M. Bazin a donc rejeté de l'arthritis et de l'herpétis l'urticaire, l'herpès phlyctenodes, le zona et le pemphigus aigu, et de l'herpétis seul le pityriasis rubra aigu.

Toutefois, dans bien des cas, selon M. Bazin, les affections précédentes posséderaient des caractères militant en faveur de leur origine arthritique ou herpétique; mais ces caractères différentiels n'étant pas toujours nettement tranchés, ces pseudo-exanthèmes disparaissant spontanément, et ne réclamant, partant, aucun traitement, au point de vue pratique la distinction en plusieurs espèces n'a pas d'utilité réelle, et le médecin de l'hôpital Saint-Louis a préféré, pour la simplicité de l'étude, les considérer comme étant toujours des pseudo-exanthèmes idiopathiques.

Phlegmasies. — Une phlegmasie, l'érysipèle, donne naissance à une éruption cutanée, si tant est que l'érysipèle puisse être considéré comme une phlegmasie et non comme une fièvre, une pyrexie.

Hémorrhagies. — Une maladie hémorrhagique produit une éruption caractérisée par des taches sanguines dues à l'extravasation du sang dans le tissu cellulaire; c'est le purpura.

Maladies constitutionnelles. — On appelle de ce nom une maladie constitutionnelle, héréditaire, aiguë ou chronique, pyrétique ou apyrétique, continue ou intermittente, ordinairement à longues périodes, contagieuse ou non, et caractérisée par l'existence de lésions de nature variée et occupant indistinctement les divers systèmes organiques.

Quatre maladies constitutionnelles déterminent des affections de la peau, ce sont : la scrofule, la syphilis, l'arthritis, l'herpétis. Ces maladies présentent des symptômes particuliers et des symptômes communs.

Les manifestations particulières, spéciales des maladies constitutionnelles sont très-nombreuses, différentes suivant chaque maladie, et se succèdent, en général, dans un ordre régulier; aussi peut-on admettre pour chacune de ces maladies quatre périodes.

Ces manifestations procèdent de la peau vers les muqueuses, de la périphérie au centre, de sorte que l'on observe des éruptions cutanées, des affections osseuses et enfin des affections viscérales. Les affections d'une période ne réapparaissent jamais dans la période suivante et sont :

Spéciales ou propres, c'est-à-dire n'appartenant qu'à une maladie et suffisant à la caractériser;

Génériques, c'est-à-dire communes à plusieurs maladies, mais offrant alors des caractères objectifs variables avec la maladie qui leur a donné naissance;

Accidentelles, c'est-à-dire ne recevant de la maladie constitutionnelle aucun cachet spécial et pouvant survenir à toutes les périodes (verrues; polypes muqueux pour la scrofule, végétations, vitiligo, pour la syphilis; hémorrhagie de la peau et des muqueuses pour l'arthritis; hydropisies pour la dartre).

Relativement aux symptômes communs, on peut admettre deux époques.

Dans la première, dite de périodicité, les manifestations, légères en général, sont intermittentes, séparées les unes des autres par des intervalles variables, apparaissent et disparaissent suivant leur ordre de succession, et alternent quelquefois avec des affections d'un autre système (balancement des affections cutanées et muqueuses herpétiques).

Dans la seconde, ou de continuité, les affections prennent droit de domicile, deviennent permanentes, et survient une cachexie à laquelle concourent les lésions d'un plus ou moins grand nombre d'organes, et qui conduit les malades à la mort.

La marche est, en général, très-lente et ce n'est que dans quelques cas très-rares que les maladies constitutionnelles présentent une marche aiguë.

La guérison de ces maladies peut cependant avoir lieu, mais après un temps assez long, et la certitude de cette guérison ne peut exister que si la maladie a parcouru ses quatre périodes.

Les maladies constitutionnelles présentent des formes diverses : une forme bénigne et une forme maligne dans lesquelles les affections présentent une faible ou une forte intensité; une forme fixe caractérisée par la localisation de la maladie sur un système de l'économie, le système osseux, par exemple, dans la scrofule fixe; une forme commune dans laquelle les affections se succèdent dans un ordre régulier.

Dans la production des maladies constitutionnelles, comme dans celle de toutes les maladies, il faut admettre une prédisposition, ou cause interne, et une cause provocatrice.

La scrofule et la syphilis héréditaire débutent ordinairement dans l'enfance; la dartre et l'arthritis apparaissent dans l'adolescence, l'âge mûr ou la vieillesse.

L'herpétis est plus commune chez les femmes et l'arthritis chez les hommes.

Tous les tempéraments sont sujets aux maladies constitutionnelles et n'influent que sur la forme des manifestations.

Toutes les maladies constitutionnelles sont essentiellement héréditaires; la syphilis seule est contagieuse et inoculable.

Les causes physiques ou morales, telles que le froid, les émotions, les chutes, les coups, les parasites..... ne donnent pas naissance aux maladies constitutionnelles, mais éveillent la prédisposition jusque-là latente. Ainsi agit le froid pour l'arthritis, l'émotion morale pour la dartre, la chute pour la scrofule. Ce sont des causes provocatrices incapables par elles-mêmes de produire une maladie constitutionnelle, mais déterminant son apparition lorsqu'elles agissent sur des individus prédisposés.

En outre, ces causes provocatrices peuvent amener une forme spéciale de la maladie; si un enfant prédisposé à la scrofule, né de parents scrofuleux, fait une chute sur le genou, il pourra être affecté de tumeur blanche scrofuleuse, sans avoir éprouvé aucun des accidents des deux premières périodes. Il sera alors affecté de la forme fixe primitive de la scrofule.

Si un enfant contracte la syphilis ou la scrofule dans le sein de sa mère, il pourra présenter des affections viscérales dès sa naissance ou un peu plus tard.

Après ces considérations sur les maladies constitutionnelles, nous devons indiquer les caractères spéciaux de chacune d'elles.

Arthritis. — L'arthritis est une maladie constitutionnelle, non contagieuse, caractérisée par des manifestations variées sur divers systèmes organiques, et spécialement par des affections de la peau, des manifestations articulaires et la production d'un produit morbide particulier, le tophus.

M. Bazin admet que le rhumatisme et la goutte sont des dépendances de l'arthritis, sont deux branches émanées d'un même tronc; l'observation apprend, toutefois, qu'il y a des éruptions cutanées spécialement rhumatismales (arthritides passagères), et d'autres spécialement goutteuses (arthritides fixes, irrégulières et malignes) : on pourrait donc au point de vue de la pathologie cutanée admettre des arthritides rhumatismales et des arthritides goutteuses, mais la distinction entre ces éruptions est souvent difficile à établir et ne conduit à aucun traitement particulier, aussi M. Bazin la rejette-t-il.

L'arthritis présente des prodromes et quatre périodes :

L'arthritique est sanguin ou lymphatique sanguin, offre un système musculaire développé, une tendance à l'embonpoint, un facies coloré, une transpiration facile, surtout aux extrémités, une chute prématurée des cheveux, un appétit modéré, de la constipation, des urines rouges et briquetées, de la tendance aux congestions encéphaliques et aux hémorrhagies.

Dans la première période de l'arthritis, on observe des éruptions légères et passagères de la peau, des érythèmes, de l'hydroa, des inflammations catarrhales des muqueuses pituitaire, oculaire, pharyngée, bronchique... de la dyspepsie, des accès de fièvre éphémère ou rhumatismale, des congestions céphaliques, etc.

Dans la deuxième période existent des affections propres ou spéciales à l'arthritis ; le rhumatisme articulaire aigu ou la goutte aiguë, l'hydroa vacciniforme et de nombreuses affections génériques : myalgies, névralgies, éruptions cutanées (eczéma, acné, pityriasis, etc.).

Alors s'observe la loi de l'alternance entre les affections cutanées, les affections articulaires ou les affections des muqueuses, et, en général, plus le système articulaire est affecté et moins la peau est malade.

Dans la troisième période les affections cutanées disparaissent, les affections articulaires deviennent fixes et permanentes et l'on observe des dépôts de substance tophacée, des altérations des os et des cartilages, des ankyloses.

La quatrième période est caractérisée par des affections viscérales (cancer de l'estomac, de l'intestin, du foie ; affections organiques du cœur ou de la moelle et de l'encéphale).

L'arthritis présente les quatre formes que nous avons signalées plus haut.

De l'herpétis ou de la dartre. — La dartre est une maladie constitutionnelle non contagieuse, non inoculable, se traduisant par des affections spéciales des membranes tégumentaires, des nerfs et des viscères, et dont les manifestations cutanées sont tenaces et récidivent fréquemment.

Le dartreux présente un tempérament bilieux et mélancolique, une sécheresse assez considérable de la peau, siége d'un prurit plus ou moins intense, de l'irascibilité, de la tendance à la diarrhée ou à des alternatives de diarrhée et de constipation, une disposition aux névralgies, à la migraine, un appétit assez développé, et malgré cela nulle aptitude à l'embonpoint et à la production de la graisse.

Dans la première période de la dartre on observe des affections superficielles, mobiles de la peau et des muqueuses : des éruptions pseudo-exanthématiques, telles que la roséole et l'eczéma rubrum, du coryza, de l'angine granuleuse, des bronchites, des leucorrhées ou blennorrhées.

Dans la deuxième période, la peau et les muqueuses sont encore le siége des manifestations de la dartre, mais alors ces manifestations sont tenaces, rebelles, alternent les unes avec les autres et récidivent facilement. En outre, on observe des névralgies et des viscéralgies, des hydropisies.

La troisième période est caractérisée par des affections cutanées tendant à envahir la plus grande partie de la surface de la peau, à devenir fixes ou à faire place à des affections viscérales du foie, de l'estomac, du poumon...

Dans la quatrième période, la peau est en général affectée dans sa totalité, et le plus ordinairement existent simultanément des dégénérescences des organes internes; alors survient une cachexie profonde et bientôt une terminaison fatale.

De la scrofule. — La scrofule est une maladie constitutionnelle, le plus souvent héréditaire, non contagieuse, caractérisée par des affections variables de siége et de modalité pathogénique, mais présentant pour caractères la fixité et la tendance ulcéreuse, et pour siéges les systèmes tégumentaire, osseux et lymphatique.

Les personnes prédisposées à la scrofule présentent un habitus extérieur spécial.

Il existe, ainsi que l'a écrit M. Bazin, une exagération ou une diminution des forces organiques; le scrofuleux offre une stature gigantesque ou une petite taille disproportionnée avec son âge; un embonpoint extrême ou une maigreur considérable; un développement prématuré de l'intelligence ou de l'idiotisme; de l'irascibilité ou de la mansuétude; de la boulimie ou de l'inappétence; des désirs vénériens très-développés ou de la frigidité.

Tantôt le visage est coloré, l'œil vif, tantôt le visage est pâle, l'œil languissant.

Le gonflement de la lèvre supérieure constitue, non l'un des traits de la constitution scrofuleuse, mais l'un des symptômes de la scrofule confirmée.

Le tempérament lymphatique s'observe en général chez les scrofuleux, mais ne constitue pas une prédisposition à la scrofule.

La première période de cette maladie apparaît ordinairement entre la première et la deuxième dentition et est caractérisée par une éruption sécrétante du cuir chevelu (eczéma et impétigo) ou par des éruptions sèches érythémateuses ou papuleuses de la peau; en même temps ou ultérieurement apparaissent des catarrhes de la conjonctive, de la pituitaire, de la membrane pharyngée, etc., et comme effet consécutif ou comme manifestation directe de la scrofule, des adénites suppuratives qui déterminent des ulcérations spéciales, lentes à se guérir et laissant des cicatrices caractéristiques.

Dans la deuxième période on observe des scrofulides profondes, malignes, naissant après la disparition des éruptions bénignes de la première période ou étant le résultat de la transformation *in situ* des scrofulides bénignes en scrofulides malignes (scrofulides inflammatoires, fibro-plastiques, tuberculeuses).

La troisième période est caractérisée par des lésions du système osseux, et la quatrième par des lésions viscérales (périostites, ostéites, caries, tumeurs blanches, tuberculisation des viscères).

La scrofule est régulière, incomplète, bénigne, maligne, fixe, ulcérative et enfin larvée.

De la syphilis. — La syphilis est une maladie constitutionnelle, contagieuse, inoculable, héréditaire, continue ou intermittente, d'une longue durée en général, se traduisant par des affections qui procèdent de la périphérie au centre, sont résolutives d'une part, ulcéreuses de l'autre, consistent principalement dans des altérations de la substance conjonctive et dont l'une d'elles, la gomme, lui est spéciale.

La syphilis présente quatre périodes.

La première période comprend les accidents dits primitifs : beaucoup de syphiliographes modernes admettent que la syphilis ne débute que par un chancre particulier (infectant).

M. Bazin professe que dans la syphilis régulière, normale, l'accident initial est un chancre induré ou une plaque muqueuse initiale ;

Que dans certains cas exceptionnels de syphilis irrégulière, l'accident primitif peut être le chancre mou ou la blennorrhagie ;

Que dans la syphilis héréditaire, les accidents qui se montrent les premiers sont des accidents secondaires.

Deuxième période. — Les accidents secondaires sont souvent précédés de prodromes qui consistent en malaise général, de la courbature, des accès fébriles intermittents et nocturnes, des vertiges, des éblouissements, de la céphalée nocturne, des douleurs rhumatoïdes, etc.

Ces prodromes manquent en général quand la syphilis est consécutive à un pseudo-chancre induré (plaque syphilitique initiale).

Ils sont suivis de lésions qui siégent sur le tégument externe ou interne, le système lymphatique, l'iris et le testicule (syphilides cutanées, muqueuses, hypertrophie et induration des ganglions et des vaisseaux lymphatiques, iritis, albuginite).

Troisième période. — Les accidents tertiaires font suite immédiate aux accidents secondaires ou n'apparaissent qu'un certain temps après la cessation des accidents secondaires ; ils ne surviennent guère, en tout cas, avant le sixième mois, à dater de l'accident primitif, et les faits dans lesquels on a observé des exostoses, avant la guérison de l'accident primitif, sont tout à fait exceptionnels.

La période tertiaire comprend des affections des os, du tissu cellulaire (gommes), des ganglions lymphatiques, des muscles, du sytème fibreux, les gommes de la langue et du testicule et la phthisie laryngée.

La quatrième période comprend les affections des viscères.

Des diathèses. — On désigne, sous le nom de diathèses, des maladies aiguës ou chroniques, pyrétiques ou non, continues ou intermittentes, le plus souvent continues, contagieuses ou non, caractérisées par la formation d'un seul produit morbide, qui peut avoir son siége indistinctement dans tous les systèmes organiques.

Les diathèses diffèrent des maladies constitutionnelles par les caractères suivants :

Une diathèse ne donne naissance qu'à un seul produit morbide, tandis qu'une maladie constitutionnelle en détermine plusieurs. La diathèse cancéreuse n'engendre que du cancer ; sous l'influence de la scrofule apparaissent des lésions inflammatoires, fibro-plastiques, tuberculeuses.

Les maladies constitutionnelles présentent de longues intermissions et une marche régulière. Après avoir déterminé des affections passagères de l'enfance, la scrofule, par exemple, demeure latente pendant dix ou vingt ans ; ses périodes se succèdent dans un ordre constant, les lésions marchent de la périphérie au centre. Les diathèses, au contraire, ont une marche continue ou procèdent par poussées. S'il existe des intervalles de repos, ils sont courts et il est rare d'observer des intermissions de dix, quinze, vingt ans.

Les manifestations diathésiques occupent tantôt un organe, tantôt un autre, et ne peuvent être prévus à l'avance. — Elles ont indistinctement pour siége primitif la peau, l'estomac, le tissu osseux, le cerveau. Au contraire, les manifestations des maladies constitutionnelles s'enchaînent dans un ordre régulier qui ne varie jamais ; aussi peut-on facilement admettre des périodes, qui marquent les divers stades de la maladie au sein de l'organisme.

Dans les diathèses, les phénomènes morbides sont d'une extrême simplicité, tandis que, dans le cours des maladies constitutionnelles, ils revêtent les apparences les plus diverses et les plus opposées.

La durée des diathèses est moins longue, d'une manière

générale, que celle des maladies constitutionnelles et leur gravité est plus grande (1).

Les diathèses sont aiguës ou chroniques. Aiguës, elles sont, en général, acquises et caractérisées par des lésions inflammatoires. Elles déterminent de la fièvre, de la prostration et la mort après un espace de temps très-court. Quelquefois, elles sont subaiguës et intermédiaires aux diathèses aiguës et chroniques ; tels sont le farcin et la morve chronique.

Les diathèses chroniques présentent une première période, dans laquelle on ne constate qu'une ou plusieurs manifestations locales et aucun phénomène général ; et une seconde période, caractérisée par de la fièvre ou par le trouble de tous les actes organiques et fonctionnels (fièvre hectique et cachexie).

Les diathèses apparaissent sous l'influence de l'hérédité, quelquefois sous celle de la contagion (morve), et souvent sous des influences qui nous échappent.

Les causes physiques auxquelles on attribue tant d'importance, au point de vue de l'étiologie, n'ont qu'un seul résultat : la localisation de la maladie sur tel ou tel point, ou l'éveil de la prédisposition diathésique jusque-là latente.

M. Bazin admet trois classes de diathèses :

Les diathèses inflammatoires (purulente, gangréneuse, pseudo-membraneuse) ;

Homéomorphes (hémorrhagique, séreuse, albumineuse, calcaire, saccharique, graisseuse, fibro-cartilagineuse) ;

Hétéromorphes (fibro-plastique, tuberculeuse, fongoïdique, épithéliale, cancéreuse).

Un certain nombre de ces diathèses se traduit par des manifestations cutanées que nous étudierons ultérieurement.

Maladies cachectiques. — M. Bazin a admis un groupe de maladies cachectiques, qui sont le pemphigus chronique, le scorbut, le rachitis, la maladie d'Addison, etc. — A ces maladies correspondent des éruptions : le pemphigus, le purpura.

(1) Voyez, pour plus de détails : *Leçons sur les affections artificielles de la peau*, par M. Bazin.

Voici, d'ailleurs, un tableau qui donne une idée nette des maladies sous l'influence desquelles naissent les affections de la peau :

CLASSIFICATION NOSOLOGIQUE.	CLASSIFICATION DERMATOLOGIQUE.
A. Difformités spontanées ou provoquées.	Difformités : nævi, ichthyose, vitiligo.
B. Maladies.	
(1) Chirurgicales de cause externe.	1° Affections cutanées de cause externe. (*a*) Mécaniques ; plaies, déchirures, brûlures, ecchymoses. (*b*) Artificielles : directes ou pathogénétiques. (*c*) Parasitaires.
(2) Maladies de cause interne.	2° Affections cutanées de cause interne.
(*a*) Fièvres { Pestilentielles. Exanthématiques. Non exanthématiques.	(*a*) Éruption des fièvres. { Anthrax malin, charbon. Rougeole, variole, scarlatine. Taches rosées lenticulaires, sudamina, miliaire fébrile.
(*b*) Pseudo-exanthèmes.	Éruptions pseudo-exanthématiques. { Roséole, urticaire, pityriasis rubra aigu, pemphigus aigu, herpès, zona.
(*c*) Phlegmasies.	Érysipèle.
(*d*) Hémorrhagies.	Purpura.
(*e*) Maladies constitutionnelles. { Scrofule.	Scrofulides.
Syphilis.	Syphilides.
Arthritis.	Arthritides.
Herpétis.	Herpétides.
(*f*) Maladies cachectiques. { Pemphigus chronique. Scorbut. Rachitis. Maladie d'Addison.	Éruptions des cachexies. { Pemphigus, purpura.
(*g*) Diathèses.	Éruptions diathésiques. { Épithélioma, carcine, cancroïde, mycosis, etc.

DES TROUBLES FONCTIONNELS ET DES LÉSIONS ÉLÉMENTAIRES DANS LES AFFECTIONS CUTANÉES.

(a) Troubles fonctionnels.

La peau présente une sensibilité générale en vertu de laquelle elle perçoit les irritations mécaniques, chimiques ou électriques ; cette sensibilité appartient à tous les tissus qui reçoivent des nerfs appropriés ; mais, en outre, la peau est l'organe du tact et perçoit les notions de température, de sécheresse, d'humidité, de poids des corps, etc.

La sensibilité générale seule nous intéresse, et elle peut être augmentée, diminuée ou abolie dans les diverses affections de la peau. De là, de l'hyperesthésie et de l'anesthésie.

L'*hyperesthésie* est caractérisée soit par l'exaltation, soit par la perversion de la sensibilité.

Il y a exaltation lorsque, sous l'influence du moindre contact, une personne ressent une douleur vive ; il y a perversion lorsque le malade éprouve spontanément des sensations de froid, de chaleur, de fourmillements, d'élancements, de prurit et de démangeaisons. — Au point de vue des affections de la peau, nous devons surtout étudier les démangeaisons.

Démangeaisons. — On désigne, sous ce nom, une sensation spéciale, douloureuse et qui porte le malade à se gratter sans cesse. Les démangeaisons se présentent, tantôt sous la forme de picotements et d'élancements, tantôt sous celle d'une cuisson, d'une vive chaleur ou d'une brûlure. — Telle personne croit que la peau est traversée par des milliers d'aiguilles ; telle autre éprouve une sensation de fourmillements, etc.

Pour diminuer l'intensité de ces sensations, le plus ordinairement désagréables et douloureuses, le malade se gratte incessamment, et quelquefois substitue à l'action insuffisante de ses ongles celle de brosses, d'étrilles. — De là résultent des lésions traumatiques de la peau qui s'ajoutent aux lésions préexistantes.

Les démangeaisons s'exaspèrent sous l'influence de la chaleur en général, de la chaleur du lit en particulier. De là, insomnie, agitation et quelquefois excitation cérébrale telle que la folie en est la conséquence et que les malades se suicident pour échapper à leurs souffrances.

Les démangeaisons ont une assez grande valeur au point de vue du diagnostic différentiel des affections génériques et de celui de la maladie dont elles dépendent.

Anesthésie. — L'anesthésie est caractérisée par l'abolition de la sensibilité tactile. — On l'observe principalement dans la lèpre ou éléphantiasis des Arabes.

La peau n'est pas seulement l'organe du tact, elle a encore pour fonction de sécréter la sueur, l'humeur sébacée, l'épiderme et ses annexes, les poils et les ongles.

Sueur. — La sueur peut être diminuée ou augmentée. — La diminution de la transpiration cutanée est un phénomène à peu près constant chez les vieillards et s'observe dans certaines affections nerveuses et cutanées (psoriasis, ichthyose). Elle détermine la sécheresse de la peau.

L'augmentation de la sueur est générale ou limitée à la plante des pieds, à la paume des mains, au creux axillaire, aux parties génitales, à l'anus, etc. — Certaines personnes sont spécialement disposées aux transpirations faciles et abondantes : telles sont les arthritiques. En outre, certaines maladies déterminent l'augmentation de la sécrétion de la sueur. Ce sont la suette, le rhumatisme articulaire aigu, la pneumonie, la phthisie, etc.

Lorsque la sueur est abondante et séjourne entre deux surfaces cutanées adossées l'une à l'autre, — scrotum et partie interne des cuisses, seins et peau du thorax,—on voit souvent survenir des éruptions érythémateuses (intertrigo).

Quelquefois la sueur ne peut s'écouler, parce que les canaux excréteurs de ces glandes sont obstrués ou ne suffisent pas à l'abondance de la production; alors la sueur passe sous l'épiderme autour des orifices glandulaires, le soulève et détermine de petites vésicules remplies de liquide transparent et à réaction acide (sudamina).

L'existence de sueurs pendant l'espace d'une nuit suffit, chez certains individus, pour que leur corps soit couvert de vésicules sudorales.

Odeur. — La peau exhale parfois une odeur fétide et désagréable. Cette odeur s'exhale tantôt de toute la surface de la peau, tantôt d'une partie limitée des téguments. — Est-elle due à une altération de la sécrétion sudorifique ou de la sécrétion sébacée? Hébra se fondant sur ce que les odeurs que l'on constate rappellent celles d'acides graisseux, substances formées en proportion plus grande par les glandes sébacées que par les glandes sudoripares, les regarde comme le résultat de l'exhalation cutanée dans son ensemble.

L'odeur fétide qui s'exhale de toute la peau de certaines personnes, d'ailleurs saines, tient quelquefois à une idiosyncrasie, dans d'autres circonstances à l'absorption de matières odorantes, qui sont ensuite exhalées par la peau; enfin on l'observe dans certaines maladies, telles que rougeole, variole, scarlatine. Heim a même prétendu différencier l'une de l'autre ces trois pyrexies par l'odeur exhalée!

Les parties limitées du corps qui donnent naissance à des odeurs désagréables sont les organes génitaux de l'homme et de la femme, le périnée, la plante des pieds, les parties latérales des doigts. — Ces odeurs sont dues alors à l'exagération de la sécrétion des glandes de ces parties. — Certaines personnes sont plus spécialement sujettes à cette gênante sécrétion, et quelques médecins attribuent à sa suppression l'apparition d'affections plus ou moins sérieuses, telles que bronchites, dyspepsies, etc.

Sécrétion sébacée. — L'augmentation de la sécrétion de la matière sébacée produit des points noirâtres (acné punctata) lorsque cette sécrétion est retenue dans les glandes; des croûtes ou une humeur visqueuse qui imprégne les parties affectées lorsqu'elle s'écoule au dehors (acné sébacée).

Sécrétion épidermique et des poils. — L'augmentation de la sécrétion épidermique donne naissance à des squames (psoriasis, pityriasis).

La diminution ou l'altération de la sécrétion des poils ou des ongles produit l'alopécie, le changement de couleur des poils, la chute ou diverses altération des ongles.

(b) **Lésions ou éruptions cutanées.**

On désigne sous le nom d'éruption de la peau toute altération morbide de cette membrane.

Avec M. Bazin, nous admettons quatre ordres de lésions de la peau : les taches, les boutons, les exfoliations, les ulcères.

A l'étude de ces lésions se rattache celle des cicatrices, modifications de la peau, consécutives à l'une ou à l'autre des lésions précédentes.

DES TACHES.

On désigne sous le nom de taches toute modification de la couleur de la peau, accompagnée ou non d'une légère saillie des téguments.

Elles sont primitives (taches de la roséole ou de la rougeole) ou consécutives (taches consécutives à la syphilis tuberculeuse) ; quelquefois elles constituent la première phase d'une autre lésion élémentaire, d'une pustule ou d'une papule. La pustule de variole, par exemple, est précédée d'une tache érythémateuse.

Les taches se divisent en taches sanguines et en taches pigmentaires.

Les taches sanguines reconnaissent pour cause tantôt l'accumulation du sang dans les capillaires du derme (taches congestives ou inflammatoires), tantôt l'extravasation du sang dans le tissu cellulaire (taches extravasculaires purpuriques ou pétéchiales).

Les taches pigmentaires sont constituées par l'augmentation, la diminution ou l'altération du pigment cutané (taches hyperchromateuses, achromateuses ou dyschromateuses).

Quelquefois les taches ne peuvent être expliquées par l'une ou l'autre de ces causes: telles sont les taches du pityriasis versicolor ou de la teigne tonsurante dues au mélange des cellules épidermiques avec le champignon (microsporon furfur ou trichophyton). M. Bazin donne aux taches produites par les végétaux épidermophytiques, c'est-à-dire qui vivent aux dépens de l'épiderme, le nom de crasses parasitaires.

Les taches sont toujours facilement reconnues et ne peuvent être confondues avec les modifications de la couleur de la peau dues à l'application des matières colorantes, si l'on prête un peu d'attention à l'examen du malade.

La couleur des taches est très-variable ; elle est en effet rosée, rouge vineux, ardoisée, noirâtre, verdâtre, etc.

Leur grandeur ne dépasse pas les dimensions d'une lentille ou présente celles d'une pièce de 50 centimes, de 1 franc ou même de 5 francs.

Elles sont circulaires, ovalaires ou irrégulières ; n'occupent qu'une partie du corps ou sont généralisées ; disparaissent ou non sous la pression du doigt; sont lisses, unies, et ne font aucune saillie au-dessus des parties environnantes, ou, au contraire, présentent un léger relief.

DES BOUTONS.

On désigne sous le nom de boutons toute saillie circonscrite de la peau et des muqueuses.

Les boutons constituent des lésions propres, c'est-à-dire ne traduisant qu'une seule maladie, ou des lésions communes, c'est-à-dire constituant des manifestations de plusieurs maladies.

Les premiers sont le godet favique, l'acné varioliforme, la plaque muqueuse, la kéloïde, la carcine, le tubercule de la lèpre. (Voyez aux affections génériques et spéciales la description de ces lésions.)

Les seconds sont les boutons séreux qui comprennent les vésicules et les bulles ; les boutons purulents qui comprennent les pustules, les furoncles et les abcès dermiques ; les boutons hypertrophiques qui comprennent les papules et les tubercules.

Des boutons séreux.—(a) *Vésicules.*—On désigne sous ce nom de petites saillies liquides dues au soulèvement de l'épiderme par de la sérosité. Le volume des vésicules varie de celui d'un grain de mil à celui d'une lentille; elles sont globuleuses ou coniques, ne persistent pas longtemps, mais se crèvent, et alors le liquide qu'elle contiennent se concrète et forme une squame ou une croûte. Quelquefois cependant le liquide disparaît par absorption. Le liquide des vésicules est, en général, limpide, quelquefois cependant, légèrement trouble, et contient quelques leucocythes.

Les sudamina, la miliaire, la varicelle, l'herpès, l'ezcéma, sont caractérisés par des vésicules.

Les sudamina consistent en de petites vésicules hémisphériques, transparentes et ne reposant pas sur une surface rouge.

La miliaire rouge est caractérisée par de petites taches rouges, peu saillantes, disparaissant sous la pression du doigt et dont le sommet est soulevé par de la sérosité.

La varicelle consiste dans l'existence de vésicules plus grosses que celles de la miliaire, reposant sur un fond rouge et précédées de phénomènes généraux.

L'herpès est constitué par des vésicules plus ou moins grosses, mais toujours assez volumineuses, groupées les unes à côté des autres et séparées par des intervalles de peau saine ; ces vésicules reposent sur la peau ou les muqueuses et persistent pendant un certain temps. On distingue deux variétés d'herpès : l'herpès à grosses vésicules et l'herpès à petites vésicules.

L'eczéma est caractérisé par de petites vésicules agglomérées reposant sur une surface plus ou moins rouge, ne tardant pas à se rompre et laissant à leur place une surface suintante dont le liquide, à un certain moment, se dessèche et se convertit en squame.

(b) *Bulles.* — On désigne sous ce nom de petites saillies d'un volume variable de celui d'un pois à celui d'une noix, saillies dues au soulèvement de l'épiderme par une sérosité transparente.

Il existe deux espèces de boutons bulleux : la bulle du pemphigus et celle du rupia. A vrai dire, toutefois, le rupia peut être regardé comme constitué par une lésion intermédiaire à la bulle et à la pustule (*pustulo-bulle*). En effet, le liquide situé sous l'épiderme soulevé devient rapidement purulent, se concrète en une croûte qui s'épaissit par suite d'une nouvelle exsudation dans la profondeur, et autour de laquelle se fait un soulèvement de l'épiderme par de la sérosité, qui devient, à son tour, purulente, se concrète, est suivie aussi d'un soulèvement épidermique périphérique, et ainsi de suite. Par suite de cette évolution spéciale, la croûte revêt la forme d'une écaille d'huître.

Les vésicules et les bulles sont dues ordinairement à un trouble nutritif congestif ou inflammatoire, limité à la partie superficielle du derme et déterminant une exsudation séreuse qui soulève l'épiderme.

Nous avons dit plus haut que, chez les personnes présentant des sueurs abondantes, le liquide sudoral pouvait s'infiltrer sous l'épiderme, le soulever par place et déterminer des vésicules.

Boutons purulents; pustules. — On désigne sous le nom de pustules des boutons liquides caractérisés par l'existence de pus au-dessous de l'épiderme. Comme dans les vésicules, il y a d'abord une exsudation séreuse, mais en même temps il se développe un nombre considérable de jeunes cellules, se mêlant au sérum et lui donnant une couleur blanche ou jaunâtre.

On distingue deux sortes de pustules, les pustules phlysaciées et les pustules psydraciées.

Les premières sont larges, aplaties, et le plus souvent purulentes de la base au sommet. Tel est l'ecthyma.

Les secondes sont plus saillantes, plus pointues, et parfois purulentes à leur sommet, dures à leur base constituée par un soulèvement inflammatoire du derme. Telles sont l'impétigo, la miliaire blanche, l'acné pustuleuse, la mentagre pustuleuse.

La pustule d'ecthyma consiste en un soulèvement de l'épiderme par un liquide contenant des cellules purulentes. Le chorion devient quelquefois le siége de l'inflammation, et il existe alors une ulcération qui laisse des cicatrices.

L'impétigo est caractérisé par de petites pustules groupées, reposant sur une surface rouge, et dont le liquide se concrète après leur rupture et forme des croûtes épaisses, molles et d'un jaune flavescent.

Dans la miliaire, les pustules, dont le volume ne dépasse pas celui d'un grain de millet, sont répandues sur une large surface, se rompent après un certain temps, produisent une légère suppuration, et ne laissent à leur place aucune cicatrice.

L'acné est caractérisée par des pustules pointues, discrètes ou confluentes, dont la base papuleuse reste souvent indurée pendant un certain temps après leur disparition. Elles ont pour siége anatomique les follicules sébacées. Tantôt le follicule est seul altéré, enflammé, tantôt ses parois et les parties de la peau qui l'entourent sont aussi le siége d'une inflammation ; de là l'induration tuberculeuse que l'on observe ordinairement autour de la pustule.

La mentagre pustuleuse consiste dans l'inflammation des follicules pileux. Le derme environnant prend part à l'inflammation et est induré et infiltré.

Furoncle. — Le furoncle est constitué par une tumeur d'un rouge violacé, conique, se terminant par supuration et laissant échapper un produit particulier : le bourbillon ; il a son siége dans un follicule pileux ou sébacé.

Abcès dermique.— On désigne sous ce nom de petites tumeurs purulentes dont le siége paraît être dans les follicules sudoripares (hydrosadénite).

Boutons hypertrophiques. — Ils comprennent les papules et les tubercules.

Papules. — On désigne sous le nom de papules des saillies pleines et non liquides de volume variable, mais ne dépassant pas, en général, celui d'une tête d'épingle, discrètes ou réunies les unes à côté des autres et dues à une exsudation circonscrite du derme.

L'ordre des papules comprend deux variétés, le lichen et le prurigo (voyez ces affections génériques). Les papules sont constituées soit par une hypertrophie des papilles, soit par un exsudat et une prolifération cellulaire du derme (réseau muqueux); enfin Hebra prétend que, dans le lichen pilaris, la saillie dermique est due à la production anormale et à l'accumulation de l'épiderme autour de l'orifice des follicules pileux. Alors les gaînes tubulaires épidermiques, entourant les poils, sont retenues dans le canal excréteur, et des couches successives s'ajoutent jusqu'à ce qu'il se forme une saillie épidermique percée d'un poil à son centre.

Tubercules. — On désigne sous le nom de tubercules des saillies volumineuses indolentes s'enfonçant par leur base dans le tissu sous-dermique, présentant une grande tendance à l'ulcération, et constituées par l'hypergénèse des éléments préexistants ou l'infiltration inflammatoire des parties malades.

On distingue des tubercules scrofuleux, syphilitiques, éléphantiasiques (lépreux), cancéreux (épithélioma et cancer), le molluscum, le bouton d'Alep, le frambœsia.

Le volume des tubercules varie de celui d'une lentille à celui d'un pois ou d'une noisette. Leur couleur n'est pas différente de celle des parties environnantes ou est rosée, rouge, ocrée, cuivrée.

Tantôt ils se terminent par résolution, tantôt ils sont suivis d'ulcération.

DES EXFOLIATIONS.

On désigne sous le nom d'exfoliation une lésion caractérisée par la présence, à la surface de la peau, de lamelles épidermiques abondantes, de croûtes plus ou moins épaisses formées par la dessiccation de liquides ou par des parasites vivants et morts.

L'exfoliation ainsi définie, comprend l'exfoliation proprement dite consistant dans l'existence de lamelles épidermiques (produit de sécrétion) et les croûtes dues à la dessiccation d'un liquide sébacé, séro-albumineux ou purulent.

L'exfoliation est caractérisée tantôt par l'existence de petites lamelles ressemblant à des écailles de son, elle est alors pulvérulente; tantôt par de larges lambeaux d'épiderme (scarlatine).

Quelquefois l'exfoliation est congénitale (ichthyose), le plus souvent elle est accidentelle; tantôt elle est limitée, tantôt elle est répandue sur toute la surface du corps.

Les squames ou lamelles de l'exfoliation ont une teinte variable: tantôt chatoyante, nacrée, tantôt blanche comme la neige, tantôt enfin légèrement jaunâtre.

Les croûtes sont jaunâtres, verdâtres ou noirâtres, superficielles ou enchâssées dans la peau, sèches ou humides, disposées de manière à représenter une écaille d'huître, etc.

Il est assez facile de distinguer l'exfoliation des autres lésions de la peau, et il faut toujours avoir soin de distinguer l'exfoliation primitive de l'exfoliation consécutive à une tache, à une papule... Dans ce dernier cas, elle a été précédée de phénomènes cutanés qui ont persisté pendant un certain temps. Il est quelquefois difficile de différencier à l'œil nu l'exfoliation épidermique de l'exfoliation séro-albumineuse. Cependant cette dernière est plus humide, et le microscope démontre qu'il existe un grand nombre de globules pyoïdes et purulents au milieu des cellules épidermiques, tandis que l'exfoliation épidermique est constituée seulement par des cellules pavimenteuses.

L'exfoliation épidermique est le résultat de la sécrétion anormale et exagérée d'écailles épidermiques se détachant successivement en lambeaux plus ou moins larges. Ces écailles sont souvent mélangées d'une exsudation peu abondante.

Les croûtes sont le résultat de la dessiccation d'un liquide sébacé, séro-albumineux ou purulent.

DES ULCÈRES.

On désigne sous le nom d'ulcère une solution de continuité de la peau entretenue par une cause interne ou externe.

Si la solution de continuité est superficielle, déterminée par le grattage ou la rupture des boutons humides, elle s'appelle excoriation. Alors l'épiderme est détruit et la couche muqueuse mise à nu.

Si, au contraire, elle est étroite et superficielle, elle s'appelle fissure : le chorion est en général altéré.

On désigne plus spécialement sous le nom d'ulcération une solution de continuité superficielle, arrondie, et ayant pour siége de prédilection les membranes muqueuses.

L'ulcère proprement dit consiste dans une perte de substance plus grande que celle des formes précédentes.

Le diagnostic des ulcères de la peau ne présente aucune difficulté. Il n'en est pas de même de celui des ulcères des muqueuses, souvent inaccessibles à nos sens. L'emploi de certains instruments, du laryngoscope, par exemple, nous permet cependant d'apercevoir des ulcérations profondément situées.

Le siége des ulcères est très-variable et très-important au point de vue du diagnostic : toutes les parties de la peau peuvent être le siége d'ulcères. Toutefois il est des siéges de prédilection pour chaque maladie : le cou pour la scrofule, les parties génitales pour la syphilis, etc.

La forme des ulcères est souvent spéciale ; elle est arrondie, ovalaire ou irrégulière ; les bords sont décollés et violacés, ou taillés à pic et entourés d'une auréole rose, rouge ou cuivrée.

Le nombre, l'étendue et la profondeur des ulcères sont excessivement variables et ne prêtent à aucune considération générale.

Le fond des ulcères est grisâtre, noirâtre, violacé ou d'un rouge vineux ; il sécrète un liquide variable qui se concrète le plus ordinairement et forme des croûtes ou croutelles jaunâtres, verdâtres ou noirâtres.

Les ulcères constituent toujours des lésions assez graves; ils peuvent être inoculables, ils résistent quelquefois pendant longtemps aux moyens thérapeutiques mis en usage, envahissent dans certains cas des surfaces très-étendues (ulcères phagédéniques), et laissent toujours, quand il guérissent, une cicatrice, stigmate indélébile de leur existence.

Le pronostic varie d'ailleurs suivant le point qu'ils occupent, leur nombre, leur profondeur et surtout suivant la maladie dont ils sont les manifestations.

DES CICATRICES.

On désigne sous ce nom le tissu de production nouvelle consécutif à une perte de substance des téguments.

Les cicatrices diffèrent des maculatures qui succèdent à l'évolution d'une tache ou d'un bouton. En effet, elles sont permanentes, tandis que les maculatures finissent par disparaître après un temps plus ou moins long.

Les cicatrices ne peuvent être méconnues que par un esprit inattentif.

Comme les ulcères, elles peuvent siéger sur tous les points du corps, mais, comme pour les ulcères dont ils sont la conséquence, il est des siéges de prédilection suivant chaque maladie, le cou pour la scrofule, les parties génitales pour la syphilis.

Les cicatrices sont rondes, ovalaires ou irrégulières; quelquefois elles ont la forme d'un fer à cheval ou d'un T.

Elles peuvent être lisses, unies ou plissées, gaufrées et parsemées de rides, de saillies, de parties exubérantes qui résultent soit de ce que l'on n'a pas réprimé les bourgeons charnus, soit de la maladie même dans le cours de laquelle elles sont survenues.

Elles sont quelquefois profondément déprimées et même adhérentes aux os. Alors elles constituent une preuve de l'altération antécédente des os.

Leur coloration est tantôt tout à fait blanche, tantôt blanche au centre et violacée à la périphérie, et ce n'est qu'après un temps assez long que la coloration foncée disparaît et que la cicatrice est tout à fait blanche.

Certaines substances employées pour faire les pansements, du taffetas noir d'Angleterre, par exemple, peuvent donner naissance à une cicatrice colorée (1).

Quand un individu est affecté d'une brûlure produite par la poudre, la cicatrice présente des points noirs dus aux grains de poudre incrustés dans son tissu.

Le tissu cicatriciel peut s'hypertrophier, et alors existe une kéloïde cicatricielle.

Les cicatrices sont rétractiles, et de cette rétraction résultent souvent des déformations.

Les cicatrices se distinguent facilement des téguments voisins par leur aspect lisse et luisant, leur blancheur due à l'absence de pigment, et la non-existence de poils et d'ouvertures glandulaires à leur surface. Elles sont constituées par du tissu conjonctif.

(1) *Dictionnaire de médecine et chirurgie.* — CICATRICE.

DES AFFECTIONS GÉNÉRIQUES DE LA PEAU.

Il existe, avons-nous vu, des affections génériques et des affections propres.

Une affection générique, ou un genre dermatologique est une affection qui présente certains caractères spéciaux, la différenciant des genres voisins, et qui offre des espèces, dont chacune, outre les caractères du genre, a des caractères particuliers, la séparant des espèces voisines.

L'eczéma est un genre, puisqu'il est caractérisé par une évolution anatomique et symptomatologique, différente de celle du lichen, de l'acné...., et qu'il présente des espèces scrofuleuse, syphilitique, arthritique, herpétique, dont chacune, outre les caractères de l'eczéma, en offre de spéciaux capables de la faire reconnaître par un œil exercé.

Il existe des affections génériques érythémateuses, vésiculeuses, bulleuses, pustuleuses, furonculeuses, phlegmoneuses, papuleuses, tuberculeuses, squameuses.

Le tableau suivant donnera une idée nette des affections génériques :

1° Érythémateuses	Érythème. Urticaire. Roséole.
2° Vésiculeuses	Miliaire. Herpès. Eczéma. Varicelle.
3° Bulleuses.	Pemphigus, rupia.
4° Pustuleuses.	Acné. Ecthyma. Impétigo. Mentagre.
5° Furonculeuses	Furoncle, Anthrax.
6° Phlegmoneuses (inflammation des glandes sudoripares). .	Hydrosadénite.
7° Papuleuses	Lichen. Prurigo.
8° Tuberculeuses.	Lupus.
9° Squameuses	Pityriasis. Psoriasis.

AFFECTIONS ÉRITHÉMATEUSES.

DE L'ÉRYTHÈME.

Définition. — On désigne sous le nom d'*érythème* une affection de la peau en voie d'évolution caractérisée, à sa période d'état, par des taches congestives, rosées ou rouges, assez larges, n'occasionnant pas de démangeaisons prononcées, et se terminant par résolution, en présentant ou non une desquamation légère.

Symptomatologie. — Tantôt l'érythème présente un début brusque; tantôt, au contraire, l'éruption est précédée de phénomènes précurseurs dont la durée varie de un à trois jours, et qui consistent dans un malaise général, le brisement des membres, des picotements ou des démangeaisons sur les parties qui doivent être le siége de l'affection, un mouvement fébrile modéré qui contraste avec la fièvre intense du début des pyrexies éruptives (variole, scarlatine), et enfin le trouble des fonctions digestives, c'est-à-dire l'anorexie, l'enduit blanchâtre de la langue, la soif, la difficulté des digestions.

Que ces phénomènes prodromiques aient existé ou non, des taches congestives, roses ou rouges, apparaissent à la surface du tégument externe, taches qui, d'abord diffuses et mal limitées, ne tardent pas à se circonscrire; elles peuvent conserver, pendant toute la durée de leur existence, la teinte rosée du début; mais le plus souvent elles acquièrent une coloration foncée, framboisée et violacée même; elles sont circulaires, ovalaires (E. circiné), ou offrent une forme irrégulière; leur surface peut rester plane et lisse, ou se couvrir de saillies papuleuses ou tuberculeuses (érythème papulo-tuberculeux); tantôt elles offrent à leur circonférence un relief, un bourrelet qui les sépare des parties environnantes (érythème marginé); tantôt, au contraire, la coloration morbide se confond insensiblement avec la teinte normale de la peau; quelquefois elles sont ovalaires, présentent une saillie médiane du volume d'une noisette, d'une petite noix, qui semble enchâssée dans le tissu cellulaire souscutané (érythème noueux).

L'étendue qu'elles occupent est très-variable : si, en effet, les taches érythémateuses peuvent ne pas dépasser les dimensions d'une pièce de 5 francs, même d'une pièce de 2 francs, elles occupent le plus souvent toute une région, la face dorsale des mains, les joues, le front, par exemple; enfin, elles disparaissent sous la pression du doigt, et sont ou non le siége de démangeaisons très-faibles, ou de légers picotements.

Arrivé à son plus haut degré d'intensité, l'érythème parcourt une marche inverse à celle qu'il a suivie pendant la période d'augment : on observe alors la décoloration progressive des téguments, l'affaissement graduel du bourrelet circonférenciel, et la disparition des démangeaisons, lorsque ces deux phénomènes ont existé. Enfin, au déclin de l'affection apparaît souvent, sur les parties malades, une légère desquamation qui ne tarde pas à cesser elle-même.

Quelquefois aussi naissent à la surface de l'érythème des vésicules, des bulles, des phlyctènes, se produit même une sécrétion purulente, ainsi qu'il est donné de l'observer dans l'intertrigo purifluent.... Mais ces phénomènes doivent être regardés comme essentiellement accidentels, et ne sauraient être considérés comme formant partie nécessaire de l'évolution naturelle de l'affection.

Marche, durée, terminaison. — Tantôt l'érythème suit la marche des pseudo-exanthèmes, et disparaît spontanément vers le douzième ou quinzième jour de son existence; tantôt on ne peut lui assigner aucune limite, et on le voit se prolonger pendant des mois et des années, et récidiver plusieurs fois avant de disparaître complétement; tantôt, enfin, sa durée est éphémère et en rapport avec la persistance de la cause qui lui a donné naissance.

Caractères anatomiques. — L'érythème, envisagé au point de vue du siége topographique, peut occuper toutes les parties du corps; envisagé au point de vue du siége anatomique, il consiste dans la congestion des vaisseaux capillaires du derme; dans l'une des variétés de l'érythème se produit même dans le tissu cellulaire une extravasation sanguine de laquelle résultent des nodosités douloureuses, ovales, et offrant une coloration violacée, qui ne tarde pas à faire place à une teinte jaunâtre, indice de la résorption que subit le sang épanché (*erythema nodosum*).

Diagnostic du genre. — L'érythème pourrait être confondu avec l'érysipèle :

Mais un frisson intense précède ordinairement l'érysipèle, et ne fait au contraire presque jamais partie du cortége des phénomènes précurseurs de l'érythème.

Dans l'érysipèle existe une surface rouge, surélevée au-dessus des parties environnantes et sensible à la pression, tandis que les taches érythémateuses ne dépassent pas, en général, le niveau des parties environnantes, et ne sont pas ou sont à peine douloureuses.

L'érysipèle présente des bords nettement limités par une saillie festonnée, tandis que la rougeur érythémateuse offre une décoloration progressive, et se confond insensiblement avec les parties saines.

Enfin on observe, à la suite de l'érysipèle, l'infiltration du tissu cellulaire par de la lymphe plastique ou du pus, la gangrène des parties sous-jacentes à la peau, résultats de l'inflammation que l'on ne constate jamais chez un malade affecté seulement d'érythème.

Des différences plus tranchées encore séparent la rougeole et la scarlatine de l'érythème; toutes deux, en effet, sont contagieuses, précédées de symptômes prodromiques pathognomoniques, et accompagnées d'une fièvre intense, caractères que l'on n'observe pas dans l'érythème ; enfin, les éruptions rubéolique et scarlatineuse sont répandues sur toute la surface du corps, tandis que l'érythème n'en occupe qu'une partie peu étendue.

La roséole se distingue de l'érythème par la petite dimension, la multiplicité et la dissémination des taches sur toute la surface du corps.

L'urticaire se différencie suffisamment de l'érythème par l'existence de papules rosées ou rouges à la périphérie, décolorées au centre, siéges d'un prurit intense, apparaissant brusquement et disparaissant subitement, sans laisser pour ainsi dire aucune trace.

La lèpre se distinguera facilement aussi de l'érythème, si l'on considère que jamais, dans cette dernière affection, on ne constate la coloration bronzée de la figure, l'existence de tubercules cutanés et sous-cutanés, l'enchifrènement nasal, l'enrouement de la voix, l'insensibilité des téguments...., cortége habituel de la lèpre. Cette maladie ne serait-elle encore caractérisée que par l'existence de macules, que leur couleur d'un jaune fauve, l'absence de décoloration à la pression, et leur insensibilité, suffiraient pour les différencier des taches érythémateuses.

Pronostic. — Considéré en lui-même, l'érythème est une affection légère et tendant à disparaître spontanément; mais, envisagé au point de vue de son origine, des causes qui lui ont donné naissance, il constitue une affection dont le pronostic est extrêmement variable. Est-il dû à la présence des parasites ou à l'action d'agents irritants, il n'entraîne à sa suite qu'un pronostic des plus bénins, puisqu'il suffit d'enlever la cause pour que l'effet disparaisse; est-il le reflet d'un état général de l'économie, reconnaît-il pour cause une maladie constitutionnelle, il constitue alors une affection plus sérieuse, parce qu'il doit faire craindre l'apparition de nouvelles manifestations cutanées plus rebelles et plus graves dans un intervalle de temps plus ou moins éloigné.

Étiologie. — L'érythème doit être divisé en érythème de cause externe et érythème de cause interne.

1° L'érythème de cause externe est dû à une cause mécanique ou physique, ou est provoqué, artificiel.

(*a*) L'érythème de cause mécanique est dû à la piqûre ou à la morsure de petits animaux non venimeux, tels que le rouget, le cousin, la puce, les processionnaires; à l'action prolongée des rayons solaires, à l'influence du froid, au décubitus prolongé, etc.

(*b*) L'érythème artificiel se divise en érythème provoqué direct et en érythème pathogénétique. — L'érythème provoqué direct se rencontre fréquemment chez les ouvriers obligés de se servir, par le fait de leur profession, de substances irritantes, telles que les produits chimiques, pharmaceutiques, etc.

Certains agents médicamenteux, la farine de moutarde, la poix de Bourgogne, la clématite, etc.; des produits physiologiques ou morbides, tels que la sueur, les larmes dans l'épiphora, le mucus vaginal dans la blennorrhagie, etc.; l'insertion, sous l'épiderme, de matières vénéneuses, telles que le venin de l'abeille, des guêpes, des frêlons, etc., déterminent l'érythème provoqué direct.

Enfin, le trichophyton (végétal parasite) détermine l'érythème circiné parasitaire, érythème provoqué direct parasitaire.

Les érythèmes provoqués indirectement, ou *pathogénétiques*, sont consécutifs à l'absorption de la belladone, de l'iode, etc., ou à l'ingestion de maïs altéré par le verdet (E. pellagreux.)

2° L'érythème de cause interne apparaît dans le cours d'une maladie fébrile (*erythema fugax* des fièvres, de l'état puerpéral), ou dans celui de l'arthritis ou de la scrofule (maladies constitutionnelles).

L'érythème arthritique est pseudo-exanthématique (érythème marginé, papuleux, noueux), ou chronique (érythème papulo-tuberculeux, ou intertrigo). A la scrofule se rattachent l'engelure et l'érythème induré.

Causes de l'érythème.

Erythème de cause externe.	Mécanique.		
	Artificiel.	Provoqué direct.	
		Pathogénétique.	
Erythème de cause interne.	Symptomatique d'une maladie fébrile.		
	Arthritique	Aiguë.	E. papuleux, marginé, noueux.
		Chronique.	Intertrigo. — E. papulo-tuberculeux.
	Scrofuleux.		E. pernio et E. induré.

Traitement. — L'érythème, envisagé comme affection générique, ne donne lieu qu'aux indications thérapeutiques suivantes :

Il convient, en général, de séparer les parties contiguës à l'aide de charpie, d'un linge, et de saupoudrer les surfaces malades de poudre d'amidon, de lycopode, de sous-nitrate de bismuth, etc. Ces poudres sont les meilleurs topiques, et doivent être employées de préférence aux liquides, aux corps gras.

Mais, avant tout, il faut tenir compte de la cause qui a donné naissance à l'érythème. L'érythème artificiel n'exigera que l'éloignement de la cause; l'érythème parasitaire, les parasiticides; l'érythème pseudo-exanthématique disparaît spontanément; mais un purgatif, un éméto-cathartique, une petite saignée, abrégeront sa durée; enfin, les érythèmes scrofuleux et arthritique nécessiteront un traitement antiarthritique ou antiscrofuleux.

DE LA ROSÉOLE.

La roséole est une affection de la peau, non contagieuse, apyrétique, caractérisée à sa période d'état par de petites taches roses, ou d'un rouge clair, de configuration variable, sans saillie au-dessus des parties environnantes, et se terminant par résolution avec ou sans desquamation de l'épiderme.

Symptomatologie. — L'éruption roséolique, précédée ou non de courbature, de fièvre, d'anorexie, etc., se manifeste d'abord par des taches diffuses, pâles et échappant facilement à un examen superficiel; mais bientôt ces marbrures de la peau sont remplacées par des taches inégales, de formes variées, tantôt rondes ou ovalaires, tantôt figurant un croissant, un demi-cercle, tantôt tout à fait irrégulières, de quelques millimètres d'étendue, dont la coloration varie du rose tendre au rouge vif, séparées les unes des autres par des intervalles de peau saine, planes et lisses, et accompagnées ou non de chaleur, de picotements ou de brûlure.

Les taches présentent quelquefois, à leur centre, une petite élévation vésiculeuse, comparable à celle de la miliaire, ou au contraire une petite saillie papuleuse (R. miliaire ou papuleuse). D'autres fois on observe une desquamation plus ou moins abondante (R. squameuse). L'éruption peut n'occuper qu'une partie du corps, les cous-de-pied, les genoux, les poignets, etc., ou, au contraire, être généralisée.

Après un temps variable de quelques jours à un ou deux septénaires, les taches pâlissent, les squames se détachent, les saillies papuleuses s'affaissent, et aucune trace de l'éruption ne subsiste. Cependant des maculatures brunâtres ou jaunâtres, persistant pendant des semaines et des mois, une légère furfuration de la peau, s'observent parfois à la suite de la roséole. Cette furfuration se produit principalement à la suite de la roséole miliaire. On constate, dans certains cas, une congestion de la conjonctive, ou de l'isthme du gosier, indice de l'extension de l'éruption aux membranes muqueuses.

Marche, durée, terminaison. — La roséole est aiguë ou chronique; aiguë, elle dure quelques jours, ou un ou deux septénaires : chronique, elle peut persister pendant plusieurs mois. Elle se termine toujours par résolution, tantôt spontanément, tantôt sous l'influence d'un traitement approprié. On a cité de rares exemples de disparition subite de l'éruption et de l'apparition de phénomènes plus graves, ou de la transformation inusitée des taches en éléments papulo-tuberculeux (R. syphilitique).

Diagnostic. — Nous avons indiqué les différences qui séparent la roséole de l'érythème.

La scarlatine et la rougeole se différencient par l'existence de prodromes spéciaux et d'une intensité plus grande que ceux de la roséole; la température de la peau est plus élevée dans la période prodromique de la scarlatine et de la rougeole, que dans celle de la roséole.

L'éruption de la scarlatine est caractérisée par une rougeur uniforme de la peau, ou par une série de petites élevures rouges se touchant pour ainsi dire par leur base.

L'éruption rubéolique se rapproche beaucoup de celle de la

roséole ; elle en diffère cependant par son intensité plus grande, sa marche régulière, sa desquamation abondante. — Simultanément avec elle existent ordinairement des phénomènes de catarrhe du côté des muqueuses oculaire, nasale, pharyngée, bronchique et intestinale.

On pourrait aussi confondre la roséole miliaire avec la miliaire; mais, tandis que dans cette dernière affection la vésicule est l'élément primitif et constant, dans la roséole elle constitue un élément accidentel et secondaire à la présence de taches.

Pronostic. — La roséole, envisagée en elle-même et indépendamment de la cause qui lui a donné naissance, ne présente aucune gravité ; elle disparaît ordinairement spontanément et sans laisser aucune trace de son existence.

Anatomie pathologique.— L'éruption de la roséole consiste en une hyperémie de la peau, limitée à de petites places circonscrites ; c'est un genre dermatologique caractérisé par une tache, et qui doit être placé entre l'érythème et l'urticaire.

Étiologie. — Nous admettons une roséole de cause externe et une roséole de cause interne.

La roséole de cause externe apparaît lorsque la peau est fortement excitée par les chaleurs vives de l'été (R. æstivale, provoquée directe), ou consécutivement à l'ingestion du copahu, du cubèbe (R. pathogénétique).

La roséole de cause interne est pseudo-exanthématique essentielle, syphilitique ou herpétique.

La roséole pseudo-exanthématique survient dans l'enfance et la jeunesse, sous l'influence des émotions morales, des vicissitudes atmosphériques : elle règne quelquefois épidémiquement.

Causes de la roséole.

Roséole de cause externe.	Provoquée directe.	Produite par la chaleur.
	Pathogénétique.	Produite par l'ingestion du cubèbe, du copahu, etc.
Roséole de cause interne.	Pseudo-exanthématique essentielle.	
	Herpétique.	Roséole miliaire.
	Syphilitique.	Commune. Granulée. Papuleuse.

Traitement. — La roséole, envisagée comme affection générique, ne donne lieu à aucune indication spéciale; on peut conseiller des bains, des lotions astringentes, etc.; mais les espèces de roséole exigent un traitement différent suivant chacune d'elles. La roséole pseudo-exanthématique disparaît spontanément et n'exige que des tisanes acidulées, des laxatifs, etc.; les roséoles syphilitique et herpétique un traitement antiherpétique ou antisyphilitique.

DE L'URTICAIRE.

On désigne sous le nom d'*urticaire* une affection de la peau, en voie d'évolution, caractérisée à sa période d'état par des plaques congestives rosées ou rouges, quelquefois décolorées au centre, d'une largeur variable de quelques millimètres à 2 à 3 centimètres, accompagnées d'un prurit semblable à celui que détermine la piqûre des orties, plaques qui apparaissent et disparaissent brusquement.

Symptomatologie. — L'éruption est quelquefois précédée de prodromes consistant dans de la fièvre, un malaise général, de la céphalalgie, de la courbature, des nausées, des vomissements, de la diarrhée, etc.

Que ces phénomènes aient existé ou non, un prurit plus ou moins intense se fait sentir sur divers points du corps, aux membres, à la poitrine, au cou, à la face, et porte le malade à se gratter; alors apparaît une éruption caractérisée par des plaques saillantes, dures, arrondies ou ovalaires, de 4 millimètres à 2, 3 et 5 centimètres de diamètre, rosées ou rouges, dont la coloration disparaît sous la pression du doigt, souvent blanchâtres et décolorées à leur centre. Quelquefois les plaques sont tout à fait blanches, et cette décoloration est peut-être due à la compression des vaisseaux du corps papillaire par de la sérosité.

Au lieu d'élevures, on peut observer de simples taches rouges ou rosées, disparaissant sous la pression du doigt, quelquefois fort étendues et se rapprochant de l'éruption scarlatineuse, taches ne faisant qu'une légère saillie au-dessus des parties environnantes (U. maculosa).

Quelquefois l'éruption se présente sous la forme de lignes sinueuses, rouges ou rosées, d'une longueur souvent très-grande, et qui semblent comme produites par des coups de lanière (U. gyrata).

Dans d'autres cas, les plaques d'urticaire offrent à leur centre une saillie papuleuse comme celle du lichen, ou au contraire une grosse éminence tuberculeuse s'enfonçant dans le tissu cellulaire sous-cutané (U. papuleux et tuberculeux).

Enfin, au centre des papules s'observe parfois une tache noirâtre due à une hémorrhagie capillaire, de forme congestive (U. hæmorrhagica).

Tantôt les plaques sont discrètes, tantôt elles sont tellement rapprochées que quelques-unes se confondent (U. conferta).

L'éruption peut non-seulement occuper la surface de la peau, mais l'intérieur de la bouche.

Que l'une ou l'autre de ces formes existe, après une durée variable de deux à quelques heures, l'éruption disparaît sans laisser la moindre trace, ou ne laissant qu'une légère teinte rouge ou violette, qui s'évanouit à son tour.

Souvent l'éruption disparaît en un point pour reparaître en un autre. Le plus ordinairement l'éruption se reproduit plusieurs fois à des intervalles variables avant la guérison complète.

Les phénomènes généraux que le malade éprouve quelquefois au début de la maladie disparaissent dès l'apparition de l'éruption, et s'il existe plus tard un léger mouvement fébrile, ce n'est guère qu'au moment où se produisent les poussées éruptives; mais le plus ordinairement le prurit intense détermine de l'insomnie et de l'agitation.

Marche, durée, terminaison. — L'urticaire se présente à l'état aigu ou à l'état chronique : lorsqu'elle revêt la forme aiguë, sa durée varie de huit à quinze jours; elle ne laisse alors après elle qu'une légère furfuration, si elle est très-intense; revêt-elle au contraire la forme chronique, elle peut durer des mois et des années. Elle est toujours alors symptomatique de l'arthritis ou de l'herpétis. L'urticaire tubéreuse, manifestation arthritique, laisse souvent à sa suite des taches bleuâtres, ne disparaissant pas sous la pression du doigt, et indice d'une extravasation sanguine.

Anatomie pathologique. — Les plaques d'urticaire sont le résultat de congestions limitées du derme, accompagnées d'un œdème partiel.

Diagnostic. — Trois phénomènes caractérisent l'urticaire : l'existence de plaques rosées, décolorées à leur centre, et dont la coloration disparaît par la pression du doigt ; un prurit intense ; une brusque apparition, et une non moins brusque apparition de l'éruption, après un court espace de temps.

Ces symptômes différencient l'urticaire de l'érythème caractérisé par des taches congestives, sans élévation au-dessus du niveau de la peau, dépourvues de prurit, et circonscrites à une région limitée du corps ;

De la roséole constituée par des taches rosées, non saillantes, non prurigineuses, persistant pendant plusieurs jours;

Du pityriasis rubra, caractérisé par des taches rouges, à peine saillantes, disposées en demi-cercle, couvertes de squames, et ne disparaissant qu'après un certain temps;

De l'épinyctide, caractérisée par une éruption apparaissant pendant la nuit et disparaissant pendant le jour.

Au déclin de l'urticaire, et lorsqu'elle n'est plus caractérisée que par des taches violacées, des cercles, des ecchymoses, l'éruption est difficile à reconnaître, et le diagnostic ne s'établit que d'après les commémoratifs, c'est-à-dire l'existence antécédente de plaques rouges, décolorées au centre, prurigineuses, et dont le développement brusque a été suivi d'une disparition rapide.

Pronostic. — L'urticaire ne présente aucune gravité. La forme aiguë est moins sérieuse que la forme chronique, qui peut persister des mois et des années, et qui dépend d'une maladie constitutionnelle difficile à guérir (arthritis, herpetis).

Le prurit est souvent un symptôme fâcheux par l'insomnie, l'excitation qu'il détermine, et la difficulté de le faire disparaître. — Trousseau a enfin signalé la possibilité, heureusement rare, d'accidents nerveux, tels que anesthésie et amyosthénie des membres inférieurs à la suite de l'urticaire.

Étiologie. — Nous admettons une urticaire de cause externe et une urticaire de cause interne. — L'urticaire de cause externe survient sous l'influence du contact de l'ortie, des processionnaires, des actinies, ou orties de mer (urticaire provoqué directe), ou consécutivement à l'absorption de certaines substances alimentaire, parmi lesquelles il faut citer les crabes, les moules, les écrevisses, le homard, la langouste, les crevettes, les poissons salés ou fumés, le porc, les fraises, les concombres, la valériane, la jusquiame, le copahu (U. pathogénétique).

L'urticaire de cause interne est le symptôme d'un pseudo-exanthème, de quelques maladies fébriles, ou d'une maladie constitutionnelle.

L'urticaire pseudo-exanthématique est surtout fréquente chez les enfants et les femmes, s'observe principalement au printemps et en été, sous l'influence des brusques transitions de température, et règne quelquefois épidémiquement; elle est souvent désignée sous le nom de fièvre ortiée, parce que l'éruption est précédée des phénomènes généraux que nous avons indiqués. Elle est aussi occasionnée par des émotions morales, la peur. Je l'ai observée dernièrement chez une femme à laquelle on devait pratiquer la ponction d'un kyste du foie.

L'urticaire apparaît quelquefois dans le cours de la pneumonie, de la pleurésie, dans certaines formes de fièvre intermittente, ou dans le travail de la dentition (U. fébrile).

Enfin, l'urticaire est une manifestation de la dartre et de l'arthritis. On l'observe assez souvent dans le cours du rhumatisme articulaire aigu,

Causes de l'urticaire.

Urticaire de cause externe.	Provoquée directe.	Produite par les orties, les actinies, etc.
	Pathogénétique.	Produite par les moules, les crabes, les fraises, etc.
Urticaire de cause interne.	Pseudo-exanthématique.	
	Symptomatique d'une maladie fébrile.	
	Herpétique.	Cnidosis ou urticaire chronique.
	Arthritique.	Aiguë ou urticaire hémorrhagique.
		Chronique, — cnidosis.

Traitement. — L'éruption d'urticaire ne donne lieu, par elle-même, qu'à un petit nombre d'indications thérapeutiques.

Contre le mouvement fluxionnaire qui tend à s'opérer vers la peau, on emploiera les boissons acidulées, les bains émollients, de légers purgatifs, ou même une évacuation sanguine.

Contre le prurit on conseillera les lotions alcalines, de sublimé, d'eau blanche, de cyanure de potassium, et les préparations opiacées à l'intérieur.

Mais au-dessus du traitement imposé par l'affection générique se place le traitement de la cause qui a donné naissance à cette affection. — On donnera donc un émétique, si elle est pathogénétique (moules, crabes), ou les substances antiarthritiques, ou antiherpétiques, si elle est arthritique ou dartreuse.

AFFECTIONS VÉSICULEUSES

DE LA MILIAIRE.

On désigne sous le nom de miliaire une affection de la peau caractérisée par de petites vésicules du volume d'un grain de millet, accumulées en grand nombre sur de larges surfaces, contenant un liquide transparent d'abord, opaque ensuite, suivies d'une légère furfuration et ne laissant jamais après elles de cicatrice.

Symptomatologie. — Précédée ou non de phénomènes généraux, selon qu'elle est due à une cause interne ou à une cause externe, la miliaire est caractérisée par de petites taches rouges, discrètes ou confluentes, présentant immédiatement après leur apparition de légères saillies vésiculeuses à leur centre. Ces vésicules contiennent un liquide transparent à travers lequel on aperçoit la couleur rouge du derme (miliaire rouge); mais vingt-quatre à trente-six heures après leur naissance, le liquide se trouble, devient purulent et donne à la vésicule un aspect laiteux (miliaire blanche). Après deux ou trois jours d'existence, les vésicules se flétrissent, s'affaissent et font place à une légère exfoliation épidermique.

Le volume des vésicules dépasse rarement celui d'une tête d'épingle; la durée de chacune d'elles est de deux à trois jours, mais il est fréquent de constater plusieurs éruptions successives, de sorte que l'on peut suivre sur un même malade, et à un moment donné, toute l'évolution des vésicules, et que l'affection peut se prolonger pendant plusieurs septénaires.

Marche, durée, terminaison. — La miliaire est aiguë ou chronique : aiguë, elle dure de huit à quinze ou vingt jours; chronique, elle persiste pendant des mois : cette durée se constate lorsque la miliaire existe chez des individus cachectiques.

Pronostic. — Par elle-même, la miliaire n'a aucune gravité; mais la maladie qui lui donne naissance est quelquefois sérieuse, témoin la suette miliaire.

Diagnostic. — La miliaire constitue un genre distinct de l'herpès, dont les vésicules, plus grosses, sont groupées sur une surface limitée;

Des sudamina caractérisés par de petites vésicules transparentes, hémisphériques, ne reposant pas sur une surface rouge, n'occasionnant pas de prurit et dont la sérosité ne devient jamais purulente;

De l'eczéma aigu caractérisé par des vésicules plus petites que celles de la miliaire, reposant sur une surface rouge, se rompant après une courte durée et laissant à nu une surface, siége d'un suintement plus ou moins abondant;

De l'acné miliaire, constituée par des pustules acuminées, traversées à leur centre par un poil et entourées d'une légère auréole rouge.

Etiologie. — Il existe une miliaire de cause externe et une miliaire de cause interne.

La miliaire de cause externe est due à la production de sueurs profuses, à l'action sur la peau de préparations sulfureuses ou mercurielles (miliaire provoquée directe), et, d'après Imbert-Goubeyre, à l'ingestion de l'arsenic (miliaire pathogénétique).

Il existe plusieurs espèces de miliaires de cause interne.

M. Bazin admet une fièvre miliaire idiopathique, analogue à la fièvre ortiée; c'est un pseudo-exanthème bénin, se terminant spontanément par la guérison.

La miliaire est une des manifestations de la suette, pyrexie épidémique et quelquefois grave.

Le Dr Gueniot a considéré la miliaire des femmes en couche comme une espèce spéciale, se séparant par des caractères distincts de la suette miliaire, de la miliaire sudorale.... M. Bazin n'accepte pas cette opinion et professe que cette éruption constitue seulement un phénomène secondaire et le plus souvent sans importance. — Il en est ainsi, à ses yeux, de la miliaire que l'on observe dans le cours de la scarlatine, de la dothiénentérie, du typhus, de la fièvre purulente, du rhumatisme articulaire aigu, de la fièvre intermittente, etc.; cette éruption est alors un simple épiphénomène de ces maladies et peut-être doit-elle être même considérée comme le résultat des sueurs abondantes que présentent les malades, et rangée parmi les miliaires de cause externe.

Au point de vue étiologique, nous pouvons donc admettre les espèces suivantes de miliaire :

Miliaire de cause externe.	Miliaire provoquée directe.	Due à l'action de la sueur, — sudorale.
		Due à l'action de substance médicamenteuse, — médicamenteuse.
	Pathogénétique.	Consécutive à l'ingestion de l'arsenic.
Miliaire de cause interne.	Pseudo-exanthématique.	
	Pyrétique.	*Suette miliaire.*
	Survenant dans le cours des maladies fébriles.	Fièvre puerpérale ;
		Variole ;
		Scarlatine ;
		Fièvre typhoïde ;
		Rhumatisme articulaire, etc.

Traitement. — Les indications fournies par le genre sont peu nombreuses : on s'efforcera de modérer les sueurs en ne surchargeant pas le malade de couvertures, en renouvelant l'air et le linge du malade et lui donnant des boissons acidulées.

DE L'HERPÈS.

Définition. — L'herpès est une affection cutanée caractérisée par des vésicules groupées les unes à côté des autres, reposant sur une surface saine ou rouge et enflammée, persistant intacte pendant trois ou quatre jours et donnant ensuite naissance, par la dessiccation du liquide qu'elles contiennent, à des croûtes dont la durée ne dépasse pas huit à dix jours et qui laissent, après s'être détachées de la surface malade, soit des maculatures rougeâtres, soit des ulcérations marchant rapidement vers la cicatrisation.

Symptomatologie. — Tantôt cette affection apparaît subitement au milieu de la santé la plus parfaite ; tantôt elle est précédée de phénomènes précurseurs, tels que malaise général, anorexie, courbature, sensation, au niveau des parties qui doivent être le siége de l'affection, de fourmillements, de picotements et même de douleurs lancinantes très-vives ; que ces symptômes prodromiques aient existé ou non, les vésicules apparaissent sur une surface tégumentaire qui n'a subi aucune modification de sa coloration ou présente une rougeur plus ou moins vive.

Ces vésicules, petites et miliaires à leur origine, vont chaque jour en grossissant et atteignent un volume variable de celui d'un grain de mil à celui d'un petit pois. Elles sont souvent réunies les unes à côté des autres au nombre de dix, quinze, et forment un groupe herpétique tantôt unique, isolé, tantôt séparé d'un autre groupe par un intervalle de peau saine plus ou moins grand.

Le liquide contenu dans ces vésicules, primitivement transparent, se trouble bientôt, devient opaque et se concrète vers le troisième ou le sixième jour de leur existence en une croûte mince, aplatie, offrant une coloration jaunâtre ou brunâtre, persistant sept ou huit jours et laissant après sa chute, soit une simple rougeur des téguments qui disparaît lentement, soit une légère ulcération qui ne tarde pas à se cicatriser.

Il est rare que l'absorption du liquide ait lieu et soit suivie d'une exfoliation épidermique.

La forme arrondie est, en général, celle que présentent les groupes herpétiques : alors on observe des cercles dont les dimensions varient de celles d'une pièce de 1 franc à celles d'une pièce de 5 francs, cercles qui présentent des vésicules à leur périphérie, et au centre une desquamation lamelleuse d'un gris blanchâtre, indice de l'existence antécédente de vésicules et de la marche excentrique de l'affection (herpès circiné); quelquefois cependant les vésicules sont réunies les unes à côté des autres, de manière à figurer par leur ensemble une bande (herpès en traînée de Devergie); enfin la configuration des groupes peut être irrégulière et ne se rattacher à aucune forme géométrique.

L'herpès peut occuper toutes les régions du corps; mais les lèvres, la partie postérieure du pavillon de l'oreille, les paupières, le prépuce, la vulve, sont les siéges de prédilection de cette affection. On l'observe fréquemment aussi sur la membrane muqueuse de la bouche, sur celle du pharynx, sur le col de l'utérus.

Dans une espèce d'herpès (zona), les groupes herpétiques sont situés sur le trajet des nerfs sensitifs, des intercostaux au thorax, des nerfs du plexus cervical au cou, etc. Ils n'occupent jamais qu'une moitié du corps et forment par leur réunion une demi-ceinture caractéristique. (Voyez *Affections pseudo-exanthématiques, zona.*)

L'herpès revêt une marche aiguë ou chronique : aigu, il disparaît dans l'espace de un à trois septénaires; chronique, il consiste en une série de poussées successives, séparées les unes des autres par des intervalles de temps variables; quelquefois une poussée est à peine terminée qu'une autre se produit; dans d'autres circonstances, quelques jours, quelques mois séparent deux éruptions, et, par ces récidives opiniâtres, l'herpès peut se prolonger ainsi indéfiniment (herpès successif et chronique).

Les auteurs ont décrit, en se basant sur la forme de l'éruption : un herpès phlycténodes, un zona, un herpès circiné, un herpès iris.

L'herpès phlycténodes, qui présente les caractères généraux du genre herpès, est tantôt une affection pseudo-exanthématique, tantôt une affection arthritique, tantôt une affection critique ou artificielle ; le zona est une affection pseudo-exanthématique ; l'herpès circiné est arthritique ou parasitaire et l'herpès iris n'a pas de raison d'être : celui de Bateman n'est autre chose que l'hydroa vésiculeux, et celui de Biett est un herpès parasitaire. Nous décrirons ces divers herpès au sujet des affections spéciales.

Diagnostic. — L'herpès peut être confondu avec l'eczéma, la miliaire, la varicelle, l'érysipèle, le pemphigus, le chancre et la plaque muqueuse.

Mais l'eczéma est caractérisé par des vésicules, petites, nombreuses et dont la durée ne dépasse pas dix-huit à trente-six heures ; dans l'herpès, au contraire, les vésicules sont peu nombreuses, grosses et persistent trois à quatre jours.

Dans l'eczéma existe un prurit permanent ; dans l'herpès la sensation de fourmillements, de picotements, de brûlure, dont l'éruption est accompagnée, disparaît après la formation des croûtes.

La varicelle se distingue facilement par la forme acuminée et l'isolement de ses vésicules.

L'érysipèle, caractérisé par une surface rouge, saillante au-dessus des parties environnantes, à bords festonnés et sur laquelle apparaissent accidentellement des bulles ou des phlyctènes de forme irrégulière et auxquelles on ne saurait assigner une marche régulière, l'érysipèle ne saurait être confondu avec l'herpès.

Les vésicules d'herpès peuvent, en se réunissant, constituer de petites bulles qu'un œil inattentif ou peu exercé pourrait prendre pour des bulles de pemphigus. Mais les vésicules ou bulles rudimentaires de l'herpès sont groupées sur des surfaces rouges, tandis que les bulles pemphigoïdes sont isolées, entourées seulement d'une légère auréole rose et disséminées sur la surface du corps.

Le pemphigus à petites bulles pourrait être confondu avec l'herpès, mais le plus souvent il constitue une variété d'hydroa ou d'herpès successif : l'hydroa bulleux.

Le chancre et l'herpès sont aussi essentiellement différents à leurs diverses périodes : à la première période, le chancre est caractérisé par une pustule et l'herpès par une vésicule; il existe, en général, plusieurs vésicules herpétiques groupées les unes à côté des autres, tandis que l'on n'observe qu'une seule pustule chancreuse. A la période de dessiccation du liquide, on observe une croûte mince et jaunâtre dans l'herpès; une croûte brunâtre, épaisse et enchâssée dans l'ulcère sous-jacent, s'il s'agit d'un chancre. A la période ulcéreuse, il existe une simple érosion du derme dans l'herpès, et au contraire un ulcère profond dont les bords sont taillés à pic et le fond recouvert d'un liquide sanieux et grisâtre, lorsqu'on a un chancre sous les yeux.

La plaque muqueuse est constituée au début par un soulèvement du derme avec dépression centrale, tandis que l'herpès commence par une tache rouge sur laquelle naissent des vésicules; à une période plus avancée de la vésicule herpétique existent des croûtes recouvrant des ulcérations superficielles, arrondies et nettement circonscrites, tandis que si la plaque muqueuse siége sur les organes génitaux, on ne constate pas de croûtes, mais quelquefois une ulcération superficielle à bords mal limités, et que si elle occupe la peau, on observe un bourrelet circonférentiel qui entoure une croûte centrale.

Pronostic. — L'herpès constitue une affection simple, disparaissant spontanément après une courte durée et constituant même un phénomène critique de bon augure dans les maladies aiguës.

Cependant on peut observer, à la suite du zona, des névralgies rebelles et douloureuses au point de déterminer de cruelles insomnies ; des ulcérations gangréneuses, etc., et, d'autre part, on peut voir des variétés d'herpès se prolonger indéfiniment. — Alors le pronostic emprunte à ces circonstances une certaine gravité ; mais ces accidents, appartenant à telle ou telle espèce en particulier, ne doivent pas influencer le pronostic du genre herpès qui constitue, en définitive, une affection des plus bénignes.

Étiologie. — Il existe un herpès de cause externe et un herpès de cause interne.

L'herpès de cause externe est dû à l'existence d'un parasite (trichophyton), — herpès circiné parasitaire, — ou à l'action de causes extérieures telles que le frottement, l'action de la matière sébacée si abondamment sécrétée entre le prépuce et le gland, etc.

Il n'existe pas d'herpès pathogénétique.

Les herpès de cause interne sont pseudo-exanthématiques, arthritiques ou syphilitiques.

L'herpès pseudo-exanthématique est idiopathique ou symptomatique ; s'il est symptomatique, il survient alors au déclin des affections aiguës, telles que la pneumonie, et constitue habituellement un phénomène critique d'un heureux augure.

Voici d'ailleurs le tableau synoptique des espèces d'herpès.

Herpès de cause externe.	Parasitaire.	Circiné. Iris. Nummulaire.	
	Artificiel.	Labialis. Præputialis. Vulvaris.	
Herpès de cause interne.	Pseudo-exanthématique idiopathique.	Herpès phlyctenodes. Zona.	
	Pseudo-exanthématique critique.	Phlyctenodes labialis.	
	Arthritique.	Herpès circiné (pseudo-exanthém.)	
		Herpès successif et chronique.	(Affection chronique), labialis, præputialis, vulvaris.
	Syphilitique.	Herpès syphilitique.	

Traitement. — Le genre herpès, envisagé en lui-même, ne donne lieu qu'à des indications thérapeutiques peu importantes : on conseillera des tisanes acidules, on saupoudrera les parties malades de poudre d'amidon; on proscrira les lotions et les bains, qui, en déterminant la rupture prématurée des vésicules, laissent exposées au contact de l'air des ulcérations douloureuses, et on en réservera l'usage pour le moment où les croûtes seront prêtes à se détacher.

En outre de ce traitement local, il faut ordonner un traitement interne approprié, lorsque l'herpès est symptomatique de la syphilis, de la dartre, ou de l'arthritis.

DE L'ECZÉMA.

Définition. — L'eczéma est une affection de la peau caractérisée, à sa période d'état, par l'existence de vésicules petites, acuminées, agglomérées sur une surface plus ou moins étendue, et contenant un liquide séreux et transparent, vésicules qui s'affaissent lorsque le liquide qu'elles contiennent est résorbé, mais qui le plus souvent se rompent après vingt-quatre ou quarante-huit heures d'existence, et auxquelles succèdent l'exhalation et la sécrétion d'un liquide séreux et transparent qui se concrète en lamelles plus ou moins épaisses, et ensuite une simple exfoliation épidermique.

Symptomatologie. — L'eczéma présente trois périodes : la période de vésiculation, la période d'exhalation et de la formation de squames, enfin la période de dessiccation.

Première période, de vésiculation.—L'éruption cutanée est quelquefois précédée par un léger malaise, des phénomènes gastriques, un mouvement fébrile peu intense, un sentiment de prurit et de fourmillements au niveau des parties qui doivent être le siége de l'affection, et bientôt par l'apparition d'une rougeur diffuse dont l'existence n'est cependant pas constante. Ces phénomènes prodromiques durent vingt-quatre à quarante-huit heures et sont suivis de l'apparition, à la surface des téguments, d'un grand nombre de vésicules transparentes, agglomérées et tellement ténues qu'on pourrait plus judicieusement leur donner le nom de granulations vésiculeuses, qu'il faut souvent les examiner de profil pour les apercevoir et qu'elles passent même quelquefois inaperçues. Ces vésicules sont remplies d'une sérosité transparente et limpide, et tantôt se crèvent après vingt-quatre ou quarante-huit heures d'existence, et donnent issue à un liquide irritant, dont le contact détermine, à la surface des téguments, des excoriations et des ulcérations superficielles; tantôt ne se rompent pas, mais se flétrissent et s'affaissent, à mesure que le liquide qu'elles contiennent est résorbé, et sont suivies d'un travail d'exfoliation épidermique. C'est principalement à la plante des pieds et à la paume des mains, régions où l'épiderme est épais et résistant, qu'on observe cette résorption de la sérosité de l'eczéma.

C'est dans l'eczéma rubrum, pseudo-exanthème aigu, que l'on observe des prodromes et l'existence d'une rougeur diffuse avant l'apparition des vésicules.

Deuxième période, d'exhalation. — Après la rupture des vésicules et l'excoriation des parties environnantes, existe une vaste surface exulcérée; à ce moment commence la deuxième période, caractérisée essentiellement par la sécrétion d'un liquide séreux, transparent, plastique, empesant le linge, alcalin, et contenant des globules pyoïdes et des cellules cylindriques. Ce liquide se dessèche peu de temps après son exhalation et se concrète en lamelles molles, d'un blanc grisâtre, bleuâtre ou verdâtre, se détachant pour être remplacées par d'autres squames de nouvelle formation.

S'il s'agit d'un eczéma impetiginodes, c'est-à-dire dont les vésicules sont devenues rapidement purulentes, on observe de véritables croûtes jaunâtres ou verdâtres, humides, présentant des fissures à travers lesquelles s'écoule un liquide séro-purulent ou purulent qui se concrète à son tour en croûtes jaunes ou verdâtres.

La durée de la deuxième période est très-variable; tantôt, en effet, l'exhalation du liquide ne se perpétue que pendant quelques semaines ou quelques mois; tantôt, au contraire, elle persiste durant des années entières. Cependant survient un moment où la sécrétion diminue de plus en plus et bientôt se tarit, où les squames deviennent aussi sèches que celles du pityriasis, où, en un mot, la troisième période s'établit définitivement.

Troisième période. — Elle est caractérisée par l'existence de croutelles ou de squames minces, foliacées, s'enlevant facilement, mais se reproduisant avec une extrême facilité, et au-dessous desquelles la peau est rouge et luisante; ces squames diminuent progressivement de largeur et d'épaisseur et ne constituent plus après un certain temps que de simples lamelles qui ne tardent pas à disparaître elles-mêmes.

Alors n'existe plus, au niveau des surfaces malades, qu'une coloration d'un rouge plus ou moins foncé dont la teinte s'efface lentement, qu'un état luisant et vernissé des téguments, et l'eczéma eût-il duré dix, vingt ans, jamais il ne laisse à sa suite de cicatrice; cependant, si l'eczéma occupe des membres variqueux, on observe souvent une maculature des téguments.

L'eczéma occupe une étendue variable de la surface tégumentaire : tantôt il est généralisé, tantôt il est circonscrit à une partie limitée du corps, aux membres, à la paume des mains, la plante des pieds, au cuir chevelu, aux seins, au mamelon; tantôt il se présente sous la forme de larges placards; tantôt on observe de petites surfaces circulaires dont les dimensions ne dépassent pas celles d'une pièce de 5 francs et sont séparées les unes des autres par des intervalles de peau saine (E. nummulaire).

Les surfaces eczémateuses sont le siége d'un suintement abondant ou présentent une sécheresse remarquable.

Marche et durée, terminaison. — L'eczéma parcourt successivement ses trois périodes; il présente successivement des vésicules, une surface exhalante et des squames; mais il n'est pas rare de voir les premières périodes de l'éruption réapparaître quand l'eczéma est cependant parvenu à la période de desquamation et qu'il n'existe plus qu'une surface un peu rouge et couverte de squames. C'est alors que l'on observe comme indice du retour des premières périodes et de l'imminence d'une poussée vésiculeuse un aspect luisant vernissé et quelquefois granuleux des téguments.

La durée de l'eczéma est très-variable : il a quelquefois une marche aiguë et se termine en deux à trois septénaires, d'autres fois il se perpétue pendant un temps très-long; enfin, la guérison n'est souvent que temporaire et les récidives sont fréquentes.

L'eczéma peut-il se convertir en une autre affection? Si des auteurs ont avancé avoir vu des eczémas se transformer en lichens ou en pityriasis, c'est qu'ils ont regardé comme des lichens ou des pityriasis l'épaississement des téguments consécutif à l'eczéma, à l'état squameux qui constitue la troisième période de cette affection et présente une si grande ressemblance avec le pityriasis. D'ailleurs, cette dernière affection peut remplacer le pityriasis. Dans ce cas, la partie importante de la question consiste dans le diagnostic de l'espèce : il n'y aura, en effet, aucun avantage à traiter une espèce plutôt que l'autre, si elles sont toutes deux de même nature.

Des métastases s'observent souvent dans le cours de l'eczéma. Cependant toutes les espèces ne présentent pas cette transmutation de lieu d'une affection. Jamais les eczémas artificiels et arthritiques n'en ont offert d'exemple. Les eczémas scrofuleux dont on méconnaît la nature, et pour le traitement desquels on conseille les préparations arsenicales ou autres, pourront sans doute disparaître et être remplacés par une affection grave, telle que la tuberculisation du poumon. Mais est-ce là une véritable métastase, et ne doit-on pas considérer la tuberculisation comme une période plus avancée de la maladie qui a reçu pour ainsi dire un coup de fouet du traitement intempestif mis en usage?

L'eczéma dartreux seul offre de nombreuses et fréquentes métastases : l'affection cutanée disparaît, mais survient un catarrhe bronchique ou intestinal, une hydropisie d'une des grandes séreuses de l'économie; ces affections métastatiques disparaissent dès le retour de l'affection cutanée. Pendant un temps plus ou moins long, d'ailleurs, il existe une sorte de balancement entre l'affection cutanée et les affections viscérales; mais avec le temps et par les progrès de la maladie, celles-ci finissent par prendre droit de domicile dans l'économie, par coexister avec l'affection cutanée.

Les affections dartreuses, herpétiques, offrent des récidives fréquentes, je n'oserais dire nécessaires, récidives séparées d'ailleurs par des intervalles de temps variables, suivant les conditions extérieures, et surtout l'âge du malade !

Toutes les causes capables de déterminer l'apparition de l'eczéma peuvent aussi être l'origine d'une récidive. Ainsi est-il de l'âge critique, de la grossesse, de la lactation, du froid, des excès alcooliques, d'une nourriture trop excitante, des émotions morales, etc.

Anatomie pathologique. — Des solutions différentes ont été données au problème du siége anatomique de l'eczéma. Biet l'avait placé dans le réseau vasculaire d'Eichorn, c'est-à-dire dans la couche superficielle du derme.

M. Cazenave, élève de Biett, rejeta l'opinion de son maître, et se fondant sur l'impossibilité d'expliquer avec elle la sécrétion souvent si considérable de l'eczéma, professa que cette affection avait son siége à l'extrémité des conduits sudorifères.

M. Hardy place le siége de la maladie dans la couche profonde de l'épiderme chargée, d'après lui, de la sécrétion de la couche superficielle épidermique. Or, la couche profonde de l'épiderme ne constitue pas un organe sécréteur.

M. Bazin se rallie complétement à l'opinion de M. Cazenave, et admet que l'eczéma consiste, au début, dans l'inflammation des orifices des glandes sudoripares, mais que cette inflammation ne reste pas limitée dans ces points, et se propage peu à peu à la surface de la peau, dont elle occupe bientôt le réseau vasculaire superficiel (1).

(1) Niemeyer pense que l'eczéma est dû à une inflammation du derme déterminant une exsudation séreuse qui soulève l'épiderme en des points rapprochés et détermine ainsi des vésicules.

Séméiotique. — *Diagnostic.* — L'eczéma peut être confondu avec deux affections vésiculeuses : l'herpès, la miliaire. J'ai déjà indiqué les caractères diagnostiques de l'herpès, de la miliaire et de l'eczéma ; je ne les rappellerai pas.

L'eczéma peut être confondu avec une affection pustuleuse : l'impétigo. Cependant il existe entre ces deux affections des caractères suffisamment différentiels ; tandis, en effet, que l'eczéma débute par des vésicules remplies de sérosité transparente, l'impétigo est caractérisé par l'existence de pustules ; tandis que le liquide de la pustule impétigineuse donne naissance à des croûtes épaisses, jaunâtres ou brunâtres, et irrégulièrement disposées, le liquide de la vésicule eczémateuse se concrète en petites coûtelles ou en squames minces et foliacés. On ne saurait donc confondre ces deux affections.

L'eczéma peut être confondu à sa période squameuse avec un pityriasis ou un psoriasis.

Le pityriasis aigu disséminé, ou pityriasis rosé, ne pourrait être confondu avec l'eczéma que par des hommes étrangers à la dermatologie. Cette affection, en effet, ne présente jamais de suintement ; quelle que soit l'époque de son évolution à laquelle on l'envisage, elle est caractérisée par des taches d'un rouge vif, à bords sinueux, et présentant une exfoliation lamelleuse au début, furfuracée au déclin ; enfin elle est disséminée à la surface de tout le corps, caractères suffisamment différentiels. Que si d'ailleurs des vésicules se produisaient à la surface, elles seraient accidentelles et occuperaient seulement quelques-unes des nombreuses plaques qui recouvrent tout le corps. A l'état chronique, l'eczéma nummulaire pourrait être confondu avec le pityriasis alba herpétique ; cependant l'eczéma arthritique n'offre pas des plaques aussi nombreuses et aussi multipliées que le pityriasis ; dans cette dernière affection les squames sont sèches et grisâtres ; dans l'eczéma chronique, au contraire, elles sont jaunâtres et souvent un peu humides. Enfin, il faudra s'informer de l'existence antérieure ou de l'absence de suintement sur la partie affectée. Néanmoins, on ne saurait se dissimuler la difficulté que l'on éprouve quelquefois à établir le diagnostic différentiel entre le pityriasis simple et le pseudo-pityriasis du cuir chevelu (E. à sa 3e période).

Psoriasis. — En général le diagnostic est facile à établir. Cependant il est des psoriasis localisés à la paume des mains et au cuir chevelu, arthritiques en un mot, qui peuvent d'autant mieux être le sujet de quelques hésitations de la part du praticien qu'ils sont souvent le siége d'une sécrétion séreuse; mais, tandis que l'eczéma occupe toute la paume de la main, le psoriasis est caractérisé par des plaques arrondies circonscrites, séparées les unes des autres par des intervalles de peau saine. Enfin, les squames du psoriasis sont adhérentes, blanches, nacrées et argentées. D'ailleurs, le psoriasis nummulaire de la main est souvent caractérisé par l'association des lésions de l'eczéma et du psoriasis, et dès lors il n'y a plus de diagnostic différentiel à faire; la nature seule importe, or, elle est toujours arthritique.

On a confondu l'intertrigo avec l'eczéma : cependant, si l'on se reporte au début de l'affection, on apprendra qu'elle n'a jamais offert à cette période de vésicules, mais uniquement une rougeur érythémateuse, et s'il existe des ampoules ou des bulles, on pourra reconnaître que leur existence est accidentelle; enfin, dans l'intertrigo, il existe des saillies inflammatoires des follicules pileux que l'on n'observe pas dans l'eczéma.

Pronostic. — La question des récidives domine tout le pronostic de l'eczéma; or, j'ai dit que les récidives n'étaient pas nécessaires, infaillibles; le pronostic n'est donc pas aussi grave que quelques auteurs l'ont avancé; il est d'ailleurs des caractères tirés du siége de l'affection qui font varier le pronostic : un eczéma situé près des ouvertures naturelles, ou sur les muqueuses, est plus difficile à guérir que celui qui siége sur la continuité des membres; un eczéma du cou est plus rebelle à cause des mouvements de latéralité qui se produisent en cette région.

Il faut aussi tenir compte des causes occasionnelles ou prédisposantes auxquelles est soumis le malade, de son tempérament, de sa constitution, de son régime et de sa profession, etc., mais avant tout de la nature de l'espèce dont il est affecté (eczéma scrofuleux, arthritique, dartreux ou syphilitique).

Étiologie. — Il existe un eczéma de cause externe et un eczéma de cause interne.

L'eczéma de cause externe est provoqué directement par l'action sur la peau de substances irritantes ou par l'existence de parasites, et indirectement par l'absorption de certaines substances (eczéma pathogénétique).

L'eczéma provoqué direct s'observe chez les individus qui manient des substances irritantes, telles que les produits chimiques ou pharmaceutiques; chez les teinturiers, les confiseurs, les garçons épiciers, les laveurs de vaisselle, etc.; chez les malades auxquels on applique des emplâtres irritants, ou chez lesquels on fait des frictions mercurielles; chez les personnes affectées de varices ou d'ulcères variqueux, personnes dont la peau est très-sensible et devient le siége d'une éruption eczémateuse sous la moindre influence excitante; enfin, chez les individus atteints de gale (E. parasitaire). L'eczéma pathogénétique naît consécutivement à l'absorption du mercure.

L'eczéma de cause interne est scrofuleux, arthritique, herpétique ou syphilitique; il est héréditaire et se transmet, en général, de la mère aux garçons, et réciproquement.

L'eczéma artificiel peut apparaître à tout âge et dans les deux sexes; les individus à peau fine et délicate y sont plus sujets que les autres; aussi les femmes en seraient-elles plus fréquemment affectées que les hommes, si ceux-ci n'exerçaient des professions qui les obligent à manier des substances nuisibles.

Parmi les eczémas de cause interne, l'eczéma scrofuleux apparaît dans l'enfance; les eczémas arthritiques et herpétiques dans l'âge adulte; le travail de la dentition, la lactation, les excès de nourriture ou de boissons, les irritants cutanés, etc., jouent souvent le rôle de cause provocante vis-à-vis des eczémas de cause interne.

Causes de l'eczéma.

Eczéma de cause externe.	Provoqué direct.	Produit par des irritants.	
		Produit par l'acarus (E. parasitaire).	
	Pathogénétique.	Produit par l'absorption du mercure.	
Eczéma de cause interne.	Scrofuleux.	Scrofulide bénigne exsudative.	
	Arthritique.	E. circonscrit.	
		E. orbiculaire.	
		E. centrifuge.	
	Herpétique.	Pseudo-exanthématique.	E. rubrum.
		Inflammatoire, non pseudo-exanthémat.	
		Sécrétant.	
	Syphilitique.		

Traitement. — Envisagé comme affection générique, l'eczéma donne lieu aux indications thérapeutiques suivantes :

Si l'eczéma présente un état inflammatoire assez intense, on aura recours aux antiphlogistiques locaux et généraux, c'est-à-dire aux bains d'amidon, aux cataplasmes de fécule de pomme de terre, principalement utiles dans la forme impétigineuse; à la poudre d'amidon dont on saupoudrera toutes les parties malades. Les poudres sont préférables aux lotions émollientes de lin ou de guimauve. — On prescrira simultanément l'usage de tisanes rafraîchissantes, telles que la limonade, l'orangeade, le chiendent, et des laxatifs doux, tels que l'huile de ricin, ou le sulfate de magnésie, un régime sévère et peu substantiel; quelquefois même on pourra pratiquer une saignée du bras.

Lorsque, sous l'influence de ce traitement, les phénomènes inflammatoires ont disparu, et qu'il existe un suintement abondant, on saupoudrera encore les surfaces malades avec de la poudre d'amidon, qui, en se mêlant aux liquides, forme des croûtes s'opposant à une sécrétion ultérieure; on continuera les bains d'amidon; on exercera une légère révulsion sur le tube intestinal, à l'aide d'un verre d'eau de Pullna ou de Frederichshall, ou d'un litre de tisane de chicorée sauvage, additionnée de 12 à 15 grammes de sulfate de soude; enfin on proscrira tous les excitants, tels que le thé, le café, l'alcool, les épices.

Lorsque la surface eczémateuse est sèche et devient le siége d'une desquamation plus ou moins abondante, on aura recours aux pommades astringentes et aux bains légèrement sulfureux ou alcalins, alternés avec les bains d'amidon.

Les pommades les plus usitées sont les suivantes :

Pommade avec : calomel 4 grammes, ou calomel 2 grammes, et tannin 2 grammes, ou oxyde de zinc, 0,50 pour 30 grammes d'axonge ; on emploie aussi avec avantage le glycérolé de tannin ou de goudron, avec glycérolé d'amidon 30 grammes, et tannin ou goudron 4 grammes, ou un mélange à parties égales d'huile de cade et d'huile d'amandes douces, etc.

Toutes ces pommades, de même que les bains légèrement sulfureux ou alcalins, ne conviennent qu'aux eczémas parvenus à leur troisième période ; conseillés plus tôt, ces moyens détermineraient une exacerbation de l'éruption.

Tel est le traitement applicable à l'affection générique ; mais, simultanément, il faut avoir soin de prescrire un traitement interne adapté à la nature de l'affection, c'est-à-dire antiscrofuleux, antiarthritique, antiherpétique, ou antisyphilitique.

DE LA VARICELLE.

Définition. — La varicelle est une affection générique de la peau, caractérisée à sa période d'état par des vésicules discrètes, disséminées sur toute la surface de la peau, coniques ou subglobuleuses, remplies par un liquide transparent qui devient bientôt opaque, se dessèche du cinquième au neuvième jour, et forme une croûte qui tombe dans l'espace de quelques jours.

Symptomatologie. — Elle est précédée de prodromes variables, suivant l'espèce, et consistant tantôt dans l'ensemble des phénomènes qui précèdent les pyrexies, tantôt dans celui des symptômes que l'on a désignés sous le nom de *fièvre syphilitique.*

Quoi qu'il en soit, l'éruption se manifeste par de petites taches rouges, séparées les unes des autres par des intervalles en général assez éloignés, disparaissant sous la pression du doigt ; au milieu de ces taches apparaît bientôt un soulèvement de l'épiderme par de la sérosité transparente ; la vésicule s'accroît pendant deux à trois jours, et alors la varicelle est constituée par des vésicules hémisphériques, non ombiliquées, transparentes, de 3 à 5 millimètres de diamètre, et entourées d'une aréole rose ou rouge.

Bientôt la sérosité se trouble, devient louche, voire même purulente, et se concrète après l'ouverture de la vésicule en une croûte jaunâtre, grisâtre, ou noirâtre, qui se dessèche, tombe et ne tarde pas à disparaître, laissant une tache rouge qui s'efface elle-même peu à peu (V. fébrile), ou une maculature lente à s'évanouir (V. syphilitique).

L'éruption débute, en général, par les parties supérieures du corps, le tronc et la face, et s'étend de là aux autres régions, et quelquefois même aux muqueuses, telles que la voûte palatine, le voile du palais, les conjonctives, le gland, etc. L'éruption étant ainsi successive, on peut observer sur le même malade toutes ses phases.

Les phénomènes prodromiques cessent ordinairement dès l'apparition de l'éruption.

Diagnostic. — Par les caractères précédents, la varicelle se différencie de la variole, caractérisée à sa période d'état par une pustule; du pemphigus, constitué par des bulles; de la miliaire, dont les vésicules sont plus petites, plus rapprochées et plus abondantes; des sudamina, qui ne sont pour ainsi dire que des granulations vésiculeuses, transparentes, souvent difficiles à apercevoir.

Pronostic. — Envisagée comme affection générique, la varicelle est une affection bénigne; mais si l'on envisage sa nature, le pronostic devient plus grave pour l'une de ses espèces (V. syphilitique).

Étiologie. — Il n'existe pas de varicelle de cause externe.

La varicelle de cause interne est exanthématique ou syphilitique; elle constitue donc une manifestation d'une pyrexie ou d'une maladie constitutionnelle.

Traitement. — Le genre ne donne naissance à aucune indication importante. Il n'en est pas de même des espèces, et principalement de l'espèce syphilitique qui réclame un traitement spécifique.

AFFECTIONS BULLEUSES

DU PEMPHIGUS.

Définition. — On désigne sous le nom de *pemphigus* une affection caractérisée à sa période d'état par des bulles, d'un volume variable de celui d'un petit pois à celui d'une grosse noix, remplies par un liquide séreux, qui, après la rupture des bulles, se concrète en croûtes foliacées, laissant après elles des excoriations superficielles, ou de simples macules.

Symptomatologie. — Le pemphigus est précédé de prodromes variables, suivant qu'il revêt une marche aiguë ou une marche chronique; dans le premier cas, ils sont les mêmes que ceux qui marquent le début des fièvres éruptives, et précèdent l'éruption de vingt-quatre à quarante-huit heures (fièvre pemphigoïde); dans le second, ils consistent dans de la tristesse, de l'abattement, de la lassitude, des migraines, de la dyspepsie, de la diarrhée, de l'amaigrissement, etc.; ces phénomènes peuvent apparaître longtemps avant l'éruption (pemphigus chronique).

Quoi qu'il en soit le malade éprouve, au niveau des points qui doivent être le siége de l'éruption, du prurit, des picotements ou des élancements; ensuite apparaissent des taches d'un rouge plus ou moins foncé, quelquefois violacées, arrondies ou ovalaires, légèrement proéminentes, séparées par des intervalles de peau saine, mais se réunissant quelquefois et formant alors de larges surfaces érysipélateuses.

Au milieu de chacune de ces taches, l'épiderme est soulevé par de la sérosité, et bientôt existe une bulle entourée d'une auréole rouge; quelquefois le soulèvement de l'épiderme occupe toute la tache, et il n'existe pas d'aréole circonférencielle. La bulle, arrivée à son maximum de développement, présente un volume variable de celui d'un petit pois à celui d'une noisette, d'une noix, d'un œuf de poule ou d'autruche; elle est distendue par un liquide limpide et transparent, contenant une grande quantité d'albumine, et se coagulant par la chaleur et les acides minéraux. Après une durée de quelques heures à deux ou trois jours, ou la bulle se flétrit, s'affaisse et forme une poche pendante vers les points déclives et remplie de liquide devenu lactescent; ou elle se rompt par le fait de la distension, par celui du frottement des linges ou du grattage.

Après la rupture des bulles, on observe des surfaces rouges, légèrement excoriées et douloureuses, pouvant exhaler pendant un certain temps encore de la sérosité, mais perdant rapidement leur caractère humide et se recouvrant de lamelles minces, larges, foliacées, peu adhérentes, d'un gris jaunâtre ou verdâtre, se produisant avec une abondance extraordinaire et en grande partie formées de débris épidermiques. Les surfaces excoriées fournissent quelquefois des gouttelettes de pus qui se dessèchent et forment des croûtes épaisses, brunâtres et assez semblables à celles de l'impétigo.

Après la chute des lamelles ou des croûtes, on observe des maculatures d'un rouge obscur au niveau desquelles se produit encore, pendant quelques jours, une exfoliation épidermique qui finit par disparaître sans laisser aucune trace.

Les malades affectés de pemphigus éprouvent ordinairement sur tous les points malades une sensation de prurit et de brûlure, sensation intolérable si l'éruption est généralisée; c'est principalement après la rupture des bulles, et au moment où le derme est mis à nu, que le malade ressent une vive cuisson s'éteignant peu à peu à mesure que la dessiccation s'opère. La douleur varie d'ailleurs suivant la nature du pemphigus : lancinante dans l'arthritis, elle est prurigineuse dans l'herpétis.

L'existence de bulles pemphigoïdes sur la peau entrave naturellement ses fonctions; elle est sèche et brûlante au début, halitueuse et couverte de sueurs à son déclin.

On observe quelquefois l'engorgement des ganglions qui reçoivent les lymphatiques des parties affectées.

Les bulles de pemphigus peuvent exister sur tous les points de la peau : on les observe principalement sur les membres abdominaux et particulièrement sur les jambes, souvent aussi sur les membres supérieurs et le tronc, et rarement à la plante des pieds, à la paume des mains, sur le cuir chevelu et les parties génitales. Quelquefois il n'existe qu'une seule et volumineuse bulle (*pompholix solitarius*) ; dans d'autres circonstances, l'éruption occupe toute la surface de la peau. Entre ces deux extrêmes se placent tous les intermédiaires.

On constate quelquefois l'existence des bulles pemphigoïdes sur les muqueuses extérieures, c'est-à-dire sur celles de la bouche, du voile du palais, du pharynx, du vagin et du col de l'utérus; M. Bazin n'en a jamais observé sur les muqueuses profondes; mais des pièces ont été présentées à la Société anatomique qui tendraient à faire croire à l'existence de bulles pemphigoïdes à la surface de la muqueuse intestinale.

L'éruption bulleuse est simultanée ou successive; dans le premier cas, toutes les bulles de la surface cutanée se développent en même temps et évoluent ensemble ; dans le second, le pemphigus se prolonge par des poussées successives, de sorte que l'on peut voir sur un seul individu toutes les phases de l'évolution des bulles pemphigoïdes. Les poussées ont lieu à des intervalles variables, tantôt tous les jours, tantôt tous les huit ou dix jours. Chacune d'elles se compose d'un nombre variable de bulles, dix, vingt, cinquante et plus, disséminées ou réunies sur un même point.

En outre de ces phénomènes locaux existent des phénomènes généraux : si le pemphigus est aigu ou subaigu, les symptômes prodromiques cessent à peu près complétement dès l'apparition de l'éruption, et l'on ne constate que quelques troubles digestifs. Dans des cas excessivement rares, toutefois, on note des phénomènes adynamiques et ataxiques. Lorsque le pemphigus aigu est caractérisé par des poussées successives, chaque poussée est, en général, accompagnée d'un léger mouvement fébrile.

Si le pemphigus est chronique, on constate, outre la sécrétion séreuse qui donne naissance aux bulles, des sueurs continuelles, de la diarrhée qui, de passagère ne tarde pas à devenir permanente, des vomissements quelquefois incoercibles, des hydropisies du tissu cellulaire ou des séreuses splanchniques, et un amaigrissement considérable qu'explique suffisamment l'ensemble des phénomènes précédents.

Enfin, on a observé la suppression subite de l'éruption et l'apparition de phénomènes plus ou moins graves, quelquefois même mortels.

Marche, durée, terminaison. — Il existe une telle différence, au point de vue de la marche et de la terminaison, entre le pemphigus aigu et le pemphigus chronique, que M. Bazin a proposé de conserver le nom de pemphigus pour l'affection bulleuse aiguë et celui de pompholix pour l'affection bulleuse chronique.

En effet, le pemphigus aigu simple constitue une affection bénigne dont la durée peut ne pas dépasser deux à trois septénaires, s'il n'existe qu'une seule poussée bulleuse; au contraire, le pemphigus chronique ou pompholix est une des affections les plus graves et se termine habituellement par la mort. Il se caractérise par des poussées éruptives séparées d'abord les unes des autres par des intervalles de huit à dix jours, mais se rapprochant de plus en plus et se reproduisant, à la fin de la maladie, toutes les vingt-quatre heures.

On constate quelquefois des rémissions, la peau ne présente plus de bulles ni de squames; elle reprend son aspect normal et le malade renaît à l'espoir; mais bientôt une nouvelle poussée a lieu et les téguments sont de nouveau couverts de bulles et de squames.

Complications. — Les exulcérations consécutives aux bulles peuvent être frappées de gangrène; cette lésion s'observerait assez fréquemment dans le pemphigus d'Irlande.

On peut aussi voir survenir dans le cours du pemphigus des érysipèles, des angioleucites, des abcès dermiques, des éruptions ecthymatiques et furonculaires, etc.

Nous avons signalé l'existence d'hydropisies au décours de l'affection; notons encore les inflammations gastro-intestinales et génito-urinaires, les eschares du sacrum, la bronchite aiguë et la pneumonie, qui présentent alors une gravité toute spéciale.

Anatomie pathologique. — Pour M. Gintrac, la bulle de pemphigus est due moins à une inflammation qu'à un flux, et l'intensité de celle-là n'est pas en rapport avec l'abondance de celui-ci.

Pour Niemeyer, l'éruption est une dermite bulleuse.

Enfin, M. Bazin rapproche la bulle pemphigoïde de celle qui est produite par un emplâtre vésicant ou de l'eau bouillante; or, dans ces deux cas il existe une légère inflammation de la peau avec exsudation séreuse.

Diagnostic. — A l'état bulleux, le pemphigus peut être confondu avec le rupia, l'ecthyma, l'hydroa bulleux, la varicelle.

Mais le rupia est caractérisé par une pustule dont le liquide se dessèche, forme une croûte épaisse autour de laquelle l'épiderme est soulevé par de la sérosité qui se dessèche elle-même, et forme une nouvelle croûte autour de laquelle a lieu un nouveau soulèvement épidermique qui se comporte comme le précédent, et ainsi de suite; en sorte que la croûte définitive a l'aspect d'une écaille d'huître.

L'ecthyma est caractérisé par une pustule enflammée à sa base et dont le liquide se concrète en une croûte dure et proéminente; la bulle est au contraire l'élément primitif du pemphigus.

L'hydroa bulleux est caractérisé par des bulles dont le volume ne dépasse pas celui d'un pois et est inégal, qui ne sont pas répandues sur toute la surface du corps, mais sont limitées à des régions circonscrites.

Enfin, dans la varicelle on observe de grosses vésicules, mais non des bulles.

Lorsque l'éruption du pemphigus est caractérisée par des croûtes ou des lamelles foliacées, elle peut être confondue avec l'eczéma, l'impétigo et le pityriasis rubra aigu.

Mais l'eczéma est caractérisé par de petites vésicules éphémères, se crevant après vingt-quatre ou trente-six heures d'existence, et laissant une surface exulcérée et exhalant un liquide plastique qui se concrète en squames humides et jaunâtres. Dans le pemphigus, il est rare que l'on ne puisse observer quelques bulles ou leurs vestiges; l'éruption couvre toute la surface du corps, fait bien rare pour l'eczéma; enfin les squames sont minces, sèches, foliacées et peu adhérentes. Les commémoratifs seront aussi très-utiles au diagnostic.

L'impétigo se différencie du pemphigus par l'existence de pustules dont le liquide se concrète et forme des croûtes épaisses et jaunâtres; d'ailleurs, l'éruption est toujours limitée.

Enfin, nous pensons que le pemphigus ne sera confondu avec le pityriasis rubra aigu que par un médecin peu exercé au diagnostic des affections de la peau. (Voyez pityriasis.)

Etiologie. — Il existe un pemphigus de cause externe et un pemphigus de cause interne.

Le pemphigus de cause externe est provoqué directement ou indirectement (pathogénétique).

Il est provoqué directement, lorsqu'il survient après l'application sur la peau d'ammoniaque, d'eau bouillante, de poudre de cantharides, d'écorce de garou, etc., ou à la suite de fortes pressions et de contacts rudes (P. professionnel), ou enfin consécutivement à la morsure de certains serpents (P. brasiliensis).

Il est pathogénétique, lorsqu'il est dû à une mauvaise alimentation, à l'usage de certains fromages, d'eau-de-vie de blé, d'arsenic, etc.

Le pemphigus de cause interne constitue quelquefois une affection pseudo-exanthématique idiopathique, survenant pendant les chaleurs de l'été, dans la jeunesse et l'âge adulte; ou bien il apparaît dans le cours des fièvres graves, de la pneumonie, du rhumatisme (P. fébrile), et constitue tantôt un phénomène d'une signification grave, parce qu'il dénote une atteinte profonde des forces de l'organisme, tantôt un symptôme heureux coïncidant avec la cessation de douleurs vives qui avaient résisté aux moyens les plus divers (P. critique. — Observation de Gilibert).

Enfin, il peut être une manifestation de l'arthritis, de l'herpétis, de la syphilis ou de la lèpre.

Causes du pemphigus.

Pemphigus de cause externe.	Provoqué direct.	Produit par les vésicants, les frottements, les morsures de serpents.
	Pathogénétique.	Mauvaise alimentation.
Pemphigus de cause interne.	Pseudo-exanthématique.	
	Symptomatique d'une fièvre.	
	Arthritique.	
	Herpétique.	
	Syphilitique.	
	Lépreux.	

Pronostic. — Favorable pour la forme aiguë ou subaiguë, qui se termine dans l'espace de quelques semaines, le pronostic est grave pour la forme chronique. Toutefois, le pemphigus arthritique nous paraît empreint d'une gravité moins grande que le pemphigus herpétique qui se termine, pour ainsi dire, infailliblement par la mort.

L'existence de la gangrène au niveau des bulles est une condition défavorable et qui aggrave le pronostic. Il en est de même lorsque les poussées se reproduisent à de courts intervalles, et que les bulles couvrent toute la surface du corps, lorsque la diarrhée survient, etc.

Traitement. — Le pemphigus aigu disparaît, pour ainsi dire, spontanément, et n'exige que des tisanes acidules et des laxatifs s'il existe de l'embarras gastrique. On pourra aussi piquer les bulles pour donner issue à la sérosité qu'elles contiennent, en ayant soin de ne pas enlever l'épiderme et de saupoudrer les parties malades de poudre d'amidon, de lycopode ou de vieux bois.

Dans le pemphigus chronique, on piquera les bulles comme dans le cas précédent, on les saupoudrera de poudres émollientes ou astringentes, et si les démangeaisons sont vives, on conseillera les lotions saturnées. Les bains ne doivent être ordonnés qu'avec beaucoup de réserve; ils congestionnent la peau et provoquent ainsi l'apparition de nouvelles bulles.

Une bonne alimentation, du quinquina, des ferrugineux, les toniques, en un mot, seront associés aux moyens locaux; et si la diarrhée existe, on prescrira le sous-nitrate de bismuth, les opiacés, le diascordium, etc.

Enfin il faudra tenir compte de la nature de l'affection, et donner les antiarthritiques, les antiherpétiques, les antisyphilitiques et les médicaments recommandés contre la lèpre, suivant que le pemphigus est arthritique, dartreux, syphilitique ou lépreux.

RUPIA.

Définition. — On désigne sous le nom de rupia une affection de la peau en voie d'évolution, caractérisée à sa période d'état par de larges pustules phlyzaciées, dont le liquide se concrète rapidement en une croûte épaisse et noirâtre, autour de laquelle se produit un soulèvement de l'épiderme par de la sérosité, qui se concrète à son tour en une croûte autour de laquelle se fait un nouveau soulèvement bulleux, et ainsi de suite.

Le rupia est donc caractérisé, en définitive, par une pustulo-bulle, et constitue un genre qui, par sa lésion élémentaire, se place entre le pemphigus et l'ecthyma, l'impétigo, etc.

Symptomatologie. — La pustulo-bulle de rupia est précédée par une tache arrondie, violacée, légèrement saillante, et au niveau de laquelle l'épiderme est soulevé par un liquide séro-purulent qui se concrète, vingt-quatre ou trente-six heures après son apparition, en une croûte rugueuse, brunâtre et épaisse, entourée d'une auréole plus ou moins foncée, dont l'épiderme est soulevé à son tour par de la sérosité qui se concrète, forme une croûte périphérique à la première, entourée aussi d'une auréole violacée, siége d'un nouveau soulèvement bulleux qui suit la même évolution, et ainsi de suite. De la sorte plusieurs zones bulleuses se forment à la circonférence de la croûte centrale et primitive, et cette évolution dure quatre à cinq jours.

La croûte centrale est quelquefois peu volumineuse, peu saillante au-dessus des parties environnantes; autour d'elle se forment un petit nombre de soulèvements bulleux, et elle tombe spontanément au bout de quelques jours, ne laissant qu'une maculature d'un rouge plus ou moins foncé ou une exulcération qui ne tarde pas à se cicatriser. C'est le *rupia simplex*.

Dans d'autres circonstances, la croûte centrale devient de plus en plus volumineuse et saillante par la production continue, à sa face profonde, d'un liquide purulent se concrétant et formant une croûte qui repousse la première et l'entoure à sa base. Alors, le rupia se présente à sa période d'état, c'est-à-dire lorsque le soulèvement bulleux périphérique a eu lieu, sous la forme d'une saillie croûteuse conique, composée de couches superposées et concentriques, s'étageant de la base au sommet et figurant une écaille d'huître. C'est là le *rupia proéminent*.

Cette croûte persiste quelquefois pendant un temps fort long, et, après sa chute, on constate l'existence d'une ulcération circulaire, assez profonde, dont les bords sont tuméfiés et livides, le fond blafard et baigné d'un liquide sanieux qui, en se concrétant, forme une croûte nouvelle.

A un moment donné, le fond se déterge et des bourgeons charnus se produisent, la cicatrisation a lieu, et l'on constate, comme stigmate indélébile de l'existence antécédente du rupia, une cicatrice plane et blanche (R. syphilitique), ou rougeâtre, bridé et saillant (R. scrofuleux).

C'est aux jambes et aux cuisses que l'on observe principalement le rupia; il existe moins souvent aux membres thoraciques, au cou, aux lombes, aux fesses, etc.

En général, les pustulo-bulles de rupia sont discrètes, séparées les unes des autres par des intervalles assez considérables, et successives dans leurs évolutions; de sorte que l'on peut observer sur un même malade toutes les phases de l'éruption.

Marche, durée, terminaison. — Le rupia est une affection essentiellement chronique, dont la durée varie de quelques septénaires à des mois et des années, et qui se termine habituellement par la guérison. Il est vrai que celle-ci se fait quelquefois longtemps attendre.

Diagnostic. — Le pemphigus et l'ecthyma peuvent ète confondus avec le rupia.

Mais le pemphigus est caractérisé par une bulle remplie de sérosité limpide ; les croûtes qui résultent de la dessication du liquide sont minces, foliacées, lamelleuses ; et lorsqu'elles se détachent, elles ne laissent au-dessous d'elles qu'une surface rouge, ou une exulcération légère non suivie de cicatrice : tous caractères que l'on ne retrouve pas dans le rupia.

Il est plus difficile de différencier le rupia de l'ecthyma. Cependant l'ecthyma est caractérisé par une pustule et le rupia par une pustulo-bulle; d'autre part, la croûte de l'ecthyma est moins large, moins saillante, ne présente pas la forme spéciale de celle du rupia, et est entourée d'un cercle d'induration inflammatoire; enfin, après la chute de la croûte ecthymatique, existe une ulcération légère, et nullement profonde comme celle du rupia.

Pronostic. — Envisagé même au seul point de vue d'une affection générique, le rupia est une affection sérieuse à cause de sa durée, des croûtes noirâtres et informes qu'elle présente, des cicatrices qu'elle laisse à sa suite; mais elle est surtout grave s'il s'agit d'un rupia scrofuleux ou syphilitique.

Etiologie. — M. Bazin admet un rupia de cause externe et un rupia de cause interne.

On peut, jusqu'à un certain point, considérer comme un rupia de cause externe la lésion qui survient après l'application d'huile de noix d'acajou sur les téguments (bulles remplies de sérosité purulente et laissant après leur rupture une ulcération sécrétant un liquide qui se concrète en une croûte épaisse). Toutefois, cette lésion ne rappelle qu'imparfaitement la pustulo-bulle du rupia.

Le rupia de cause interne est scrofuleux ou syphilitique.

Causes du rupia.

Rupia de cause externe.	Provoqué direct.	Par l'huile de noix d'acajou.
Rupia de cause interne.	Scrofuleux. Syphilitique.	

Traitement. — Envisagé comme affection générique, le rupia donne lieu aux indications suivantes : au début, on ouvrira les bulles et on donnera issue au liquide qu'elles contiennent ; à la période suivante, c'est-à-dire lorsque la croûte est formée, on la respectera, à moins qu'elle ne soit une cause d'irritation ; à la période ulcéreuse, le traitement de l'ulcère variera suivant l'aspect spécial qu'il présente : s'il est le siége d'un état inflammatoire et s'il est douloureux, on conseillera les bains, les lotions émollientes, des cataplasmes, etc.; ultérieurement, on aura recours aux lotions excitantes et astringentes, au vin aromatique, à la solution ferrugineuse, à celle de coaltar saponiné (1 partie de coaltar pour 3 d'eau), aux pansements avec de la charpie imbibée de la solution de coaltar et répétés trois ou quatre fois par jour, ou avec un linge enduit de cérat saturné, de pommade au sulfate de fer ou de zinc, etc.

Enfin, il est quelquefois utile de réveiller la vitalité de la surface ulcérée à l'aide d'une cautérisation plus ou moins énergique.

D'autre part, on joindra à ce traitement local un traitement général basé sur l'état du malade et l'espèce du rupia.

AFFECTIONS PUSTULEUSES.

DE L'ECTHYMA.

Définition. — On désigne sous le nom d'ecthyma une affection caractérisée, à sa période d'état, par des pustules phlyzaciées, larges, arrondies, discrètes, dont la base est dure et enflammée, et dont le liquide se concrète en une croûte brunâtre, épaisse, laissant après sa chute une simple maculature ou une cicatrice indélébile.

Symptomatologie. — L'ecthyma est caractérisé par une tache rosée ou rouge, arrondie ou ovalaire, dont l'épiderme est bientôt soulevé par un liquide séreux d'abord, bientôt opaque et purulent ; alors existe une pustule convexe ou déprimée au centre comme une pustule variolique, d'un volume variable de celui d'une lentille à celui d'une pièce de 1 franc, entourée d'une auréole rouge et qui ne tarde pas à s'affaisser et à se flétrir ou à se déchirer; lorsqu'elle se rompt, une partie du liquide se concrète et forme une croûte brunâtre ou noirâtre, adhérente et comme enchâssée dans le tissu de la peau, entourée de l'auréole précédemment décrite mais plus pâle.

A la chute de cette croûte, on observe une exulcération ou un véritable ulcère du derme, siége d'une suppuration plus ou moins abondante qui donne naissance à de nouvelles croûtes; et ainsi la lésion peut se perpétuer pendant un long espace de temps.

A un moment donné, le fond de l'ulcère devient rose, se couvre de bourgeons charnus, fournit une quantité de pus moins considérable, et partant, ne donne lieu qu'à des croûtes peu épaisses dont les dimensions diminuent de plus en plus et qui, un jour donné, ne laissent au-dessous d'elles qu'une simple maculature s'il n'a existé qu'une exulcération, ou une véritable cicatrice plus ou moins déprimée s'il a existé un véritable ulcère.

L'ecthyma est rare à la face et au cuir chevelu; on l'observe le plus ordinairement aux épaules, au cou, sur les membres, les fesses, la poitrine, etc. Limité à une région dans la plupart des cas, il est cependant quelquefois généralisé. (E. infantile.)

Les pustules, généralement discrètes, sont quelquefois réunies les unes à côté des autres.

Le malade éprouve habituellement, au niveau des pustules, une sensation de tension, de chaleur et de cuisson, des élancements même, tous phénomènes qui disparaissent lors de la formation des croûtes.

Quelquefois l'inflammation dermique se propage au tissu cellulaire sous-cutané, aux vaisseaux et ganglions lymphatiques.

L'état général plus ou moins cachectique que l'on constate quelquefois simultanément avec l'echtyma dépend, non de l'éruption, mais de la maladie dont l'ecthyma est l'effet.

Marche, durée, terminaison. — L'ecthyma est aigu ou chronique; aigu, il dure de un à trois septénaires, et tantôt toutes les pustules apparaissent et subissent simultanément leur évolution, tantôt on observe plusieurs poussées éruptives; chronique, il est ordinairement successif, se reproduit à des intervalles plus ou moins rapprochés, et peut ainsi persister des mois et des années.

Nous avons vu que la pustule d'ecthyma laissait à sa suite une ulcération plus ou moins profonde; quelquefois ces ulcérations sécrètent un liquide sanieux qui se concrète difficilement, et présentent une résistance très-grande à nos moyens thérapeutiques.

Dans d'autres circonstances, le fond de l'ulcération et les parties environnantes se gangrènent et se transforment en une eschare grisâtre ou noirâtre, le plus souvent humide et imprégnée de sanie sanguinolente, qui laisse après sa chute une perte de substance plus ou mois grande.

Anatomie pathologique. — Les pustules d'ecthyma sont dues à une inflammation circonscrite de la partie superficielle du derme; quelquefois l'inflammation gagne la partie profonde du derme, et alors existent des ulcérations qui laissent, comme stigmates de leur existence, des cicatrices, la perte de substance ayant été comblée par du tissu conjonctif rétractile.

Diagnostic. — L'ecthyma pourrait être confondu avec l'impétigo; mais, dans cette dernière affection, les pustules sont moins larges, groupées et non disséminées; les croûtes sont jaunâtres, et non brunâtres et noirâtres.

L'acné pustuleuse siége principalement à la face et à la poitrine, et est caractérisée par des saillies coniques, enflammées et indurées à leur base, purulentes à leur sommet.

La mentagre occupe exclusivement les parties velues, et en particulier la face, est caractérisée par des pustules groupées, traversées par un poil à leur centre, entourées, à une certaine période, d'indurations profondes, etc.

Nous avons établi le diagnostic différentiel de l'ecthyma èt du rupia.

Pronostic.— Envisagé comme affection générique, l'ecthyma ne constitue pas une affection grave; toutefois, l'existence d'ulcérations à fond sanieux ou compliquées de gangrène, la propagation de l'inflammation aux vaisseaux et aux ganglions lymphatiques, l'état cachectique du malade, etc., seront autant de conditions qui influenceront défavorablement le pronostic.

Enfin, c'est en tenant compte de l'espèce d'ecthyma que présente le malade que l'on obtiendra les plus grands indices pronostiques.

Etiologie. — Nous admettons un ecthyma de cause externe et un ecthyma de cause interne.

L'ecthyma de cause externe est provoqué direct ou pathogénétique; l'ecthyma provoqué direct est consécutif à l'action de substances, de pommades irritantes, etc.; aussi l'observe-t-on chez les ouvriers qui manient des substances âcres, chez les épiciers, les teinturiers, les apprêteurs de couleurs, les mégissiers, les pelletiers, les chapeliers, etc. (E. professionnel.)

Il apparaît aussi après les frictions sur la peau avec de la pommade stibiée, ou chez les personnes qui présentent un érythème par décubitus prolongé.

Enfin la pustule d'ecthyma est une des lésions symptomatiques de la gale. (E. parasitaire.)

L'ecthyma pathogénétique est dû à une mauvaise nourriture ou à l'ingestion de préparations arsénicales. La première variété s'observe fréquemment chez les enfants mal nourris ou allaités par une mauvaise nourrice.

L'ecthyma de cause interne est symptomatique de certaines maladies fébriles, de la rougeole, de la scarlatine, et surtout de la variole; il constitue tantôt un simple épiphénomène, tantôt une crise. (E. critique.)

Il est aussi une manifestation de la syphilis, de la scrofule, et même, mais plus rarement, de l'arthritis et de l'herpétis.

Causes de l'ecthyma.

Ecthyma de cause externe.	Provoqué direct.	Dû aux irritants, au tartre stibié. Symptomatique de la gale (E. parasitaire).
	Pathogénétique.	Dû à une mauvaise alimentation ou à l'ingestion de l'arsenic, des alcalins.
Ecthyma de cause interne.	Symptomatique des maladies aiguës.	Variole. Scarlatine. Maladies fébriles.
	Syphilitique.	Superficiel. Profond.
	Scrofuleux, — scrofulide maligne ecthymatiforme.	
	Arthritique.	
	Herpétique.	

Traitement. — Envisagé comme affection générique, l'ecthyma donne lieu aux considérations suivantes : est-il aigu, on fera saupoudrer les parties malades de poudre de riz, et on n'emploiera les cataplasmes de fécule que s'il existe une inflammation assez vive autour de la pustule. On conseillera ensuite les boissons rafraîchissantes, un régime doux, un ou plusieurs purgatifs salins.

Est-il chronique et existe-t-il des croûtes, on les respectera et on proscrira les bains, les lotions émollientes et les cataplasmes qui ramollissent les tissus déjà atoniques et favorisent l'agrandissement des ulcères; on emploiera seulement des poudres astringentes et excitantes, telles que la poudre de tan, de quinquina, de calomel, etc.

Si les croûtes tombent spontanément ou accidentellement, et si la surface de l'ulcère est mise à nu, on pourra faire usage des mêmes poudres et, dans le cas d'insuccès, on aura recours aux lotions excitantes que nous avons prescrites pour le rupia, et aux pansements avec l'onguent styrax, l'onguent digestif, le cérat saturné, des boulettes de charpie imbibées d'une solution de coaltar saponiné, etc., et même à de légères cautérisations avec le nitrate d'argent.

Enfin, en outre du traitement imposé par l'affection générique, on prescrira un traitement variable, suivant l'espèce présentée par le malade.

DE L'IMPÉTIGO.

Définition. — L'impétigo est une affection cutanée caractérisée par la présence de pustules psydraciées, ordinairement agglomérées, de courte durée, et dont le liquide se concrète en croûtes jaunes, verdâtres ou brunâtres, plus ou moins épaisses et rugueuses.

Symptomatologie. — Précédée ou non de symptômes généraux, tels que léger malaise, céphalalgie, troubles digestifs, assitude dans les membres, etc., l'éruption est souvent caractérisée dès son apparition par des taches rouges, irrégulières, isolées ou réunies, et au niveau desquelles le malade éprouve une ardeur incommode et un prurit parfois très-intense.

Sur ces taches apparaissent de petites pustules psydraciées, ordinairement très-nombreuses, tantôt éparses et disséminées sur de grandes sections de la surface cutanée (*impetigo sparsa*), tantôt, et le plus souvent, concentrées sur un petit espace et réunies en groupes plus ou moins etendus (*impetigo figurata*). Ces pustules font une légère saillie au-dessus du niveau des parties environnantes, sont quelquefois si ténues qu'il faut, pour les apercevoir, une certaine attention, atteignent, dans d'autres cas, le volume d'un petit pois, volume qu'elles dépassent rarement.

Toutes contiennent, dès leur début, un liquide louche qui devient en quelques heures complétement opaque et purulent et présente un grand nombre de leucocythes.

Les pustules d'impétigo n'ont qu'une durée éphémère; après deux à trois jours au plus, elles se rompent et laissent échapper au dehors un liquide jaunâtre qui se dessèche et se convertit en une croûte molle, presque fluide, d'un jaune doré rappelant la couleur du miel (*melitagra flavescens*, d'Alibert) ou de la marmelade d'abricots, d'une teinte verdâtre analogue à celle de mousses végétales, ou brunâtre comme l'écorce rugueuse de certains arbres (*impetigo scabida*).

Au-dessous des croûtes se trouve ensuite exhalé un liquide

semblable à celui des pustules, repoussant les croûtes primitivement formées, s'insinuant à travers leurs interstices et se concrétant enfin lui-même. Les premières croûtes sont ainsi entraînées et éloignées sans cesse de la surface cutanée et éprouvent des modifications dans leur forme, leur épaisseur, leur coloration, leur consistance, etc., jusqu'à leur expulsion définitive.

Si les croûtes se détachent, à cette période, spontanément, ou sous l'influence d'applications topiques, ou de grattages, on trouve au-dessous d'elles une surface rouge, exulcérée, d'où l'on voit sourdre un liquide purulent ou séro-purulent; puis de nouvelles croûtes se reproduisent avec les mêmes caractères que celles qui les ont précédées, et subissent la même série de transformations successives. Lorsque l'impétigo existe chez un enfant qui, ennuyé par les tiraillements qu'exercent les croûtes, se gratte incessamment, les surfaces irritées sont le siége d'un écoulement sanguin qui se mêle au liquide séro-purulent, et de là résultent des croûtes noirâtres plus ou moins épaisses; alors la physionomie de l'éruption est tout à fait dénaturée, et si cette éruption siége à la face, le malade présente un aspect tout à fait repoussant.

Sur les limites de la partie malade existent habituellement des pustules disséminées qui rappellent la forme de l'élément primitif.

La durée de la deuxième période ou d'exhalation à la surface exulcérée de la peau se prolonge pendant des mois et même des années; lorsque la guérison survient, l'exhalation diminue, les croûtes sont moins épaisses, et enfin tombent pour ne plus se reproduire, laissant simplement à leur place des taches rougeâtres ou maculatives, qui disparaissent à leur tour sans laisser aucun vestige cicatriciel.

Le plus ordinairement la résolution commence par la périphérie des plaques, mais quelquefois c'est l'ordre inverse que l'on observe.

Il n'est pas rare de constater des recrudescences de l'affection au moment où tout faisait espérer une guérison prochaine.

Alors réapparaissent tous les phénomènes des premières périodes. Les causes les plus légères suffisent pour produire cet effet.

Dans une forme grave (I. rodeus), au-dessous des croûtes se creusent des ulcérations rebelles, toujours suivies de cicatrices indélébiles. Il s'agit alors d'une affection spéciale, de nature scrofuleuse ou syphilitique.

L'impétigo sparsa occupe de préférence les extrémités et surtout les extrémités inférieures, et est quelquefois répandu sur toute la surface du corps. L'impétigo figurata occupe principalement la face et le cuir chevelu.

Marche, durée, terminaison. — L'impétigo est aigu ou chronique : aigu, il dure deux à quatre septénaires; chronique, il se prolonge pendant des mois et des années.

L'impétigo alterne souvent avec l'eczéma, et il n'est pas rare d'observer des récidives causées, en général, par la malpropreté, des soins mal entendus, un mauvais régime, etc.

Il se termine habituellement par la guérison; toutefois, lorsqu'il existe chez un enfant âgé de quelques mois, et lorsqu'il couvre toute la surface du corps, il a une certaine gravité et peut même déterminer la mort.

Anatomie pathologique. — Les pustules d'impétigo sont dues à des inflammations circonscrites du réseau superficiel du derme (corps papillaire); sous l'influence de cette inflammation se produit une exsudation séreuse d'abord, mais bientôt purulente.

Diagnostic. — L'impétigo peut être confondu avec l'eczéma, l'herpès, l'hydroa, l'acné pustuleuse, l'ecthyma et la mentagre.

M. Hardy a considéré l'impétigo comme une simple variété de l'eczéma; mais nous pensons avec M. Bazin que le genre impétigo se distingue du genre eczéma :

1° Par son élément initial, qui est une vésico-pustule d'emblée purulente, tandis que l'eczéma débute par des vésicules remplies d'une sérosité transparente;

2° Par ses croûtes, qui sont épaisses, jaunâtres, rugueuses, inégales, tandis que l'eczéma, même dans sa forme impétiginode, ne donne lieu qu'à des squames minces, molles, plus larges que saillantes;

3° Par son étendue, généralement moins considérable, et par sa marche plus rapide, et sa durée plus courte;

4° Enfin, par son pronostic, qui est généralement moins sérieux; il récidive moins fréquemment que l'eczéma, et les cas de répercussion sont encore à démontrer.

Dans l'herpès, les vésicules sont globuleuses, transparentes, rapprochées par groupes sur des surfaces peu étendues, et leur volume s'accroît pendant plusieurs jours.

Dans la miliaire les vésicules sont petites, disséminées, et la sérosité lactescente qui les remplit se concrète en petites écailles et non en croûtes épaisses.

Les pustules d'ecthyma sont plus volumineuses, plus larges que celles de l'impétigo; elles sont discrètes, isolées les unes des autres, entourées d'une auréole vive, et donnent lieu, après leur rupture, à une croûte épaisse, brunâtre et comme enchâssée dans la peau.

La mentagre pustuleuse a son siége de prédilection à la face, est caractérisée par des pustules plus grandes, plus élevées que celles de l'impétigo, traversées à leur partie centrale par un poil, ne donnant lieu qu'à une exhalation peu abondante et entourées de noyaux d'induration profonde.

Je ne crois pas qu'un médecin un peu exercé puisse jamais confondre l'impétigo avec la variole.

Lorsqu'il existe des croûtes impétigineuses à la tête, on pourrait songer au favus; mais dans cette dernière affection les croûtes sont d'un jaune-soufre, sèches, exhalent une odeur spéciale, revêtent la forme d'un godet, sont traversées à leur centre par un poil décoloré, cassant, et à l'intérieur duquel on peut observer, à l'aide de l'examen microscopique, les spores de l'achorion Schœnleinii.

Quelquefois on observe des éruptions complexes caractérisées par des vésicules et des pustules. — Eczéma impétigineux qui participe des caractères de l'impétigo et de l'eczéma. —

Alors on n'a pas à faire le diagnostic du genre, mais seulement celui de la nature de l'affection, presque toujours scrofuleuse.

Pronostic. — L'impétigo, envisagé d'une manière générale, n'est pas une affection grave et ne présente aucun danger pour la vie. — Aigu, il guérit spontanément dans l'espace de deux à trois septénaires ; chronique, il peut sans doute persister pendant des mois et des années, mais cède, en définitive, à un certain moment à nos moyens thérapeutiques. On a remarqué que l'impétigo des membres inférieurs était, toutes choses égales d'ailleurs, plus tenace que l'impétigo des membres supérieurs.

Enfin, pour l'impétigo comme pour les autres affections, la question de nature domine complétement le pronostic.

Étiologie. — Il existe un impétigo de cause externe, et un impétigo de cause interne.

L'impétigo de cause externe est dû à la malpropreté, au contact de substances irritantes ; aussi l'observe-t-on chez les épiciers, les fileuses de cocons de vers à soie (mal de ver ou de bassine), les individus qui manient la canne de Provence, ou les verts arsenicaux, etc.

Dans toutes ces conditions, l'élément impétigineux n'est souvent qu'accessoire ; quelquefois cependant il constitue le phénomène prédominant.

Cette espèce d'impétigo est aussi une complication fréquente des affections parasitaires : au début du favus et de la teigne tonsurante, dans le cours du favus, on observe souvent des pustules d'impétigo ; à la malpropreté et aux *pédiculi* est due la variété d'*impétigo dite granulata ;* enfin la pustule impétigineuse s'observe fréquemment comme symptôme de la gale.

Il n'existe pas d'impétigo pathogénétique.

L'impétigo de cause interne est l'effet de la scrofule, de la syphilis et de l'herpétis.

Causes de l'impétigo.

Impétigo de cause externe.	Provoqué direct.	Malpropreté. Agents irritants. Parasites végétaux ou animaux (parasitaire).
Impétigo de cause interne.	Impétigo dartreux.	
	Impétigo scrofuleux.	Bénin. Malin ou rodens.
	Impétigo syphilitique.	Bénin. Malin.

Traitement. — Envisagé comme affection générique, l'impétigo donne lieu aux considérations suivantes : au début, et s'il existe des phénomènes inflammatoires, on pourra conseiller la saignée générale ou locale, les purgatifs, les tisanes rafraîchissantes, et simultanément les cataplasmes de fécule, les lotions émollientes avec l'eau de guimauve, de son, de sureau, les bains. — Lorsque, sous l'influence de ce traitement, les phénomènes inflammatoires seront apaisés et les croûtes tombées, on saupoudrera les parties malades de poudre d'amidon.

Ces moyens sont suffisants pour l'impétigo aigu, mais ne conviennent pas à l'impétigo chronique. — On a conseillé, contre cette forme, les eaux et les bains sulfureux, et fréquemment les médecins envoient leurs malades aux eaux des Pyrénées, d'Enghien, de Saint-Gervais, etc. Bonne pour l'impétigo scrofuleux, cette médication est souvent nuisible dans les autres espèces, et encore faut-il, s'il s'agit d'un impétigo scrofuleux, ne l'employer qu'avec prudence.

Dans l'impétigo chronique, on prescrit aussi les pommades au calomel, au tannin, les glycérolés de goudron ou de tannin, l'huile de cade mitigée par l'addition d'huile d'amandes douces, ou des poudres excitantes, telles que la poudre de calomel, d'alun, de sublimé, pures ou mêlées à des poudres absorbantes.

Quelquefois, on est obligé de modifier les surfaces malades à l'aide d'une cautérisation plus ou moins énergique, ou de douches de vapeurs sulfureuses ou sulfuro-alcalines.

Mais tous ces moyens ne doivent être employés qu'avec

beaucoup de ménagements, et l'habitude seule indiquera la mesure à garder.

Si l'impétigo siége sur une partie velue, il faudra faire couper les poils le plus près possible des croûtes, et s'il occupe des surfaces adossées l'une à l'autre, il convient de les séparer.

Enfin, chaque espèce d'impétigo exige un traitement général spécial.

DE L'ACNÉ.

M. Bazin désigne sous le nom d'*acné* toute affection de la peau caractérisée par une lésion ou un trouble fonctionnel des glandes sébacées ou des glandes annexes des poils.

Il existe donc deux classes d'acné; la première comprend les acnés dues à une lésion ou à un trouble fontionnel des glandes sébacées;

La seconde comprend les acnés dues à une lésion ou à un trouble fonctionnel des glandes annexes des poils.

Voici d'ailleurs le tableau des classes, ordres et espèces d'acné:

1re CLASSE, COMPRENANT LES ACNÉS CARACTÉRISÉES PAR UNE LÉSION DES GLANDES SÉBACÉES.

1er *ordre : Lésion de la glande et de ses conduits.*

Acné congestive (rosea).	
Acné inflammatoire.	Simplex (pustuleuse). Indurata.
Acné hypertrophique. . . .	Varioliforme.
Acné atrophique..	Lupus acnéique.
Acné éléphantiasique.	

2e *ordre : Lésion de la sécrétion glandulaire.*

Acné par rétention de la sécrétion. . .		Acné ponctuée.
Acné par évacuation. .	Acné sébacée.	Fluente. Concrète.

2e CLASSE, COMPRENANT LES ACNÉS CARACTÉRISÉES PAR UNE LÉSION DES GLANDES ANNEXES.

1er *ordre : Lésion de la glande annexe et de ses conduits.*

Acné pilaris ombiliquée.
Acné végétante hypertrophique.
Acné pustuleuse miliaire.

2e *ordre : Lésion de la sécrétion glandulaire.*

Acné sébacée des régions velues.

Au point de vue séméiologique il existe deux formes d'acnés : l'acné boutonneuse et l'acné sécrétante. Nous étudierons successivement ces deux formes.

1° *Acné boutonneuse.*

Définition.— L'acné boutonneuse est une affection des glandes sébacées ou des glandes annexes des poils caractérisée par une éruption de pustules offrant une évolution lente, donnant naissance à de petites croûtes jaunâtres ou noirâtres.

Symptomatologie. — Précédée quelquefois d'une rougeur érythémateuse des téguments, d'un sentiment de chaleur et de tension, de fourmillements, de picotements dans la partie qui doit être le siége de l'affection, de poussées congestives intermittentes, l'acné est caractérisée à son début par des élevures rosées ou rouges, séparées les unes des autres par des intervalles variables entourées d'une auréole rouge, à base indurée, d'un volume variable de celui d'une tête d'épingle à celui d'une lentille, traversées ou non par un poil, etc.

Après un temps plus ou moins long survient la période de supuration : alors les saillies acnéiques blanchissent et jaunissent à leur sommet, phénomène dû à la formation du pus, se convertissent progressivement en papulo-pustules, qui, après quelques jours d'existence, donnent issue au liquide qu'elles contiennent, liquide dont la concrétion détermine la formation de croûtes jaunâtres ou noirâtres plus ou moins épaisses et persistant pendant un temps plus ou moins variable. La supuration se fait d'ailleurs lentement, et pendant longtemps l'acné est caractérisée par de petites saillies coniques, rouges et dures à leur base, purulentes à leur sommet, ainsi qu'il est facile de s'en convaincre en les perçant avec une épingle et en exprimant le liquide qui y est contenu.

Lors de la troisième période, ou de cicatrisation, les croûtes se détachent spontanément et tombent, l'induration tuberculeuse de la base se résout progressivement, mais, en général, avec une extrême lenteur ; la rougeur des téguments disparaît insensiblement et il ne reste comme indice de l'existence de l'acné que la présence de petites cicatrices, tantôt lisses, tantôt plissées et gaufrées, circulaires ou ovalaires.

L'éruption acnéique peut siéger sur toutes les parties du corps; mais la face, le dos et la partie antérieure de la poitrine sont les régions le plus communément affectées. La paume des mains et la plante des pieds ne sont, au contraire, jamais le siége de cette affection.

Les papulo-pustules acnéiques sont plus ou moins nombreuses; tantôt l'éruption est discrête, tantôt, au contraire, confluente et même cohérente.

En général, cette affection est indolore, et le malade qui en est atteint n'est tourmenté ni par des démangeaisons, ni par des picotements; exceptons cependant l'acné arthritique dont les picotements et les élancements forment un des principaux caractères différentiels.

La pustule d'acné a reçu des noms différents suivant la forme et l'aspect qu'elle présente.

Si elle est petite, acuminée, entourée d'une auréole rose ou rouge, et contient un liquide constitué par un mélange de matière sébacée de lymphe plastique et de sérosité purulente, elle prend le nom de *pustule acnéique miliaire.*

Si le bouton acnéique est purulent de la base au sommet et consiste dans l'inflammation seule du conduit excréteur de la glande sébacée, il s'appelle *acné simplex.*

Si, au contraire, il est purulent au sommet, induré à la base, il est désigné sous le nom d'*acné indurata.*

S'il est papuleux à la base, purulent au sommet, traversé à son centre par un poil et ombiliqué, il est appelé *acné pilaris.*

Si l'acné consiste dans une éminence papulo-tuberculeuse de la grosseur d'un grain de mil ou d'un petit pois, non douloureuse, ombiliquée, d'une couleur d'un blanc de cire, comme demi-transparente sur les bords de l'ombilic, il reçoit le nom d'*acné varioliforme.*

Si l'acné est caractérisée par des papulo-pustules reposant sur une surface rouge, simplement érythémateuse ou offrant un état phlébectasique des vaisseaux capillaires cutanés, elle s'appelle *acné rosea* (*couperose*), etc.

Marche, durée, terminaison. — La marche de l'acné est successive : aussi, voit-on des pustules à côté de cicatrices et de taches érythémateuses, en sorte qu'il est permis d'observer sur un malade toutes les phases de l'affection.

La pustule d'acné évolue en un, deux septénaires ou même en un temps beaucoup plus long; quant à l'affection acnéique, elle persiste ordinairement pendant de nombreuses années, résistant à tous les traitements; il arrive quelquefois cependant qu'après avoir duré longtemps l'éruption disparaît à un moment donné, spontanément et en un court espace de temps; quelques dermatologistes ont attribué cette guérison à la destruction de toutes les glandes sébacées. — M. Bazin professe que l'éruption disparaît alors parce que sont survenus des accidents d'une période plus avancée de la maladie constitutionnelle dont l'acné est l'effet.

M. Bazin a observé la transformation *in situ* de l'acné en une autre affection plus grave : d'une couperose en lupus, d'une scrofulide acnéique en scrofulide crustacée ulcéreuse, de pustules d'acné en éléments cancroïdaux ou cancéreux.

Anatomie pathologique. — L'acné a pour siége anatomique les glandes sébacées et pileuses, et pour modalité pathologique l'état inflammatoire; mais cette inflammation est-elle primitive ou, comme l'a prétendu S. Plumbe, consécutive au dépôt de matière sébacée? M. Bazin admet que très-souvent elle est primitive et tantôt envahit seulement le canal excréteur : *acné simplex ou pustuleuse* (de la base au sommet), tantôt la glande dans sa totalité : *acné indurata;* simultanément existe quelquefois une véritable hypertrophie.

Il est facile de démontrer que l'acné boutonneuse ou sécrétante a son siége dans les follicules sébacées ou les glandes annexes des poils : dans l'acné sébacée fluente, en effet, on voit les orifices élargis des glandes, orifices desquels s'écoule l'humeur sébacée.

Dans l'acné sébacée concrète, il suffit de presser sur les

bords de la croûte pour faire sortir avec elle de petits appendices vermiformes, tenant à la face profonde, et formés de matière sébacée;

Dans l'acné boutonneuse le pus est formé dans le conduit excréteur de la glande dont la base est indurée;

L'acné varioliforme est caractérisée par une hypertrophie de la glande : le canal excréteur ne s'allongeant pas, mais s'élargissant seulement, les lobules seuls soulèvent les téguments et donnent lieu à une élevure, une saillie, entourant le canal central dont l'orifice est situé plus bas que les parties environnantes, d'où l'ombilic.

On a moins étudié les lésions des glandes annexes des follicules pileux et on les a souvent confondues avec celles de ces follicules pileux.

Mais dans l'acné sébacée du cuir chevelu, l'abondance de la sécrétion huileuse qui imbibe les cheveux et détermine leur chute prouve l'hypersécrétion des glandes annexes, et dans l'acné pilaris, l'ombilication de la pustule, l'existence d'un cheveu au centre de cette pustule et la dépression quand l'inflammation ne s'est pas propagée au bulbe pileux, tout prouve aussi que l'inflammation a son siége dans les glandes annexes.

Si on examine le contenu d'un bouton acnéique, on trouve du sebum plus ou moins altéré, du pus, des cellules épidermiques, des molécules étrangères à l'organisme.

Dans la matière sébacée de l'*acné punctata* le professeur Simon a découvert un acare que Moquin-Tandon a désigné du nom de *demodex*.

Diagnostic. — La forme boutonneuse de l'acné se différencie facilement de la forme sécrétante dans laquelle on ne constate aucune saillie, mais seulement un suintement huileux ou des croûtes molles, blanchâtres, ciriformes, se laissant mouler entre les doigts et dues à la concrétion d'un liquide sécrété.

L'acné peut être confondue avec la mentagre; mais cette dernière affection siége sur les parties velues, tandis que l'acné s'observe sur le nez, les joues, là où les poils sont rudimentaires, lorsqu'il s'agit d'acné siégeant dans la glande sébacée.

Mais dans le cas d'affection de la glande pileule, le diagnostic est plus difficile ; toutefois les pustules de l'acné miliaire sont petites, groupées, siégent sur le front, les tempes, le nez, le menton, quelquefois même sur toute la surface du corps, enfin ont une durée très-courte, et dans l'acné pilaris, les pustules occupent les tempes, le cuir chevelu, sont ombiliquées et ont pour siége les glandes annexes ; tandis que le sycosis consiste dans l'inflammation des follicules pileux et est caractérisé par une pustule acuminée et non déprimée à son centre.

L'impétigo est caractérisé par des pustules agglomérées et dont le liquide se concrète en croûtes épaisses et d'un jaune de miel.

L'ecthyma est caractérisé par des pustules larges, aplaties, entourées d'un cercle inflammatoire, dont le liquide se concrète en une croûte brunâtre et laisant après sa chute une cicatrice déprimée, pustules qui parcourent leurs phases en huit jours, tandis que les pustules acnéiques persistent pendant des mois.

Le lichen constitué par des papules simples ou excoriées à leur sommet ne saurait être confondu avec l'acné.

Le lupus tuberculeux se différencie de l'acné par l'existence de tubercules transparents, rénitents, couleur sucre d'orge, non douloureux.

Pronostic. — Envisagée au point de vue de sa terminaison, l'acné ne comporte pas un pronostic grave; mais, si l'on considère son opiniâtreté, son siége sur les parties découvertes, sur les épaules, la figure, on conçoit qu'elle constitue une affection désagréable et ennuyeuse, soit pour les femmes si désireuses d'avoir la peau indemne de toute éruption, soit pour le médecin dont les prescriptions sont souvent inefficaces où ne déterminent qu'une amélioration momentanée.

Enfin, il faut tenir compte, pour porter un pronostic exact, de la nature de l'affection.

Etiologie. — Il existe une acné de cause externe et une acné de cause interne.

L'acné de cause externe est due à la malpropreté, à l'abus des cosmétiques (A. provoquée directe), ou à l'ingestion de l'iode, du brome et des bromures, des boissons alcooliques, etc. (A. pathogénétique).

De nouvelles recherches sont nécessaires pour déterminer si l'acare des follicules peut être la cause de l'acné ponctuée ou même de l'acné varioliforme.

L'acné de cause interne est une des manifestations de la scrofule, de l'arthritis ou de la syphilis.

Les pustules d'acné s'observent à tous les âges, mais surtout dans la jeunesse et l'âge adulte.

La puberté, l'âge critique, les causes qui déterminent l'acné de cause externe, — malpropreté, cosmétiques, — agissent souvent comme causes provoquantes de l'acné d'origine constitutionnelle.

Causes de l'acné.

Acné de cause externe.	Provoquée directe.	Par les cosmétiques. La malpropreté. Parasitaire.
	Pathogénétique.	Par l'iode, les bromures.
Acné de cause interne.	Scrofuleux.	A. varioliforme. A. éléphantiasis. A. miliaris. A. indurata. A. rosea.
	Arthritique.	A. miliaire. A. pilaris. A. indurata. A. rosée.
	Syphilitique.	Syphilide pustuleuse lenticulaire.

Traitement. — Envisagée comme affection générique, l'acné donne lieu aux considérations suivantes ; un certain nombre de modificateurs locaux exercent évidemment une certaine influence sur les pustules d'acné et les font disparaître après un laps de temps plus ou moins long, telles sont les pommades mercurielles au proto-iodure ou au bi-iodure; M. Hardy emploie de préférence la pommade avec : proto-iodure de mercure, 10 à 50 centigrammes, et même 1 gramme, et axonge 30 grammes. Il fait faire chaque soir des onctions avec cette pommade ; alors survient de la rougeur, du fendillement de l'épiderme; mais, après un certain temps les tissus n'éprouvent plus de modifications; il faut alors augmenter la dose du sel mercuriel. Dans des acnés rebelles, M. Hardy augmente plusieurs fois la dose, a même recours à une pommade composée de parties égales d'axonge et de bi-iodure.

M. Bazin préfère une pommade fortement mercurielle, soit: axonge 30 grammes, bi-iodure de mercure 20 grammes. Il en applique une légère couche sur les parties malades : alors apparaît une éruption artificielle qui disparaît en quelques jours; on fait une nouvelle application de la pommade, et ainsi de suite jusqu'à la disparition complète de l'affection.

Plus souvent encore M. Bazin met en usage l'huile de cade pure, avec laquelle il fait une onction tous les deux ou trois jours, ou l'huile de noix d'acajou, dont il badigeonne les parties malades une fois tous les cinq ou six jours.

On peut aussi conseiller les lotions astringentes, les bains alcalins ou de vapeurs, les douches d'eau sulfureuse, d'eau de Louesche, de Bagnères-de-Bigorre, de Baréges, les lotions de sublimé au centième.

Quant à la pommade à l'iodo-chlorure mercureux, si vanté par M. Rochard, elle n'a pas donné de meilleurs résultats que les autres pommades mercurielles.

Mais, en outre du traitement local, il faut toujours instituer un traitement général variable suivant l'espèce que présente le malade.

2° *Acné sécrétante.*

Acné ponctuée et acné sébacée. — L'acné *punctata* est caractérisée par de petites saillies de la grosseur d'une tête d'épingle, présentant à leur centre un point noirâtre. Si on presse la base de ces saillies, on fait sortir une matière vermiforme et blanchâtre composée de matière sébacée. La couleur noirâtre est due au dépôt de la poussière atmosphérique sur la matière sébacée. L'acné punctata siége sur la face, les épaules, le thorax; elle s'accompagne souvent de boutons d'acné pustuleux.

Acné sébacée. — Elle est due à l'exagération de la sécrétion folliculaire et s'observe principalement à la face, aux sourcils, au nez, aux joues et au cuir chevelu; on la rencontre aussi quelquefois aux régions pubienne et axillaire; plus rarement elle occupe toute la surface du corps.

Elle est caractérisée par la sécrétion d'une substance huileuse, liquide, qui couvre les parties affectées d'une sorte d'enduit. Si l'on vient alors à passer le doigt sur les parties malades, on enlève une couche de matière grasse liquide plus ou moins abondante, dont la reproduction ne tarde pas à avoir lieu. La surface de la peau malade est luisante et les orifices des follicules sébacés sont manifestement agrandis.

Quelquefois le malade éprouve une sensation de fourmillements, de picotements ou de tension; mais le plus souvent l'acné n'entraîne aucune autre incommodité que celle qui résulte de la présence continuelle d'un corps gras liquide sur la peau (*A. sébacée fluente*).

Le liquide sébacé peut se concréter et donner lieu à des enduits ou à des croûtes plus ou moins larges et de consistance variable (*A. sébacée concrète*).

Alors le liquide sébacé, en se concrétant, forme des croûtes, minces, en général, d'abord blanchâtres ou grisâtres, mais devenant noirâtres avec le temps, peu adhérentes aux parties sous-jacentes et se laissant pétrir entre les doigts comme de la cire (*A. sébacée croûteuse*). Limitée ordinairement à une partie de la face, telle que le nez, les joues, les sourcils, elle occupe quelquefois toute la figure et forme une sorte de masque brunâtre ou noirâtre.

Si elle siége au cuir chevelu, elle rend la chevelure grasse, agglutine les cheveux et forme des touffes inextricables; elle a alors de l'analogie avec la plique polonaise.

M. Bazin a observé quelquefois l'existence de l'acné sébacée croûteuse sur toute la surface du corps. Alors les croûtes exhalent une odeur *sui generis* des plus insupportables.

Acné pénicilliforme. — Dans cette variété, les concrétions sébacées se présentent sous la forme de végétations coniques ou de houppes soyeuses, semblables à de l'amiante.

Acné cornée. — Elle est caractérisée par des saillies dures, coniques, groupées ou solitaires, d'un jaune noirâtre ou grisâtre, siégeant de préférence à la face, sur le front ou les joues, mais pouvant occuper toutes les régions du corps.

Diagnostic. — L'acné sébacée croûteuse peut être confondue avec l'eczéma, l'impétigo, le pityriasis, l'ichthyose.

Mais l'eczéma et l'impétigo débutent par des vésicules ou des pustules, offrent une période de suintement, d'exhalation, sont accompagnés de prurit, présentent des croûtes friables et se brisent en fragments, tous caractères qui n'existent pas dans l'acné sébacée.

Le pityriasis du cuir chevelu est caractérisé par des squames minces, sèches, abondantes, par du prurit, et les cheveux ne sont pas gras et humides.

Enfin l'ichthyose est rarement partielle, ordinairement congénitale, et l'on ne voit jamais au-dessous des écailles épidermiques l'agrandissement des orifices des glandes sébacées.

Pronostic. — Envisagée comme affection générique, l'acné sébacée ne présente aucune gravité; mais si l'on envisage qu'elle constitue une incommodité très-gênante, qu'elle résiste souvent aux moyens thérapeutiques employés, et enfin qu'elle est la manifestation d'une maladie constitutionnelle, on portera un pronostic plus sérieux.

Etiologie. — L'acné ponctuée et l'acné sébacée constituent des manifestations de la scrofule bénigne, elles coexistent habituellement avec des boutons d'acné simplex et d'acné indurata.

Les acnés crétacées, cornées, éléphantiasiques, qui attaquent profondément la peau, détruisent les glandes sébacées et laissent des cicatrices profondes, sont des manifestations de la scrofule profonde.

Quelquefois l'acné constitue une simple difformité. Telle est l'acné miliaire d'Alibert, de Hardy, caractérisée par des grains perlés, existant sur les épaules, le cou, le front, etc., et n'ayant aucune tendance à s'effacer (voyez : Difformités, molluscum granuleux). Telle est aussi l'acné hypertrophique et sébacée caractérisée par des saillies arrondies ou oblongues, indolentes, disposées çà et là comme des verrues sur le cou, le dos, les épaules; on l'observe dans l'âge adulte et la vieillesse.

Traitement. — Lorsque l'acné sébacée est fluente, on doit conseiller des lotions astringentes : solution d'alun, de sel de plomb, de sulfate de fer, de ratanhia, de tannin, de borate de soude, etc.; l'huile de cade; les douches de vapeur ou sulfureuses; les eaux de Luchon, de Louesche, de Baréges, etc.

Si l'acné sébacée est concrète, il faut nettoyer les parties malades, en dissolvant les croûtes et les enduits à l'aide de lotions ammoniacales et de bains alcalins; faire des lotions avec le liquide suivant :

Eau distillée.	300 grammes.
Glycérine.	30 —
Borax.	0,10 à 0,20.
Bicarbonate de soude.	0,30 à 0,50 (Bazin).

ou avec une solution de sublimé ou d'arséniate de soude. M. Bazin conseille aussi les pommades au peroxyde de fer ou au turbith minéral; les bains à l'hydrofère avec les eaux de Royat, de Condillac, de Vichy, etc.

DU SYCOSIS.

1° *Définition.* — Le sycosis est une affection des follicules pileux caractérisée par l'existence de pustules siégeant à la base des poils, précédées ou suivies d'une induration qui ne dépasse pas ordinairement les téguments, mais peut occuper le tissu cellulaire sous-cutané.

Le sycosis présente trois périodes :

Première période. — Le sycosis peut apparaître sans être précédé d'aucun phénomène morbide, ou, au contraire, offrir des symptômes précurseurs qui consistent tantôt dans l'apparition de petites pustules discrètes, isolées et se perpétuant pendant un temps variable, des mois, des années même, tantôt dans un cercle d'herpès ou d'érythème parasitaire et le pityriasis alba parasitaire (première et deuxième périodes de la teigne tonsurante).

Que le sycosis ait été précédé ou non de ces phénomènes, il débute par des pustules disséminées çà et là dans la barbe, ou groupées à la partie médiane de la lèvre supérieure, papuleuses à la base et purulentes au sommet, acuminées, traversées par un poil et persistant pendant un certain temps, à l'inverse des pustules de l'impétigo, dont la durée est éphémère, et qui se crèvent après quelques heures d'existence.

Ce n'est, en effet, que vers le quatrième, cinquième ou sixième jour, qui a suivi leur apparition, que les pustules se rompent et que le liquide qu'elles contiennent se concrète en une croûte brunâtre, mince, affaissée sur ses bords, peu adhérente et individuelle pour chaque pustule. Jamais, d'ailleurs, on ne constate un suintement séro-purulent, comme dans l'impétigo. Ces pustules peuvent être isolées et séparées les unes des autres par des intervalles de peau saine, ou, au contraire, tassées les unes à côté des autres, de manière à constituer des groupes pustuleux ; c'est dans ce dernier cas que l'on n'observe à la période de dessiccation qu'une seule croûte noirâtre et traversée par les poils. D'ailleurs on trouve souvent réunis sur le même malade les divers aspects de l'éruption : sur un point de la lèvre supérieure existe une agglomération de petits boutons rouges et acuminés, plus loin un groupe de pustules, et sur un autre point, enfin, une croûte adhérente.

Si les pustules sont nombreuses, l'inflammation gagne les téguments voisins et le tissu cellulaire sous-cutané, et l'on ne tarde pas à observer des indurations s'enfonçant plus ou moins profondément dans le tissu cellulaire sous-cutané, et revêtant l'apparence de masses tuberculeuses plus ou moins considérables.

Ces indurations offrent un volume qui tantôt ne dépasse pas celui d'un petit pois, tantôt acquiert celui d'une cerise, d'une noix même ; leur surface présente une coloration d'un rouge plus ou moins foncé, est lisse dans quelques cas, mais plus souvent encore mamelonnée. En pressant les indurations entre les deux doigts d'une main, on constate facilement qu'elles s'enfoncent dans le tissu cellulaire. Si alors un traitement rationnel est mis en usage, les tubercules ne tardent pas à s'affaisser et à disparaître; mais, si le malade continue à rester dans l'inaction, ou met en usage des remèdes intempestifs, on voit naître de la surface malade des végétations plus ou moins volumineuses et apparaître des ulcérations desquelles s'écoule un liquide sanieux et fétide; alors aussi les poils tombent spontanément ou à la suite de la moindre traction, et des abcès circonscrits se développent autour des tubercules sycosiques, etc.

L'apparition de ces phénomènes est d'ailleurs facile à comprendre : l'inflammation du follicule pileux qui constitue le sycosis se propage aux parties environnantes après un laps de temps plus ou moins long, et détermine l'apparition d'indurations tuberculeuses, de phlegmons du tissu cellulaire, de furoncles, etc.; mais, par suite de l'inflammation même du follicule pileux, toute connexion entre le poil et le follicule qui le contient ne tarde pas à être détruite, et le poil tombe spontanément dans les cataplasmes ou est arraché à l'aide de la plus légère traction. Cette chute des poils est d'ailleurs temporaire, à moins que l'affection ne persiste pendant un temps assez long, et que l'inflammation adhésive ne détermine l'oblitération du follicule. Dans ce cas, le poil ne peut être sécrété de nouveau, et si la guérison a lieu, du moins n'est-elle obtenue qu'au prix d'un calvitie irrémédiable. Mais si cette oblitération du follicule n'a pas lieu, et c'est là le phénomène le plus fréquemment observé, la papille pileuse peut encore sécréter, malgré une altération profonde dans sa structure, les éléments constituants du poil, mais des éléments altérés comme le bulbe pileux, d'où ils tirent leur origine, et qui ne constituent plus qu'un poil grêle, blanc et lanugineux ou rougeâtre, privé de capsule et dont les éléments sont totalement confondus. Néanmoins, le poil est encore doué de vitalité, et, par sa présence, constitue une épine qui contribue puissamment à entretenir l'inflammation suppurative dans le follicule; mais si le traitement rationnel est employé, le poil reprend bientôt ses caractères normaux.

Si la durée du sycosis n'est pas longue et si un traitement approprié est mis en usage, les téguments recouvrent leurs caractères normaux ; mais, si l'affection se prolonge, si des ulcérations se produisent à la surface des tubercules, etc., des cicatrices plus ou moins profondes et assez semblables à celles de l'acné, témoignent, par leur présence, de l'existence antécédente du sycosis.

Marche, durée et terminaison du sycosis. — La marche du sycosis est irrégulière mais successive; aussi est-il possible de constater, chez un même malade, les divers âges de cette affection, d'observer à côté de pustules dont le sommet est recouvert d'une croûte, des pustules à la période de purulence, des pustules naissantes et même de simples rougeurs; c'est surtout lorsque tous ces degrés sont réunis les uns à côté des autres, lorsqu'en même temps le tissu cellulaire s'est enflammé et que les tubercules existent, c'est surtout à ce moment que l'aspect du malade est vraiment hideux et repoussant.

La durée du sycosis est indéterminée, et si quelquefois il suffit de quelques semaines ou de plusieurs mois pour obtenir la guérison, dans d'autres circonstances l'affection persiste pendant plusieurs années. Alors notre traitement offre une véritable efficacité, et l'on peut affirmer qu'une seule épilation sera suffisante. Dans ce cas, en effet, il n'existe plus de parasite et les poils constituent des corps étrangers qu'il est nécessaire d'éliminer. Au début du sycosis, au contraire, il convient d'épiler plusieurs fois.

Le sycosis peut récidiver, soit parce qu'il est sous la dépendance d'une maladie constitutionnelle (arthritis), soit parce que le malade a été soumis à une nouvelle contagion. Abandonné à lui-même, le sycosis peut guérir spontanément : alors le pus sécrété par le follicule pileux détruit le trichophyton, détruit les connections qui existent entre le follicule et le poil qui ne tarde pas alors à tomber et cesse de constituer un corps étranger qui entretient l'inflammation.

C'est en s'appuyant sur ces faits que M. Devergie a rejeté l'épilation et a avancé que la nature s'en chargeait.

Sans doute, la nature épile ; mais il faut un temps très-long pour que l'épilation soit complète, tandis que, si l'on épile soi-même, une ou deux séances suffisent pour obtenir ce résultat et pour que le malade soit pour ainsi dire guéri.

Enfin le sycosis, abandonné à lui-même, ne guérit pas toujours et subit quelquefois même des transformations fâcheuses. Il n'est pas très-rare, en effet, d'observer la conversion du sycosis en affections graves et sérieuses, en syphilides et en scrofulides, si on le laisse persister pendant plusieurs années, et si le malade se trouve soumis à l'influence de la syphilis ou de la scrofule pendant l'existence de cette affection.

Le sycosis est-il, au contraire, traité d'après la méthode de M. Bazin, la guérison ne se fait pas attendre, mais exige un temps variable, suivant la période de l'affection à laquelle on commence le traitement. Si le sycosis n'est accompagné ni d'herpès circiné ni de pityriasis alba, un mois, six semaines ou deux mois au plus suffiront pour obtenir une guérison solide; si, au contraire, les symptômes de la première et de la seconde période de la teigne tonsurante existent encore, un laps de temps plus considérable sera nécessaire.

Siége du sycosis. — Le sycosis peut exister sur toutes les régions velues : la face, le pubis, les aisselles, la nuque, le dos de la main, etc. En général, si l'on n'arrête pas cette affection dans sa marche, lorsqu'elle occupe la face, elle envahit une partie assez considérable de la face; quelquefois cependant elle reste limitée à une surface peu étendue, n'occupe que la partie de la lèvre supérieure correspondant à la sous cloison du nez et aux narines, et offre alors la forme d'un prisme triangulaire dont le sommet remonterait vers les ouvertures nasales.

Ces deux variétés diffèrent essentiellement dans leur nature : la première est une affection parasitaire, la seconde une affection arthritique.

Le sycosis, envisagé au point de vue de son siége anatomique et de sa modalité pathologique, est constitué par une inflammation du follicule pileux; à l'inflammation de cette glande se joint, à un moment, celle du tissu cellulaire environnant.

Diagnostic. — Le sycosis pourrait être confondu avec l'impétigo, le lichen, le furoncle, le lupus, les abcès symptomatiques des caries dentaires, les syphilides circonscrites.

L'impétigo se différencie du sycosis par les caractères suivants : il siége en dehors des poils, ou, s'il existe des pustules traversées par un poil, on en observe d'autres sur les parties voisines qui ne présentent pas ce caractère; les pustules sont groupées et non discrètes, comme dans le sycosis; sont acuminées, purulentes de la base au sommet, et non purulentes au sommet et papuleuses à la base; ne persistent que vingt-quatre heures et non cinq, six et sept jours, comme la pustule sycosique; enfin, sont le siége d'un suintement séro-purulent que l'on ne constate pas dans cette dernière.

Le lichen de la face, seul, pourrait être confondu avec la mentagre; mais il est accompagné d'un prurit vif et persistant. Bien que disposées par groupes, les papules de lichen n'ont pas exclusivement leur siége à la base des poils : on en trouve sur le front et sur d'autres régions où ne s'observe pas l'éruption mentagreuse. Le lichen, enfin, n'est pas associé à une éruption pustulo-furonculaire, comme l'est le plus souvent la mentagre.

Nous avons établi les caractères distinctifs du sycosis et de l'acné.

Le furoncle est en général unique, donne naissance à un bourbillon et est, le plus souvent, disséminé sur diverses régions du corps, et principalement sur les fesses, les cuisses, le dos. Le furoncle complique d'ailleurs quelquefois le sycosis.

Le lupus est caractérisé par des tubercules rénitents, demi-transparents, offrant une coloration d'un jaune d'ocre ou celle du sucre d'orge, indolents ou à peine sensibles à la pression, offrant une marche très-lente et persistant pendant des années, caractères qui n'appartiennent pas au sycosis.

Les abcès symptomatiques des caries dentaires et les abcès dermiques peuvent, à la rigueur, être confondus avec le sycosis. Les abcès sous-cutanés symptomatiques d'une carie dentaire sont circonscrits, attaquent les follicules des poils qui s'atrophient, se flétrissent et tombent comme dans la mentagre; mais un examen attentif fera toujours distinguer ces petites tumeurs circonscrites, arrondies, fluctuantes dans toute leur étendue, des indurations furonculaires de la mentagre. Les abcès dermiques offrent une coloration violacée, sont fluctuants dans toute leur étendue et ne tardent pas à s'ouvrir spontanément et à donner issue à un pus séreux caractéristique.

Les syphilides pustuleuses et tuberculeuses pourraient être confondues, l'une avec le sycosis pustuleux et l'autre avec le sycosis tuberculeux.

Mais, dans la syphilide pustuleuse, les éléments pustuleux ne sont pas limités à la face, aux lèvres et au menton, ils sont disséminés à la surface du corps, disposés en cercles, ellipses, recouverts de croûtes verdâtres ou brunâtres et entourés d'une auréole cuivrée.

D'autre part, la syphilide tuberculeuse occupe diverses parties du corps et non exclusivement la face; est caractérisée par des tubercules, disposées aussi en cercles, en ellipses, etc., offrant une coloration cuivrée, insensibles à la pression, et non, comme dans le sycosis, par des tubercules d'un rouge inflammatoire s'enfonçant dans le tissu cellulaire, douloureux à la pression, etc.

Pronostic.— Le sycosis ne constitue pas une affection grave : toutefois, par son siége à la face et la difformité qu'il produit, il est une affection désagréable; enfin, il peut récidiver si le malade est soumis à une nouvelle contagion. Le sycosis parasitaire est moins grave que le sycosis arthritique.

Etiologie. — Il existe un sycosis de cause externe et un sycosis de cause interne.

La sycosis de cause externe apparaît sous l'influence de l'action de substances irritantes : on l'observe chez les individus qui font usage de tabac ou sont affectés de catarrhe nasal; qui font des frictions avec l'huile de cade, se servent d'un rasoir ébréché, mais surtout chez ceux qui se font raser chez le barbier. Alors si les serviettes et le rasoir contiennent des spores ou sporules trichophytiques, elles sont transmises à la face du malade et on constate successivement l'herpès ou l'érythème circiné, le pityriasis alba parasitaire, et le sycosis (S. parasitaire).

Le sycosis parasitaire est la forme le plus ordinairement observée.

Le sycosis de cause interne peut être symptomatique de la scrofule, de la syphilis ou de l'arthritis, mais les sycosis scrofuleux et syphilitiques sont des affections complexes ; ils n'existent jamais seuls, et sont accompagnés : le sycosis scrofuleux d'impétigo, le sycosis syphilitique d'ulcération de même nature. Le sycosis arthritique est donc la seule variété qui se présente dans un état de simplicité parfaite, aussi peut-on faire abstraction des sycosis scrofuleux et syphilitique et rechercher uniquement si un sycosis est de cause externe ou arthritique.

Causes du sycosis.

Sycosis de cause externe.	Provoqué direct.	Produit par des substances irritantes, l'huile de cade, par un rasoir ébréché.
		Produit par le trichophyton, parasitaire.
Sycosis de cause interne.	Arthritique.	

Thérapeutique. — Envisagé comme affection générique et considéré dans son élément inflammatoire, le sycosis n'exige que des cataplasmes, des bains, des lotions émollientes, etc.; mais ce traitement local est tout à fait insuffisant et on doit en conseiller un autre basé sur la nature de l'affection.

Le sycosis est-il dû à des substances irritantes, il faut soustraire le malade à l'action de ces substances et faire des applications émollientes ; est-il dû à l'existence de parasites, il faut surtout s'attacher à détruire le parasite ; or, le meilleur moyen d'arriver à ce but est d'arracher tous les poils, d'épiler, en un mot, et de lotionner tous les points malades avec une solution parasiticide (solution de sublimé). Sans doute à un moment donné le trichophyton n'existe plus, a été détruit complétement par l'état du pus sécrété par le follicule pileux ; mais alors même l'épilation est encore nécessaire parce que le poil constitue une épine qu'il faut enlever à tout prix.

Enfin, si le sycosis est arthritique, il faut conseiller comme traitement général les antiarthritiques, comme traitement local, des cataplasmes de fécule jusqu'à ce que l'inflammation soit apaisée et alors des onctions avec l'huile de cade qui agit d'une façon substitutive, enfin l'épilation qui enlèvera une épine, cause perpétuelle d'irritation.

AFFECTIONS FURONCULEUSES.

DU FURONCLE.

Définition. — On désigne sous le nom de *furoncle* une affection de la peau caractérisée par l'inflammation du follicule pileux.

Symptomatologie. — Le furoncle débute par une petite rougeur circonscrite, douloureuse, présentant bientôt à son centre une élevure, une saillie conique dont la base s'enfonce dans les couches profondes du derme et le sommet accuminé proémine à l'extérieur ; d'abord petit, ce bouton conique augmente de volume pendant cinq à six jours et acquiert les dimensions d'une cerise ; il présente une coloration d'un rouge foncé ou une couleur violette. Pendant ce temps le malade éprouve des douleurs pulsatives et térébrantes, douleurs que l'on a comparées à celles que produirait une vrille enfoncée dans les tissus.

Du sixième au huitième jour, on voit apparaître un point blanchâtre au sommet et bientôt une petite ouverture qui s'agrandit peu à peu et donne issue spontanément ou, par suite de la pression de la tumeur à la base, à une masse grisâtre, filamenteuse, formée de lambeaux de tissu conjonctif, de sang et de pus (bourbillon).

A dater de ce moment la coloration violacée de la tumeur s'éteint, la douleur s'apaise et la cicatrisation s'opère ; mais il reste presque toujours à la suite du furoncle une petite cicatrice.

Le furoncle ne se termine pas toujours par supuration ; quelquefois on observe sa résolution. Il peut occuper toutes les parties du corps à l'exception de la paume des mains et de la plante des pieds. On en observe, en général, plusieurs à la fois sur le même individu, ou au moins plusieurs successivement.

L'*anthrax* est considéré comme formé par la réunion d'un certain nombre de furoncles sur un petit espace.

Diagnostic. — Le furoncle pourrait être confondu avec le sycosis ; cependant cette dernière affection se différencie de la première par sa marche lente, l'indolence relative des tubercules et l'existence concomitante de papulo-pustules traversées par des poils plus ou moins altérés.

Nous verrons plus loin que l'hidrosadénite a des caractères différents de ceux du furoncle.

Pronostic. — Il est léger lorsque le furoncle est isolé, unique ; grave lorsqu'il existe une accumulation de furoncles, c'est-à-dire un anthrax, et la gravité augmente quand l'anthrax survient chez un vieillard affaibli.

Etiologie. — Il existe un furoncle de cause externe et un furoncle de cause interne.

Le furoncle de cause externe est provoqué direct ou pathogénétique.

Le furoncle provoqué direct est dû à l'action de pommades irritantes, d'emplâtres, de bains alcalins et sulfureux ; s'observe fréquemment chez les cavaliers et résulte alors de la compression exercée par la selle.

Il survient aussi chez les individus affectés de gale ou de teigne et principalement de la teigne tonsurante : alors il existe simultanément avec les tubercules sycosiques (F. parasitaire).

Le furoncle pathogénétique naît sous l'influence d'une mauvaise alimentation, de l'ingestion de substances médicamenteuses, telles que l'iodure de potassium, l'arsenic et les alcalins.

Le furoncle de cause interne apparaît quelquefois au décours des maladies aiguës et présente alors le caractère critique (variole) ou constitue une des manifestations d'un état diathésique (diathèse furonculeuse) du diabète, de l'arthritis ou de l'herpétis.

Causes du furoncle.

Furoncle de cause externe.	Provoqué direct.	Produit par la malpropreté, les irritants, bains alcalins, sulfureux.
		Produit par les acores, le trichophyton(parasitaire).
	Pathogénétique.	Dû à une mauvaise alimentation, iodure, alcalins.
Furoncle de cause interne.	Critique.	
	Symptomatique du diabète.	
	Arthritique.	
	Herpétique.	

Traïtement. — Le furoncle étant une affection de nature inflammatoire, il faut ordonner les bains, les cataplasmes de farine de lin ou de fécule. Les sangsues ne réussissent que si elles sont appliquées dès le début de l'affection, mais le plus souvent elles sont inutiles.

On a aussi conseillé de favoriser la supuration à l'aide d'un emplâtre de diachylon ou d'onguent de la mère.

Lorsque le pus est formé, une petite ouverture s'opère spontanément au sommet du furoncle, et alors il convient de presser la petite tumeur et de faire sortir le bourbillon; mais, si l'ouverture se faisait attendre ou si elle était insuffisante, une incision serait utile et abrégerait la durée de l'affection.

En outre de ce traitement local il faut prescrire un traitement général basé sur la nature de l'affection, si le furoncle est de cause interne, c'est-à-dire les purgatifs, les alcalins ou les arsenicaux.

AFFECTION PHLEGMONEUSE.

DE L'HIDROSADÉNITE.

MM. Bazin et Verneuil définissent l'hidrosadénite une affection de la peau caractérisée à sa période d'état par de petites tumeurs inflammatoires se terminant ordinairement par supuration et ayant pour siége les glandes sudoripares.

L'hidrosadénite comprend les affections connues sous le nom d'*abcès tubériformes* du creux axillaire, *tuberculeux* ou *hémorrhoïdaux* à l'anus, *tubéreux* à l'aréole du mamelon, les abcès dermiques et certaines variétés d'écrouelles cellulaires.

Symptomatologie. — L'hidrosadénite est caractérisée à son début par une petite induration circonscrite, presque indolente, non accompagnée de changement de couleur à la peau, mobile et comme appendue à la face interne du derme, que l'on peut soulever en pli au devant d'elle. L'induration s'accroît peu à peu et forme bientôt une saillie sensible à la pression, hémisphérique, globuleuse ; ou aplatie, discoïde, si les tissus environnants lui opposent de la résistance. A son maximum de développement, elle acquiert le volume d'un pois, d'une noisette, d'un œuf de pigeon, est le siége d'élancements, prend une teinte d'un rouge livide ou violacé et devient fluctuante à mesure que le pus se collecte. Alors la tumeur se rompt à son sommet et se vide, les parois se rétractent et la guérison a lieu. Cependant M. Verneuil a constaté l'ouverture de la collection purulente dans le tissu-cellulaire sous-cutané et consécutivement le phlegmon diffus; quelquefois les parois de la poche continuent à sécréter et il existe une sorte de fistule sous-cutanée souvent persistante; enfin, si l'ouverture primitive se ferme, il peut se produire une espèce de kyste secondaire. La supuration n'a pas lieu fatalement; quelquefois la résolution survient sous l'influence des seules forces de la nature ou du traitement mis en usage.

L'inflammation peut occuper une ou plusieurs glandes sudoripares; si les glandes affectées sont proches les unes des autres, toute la peau est soulevée en masse et on observe une plaque mamelonnée, douloureuse, violacée, qui peut être le siége de plusieurs ouvertures.

Le plus souvent aiguë, et durant alors deux à trois septénaires, l'hidrosadénite est quelquefois chronique et se manifeste alors par poussées successives ; elle laisse ordinairement à sa suite une induration dont on constate l'existence pendant plusieurs semaines.

Diagnostic. — Le furoncle est la seule affection avec laquelle on puisse à la rigueur confondre le phlegmon sudoripare. Voici les caractères différentiels donnés par M. Verneuil :

« La furoncle débute toujours par la surface, et ne gagne le tissu cellulaire sous-cutané que consécutivment, car il siége dans un follicule pileux ou sébacé, et nullement dans les cavités aréolaires profondes du derme, comme on l'a admis sans preuve. A quelque moment qu'on l'examine, on le trouve toujours surmonté à son centre par une saillie acuminée, souvent perforée par un poil ; l'ouverture se fait par ce point, elle a beau être précoce, elle ne fournit qu'une très-petite quantité de pus et ne procure guère de soulagement ; celui-ci n'est obtenu qu'après l'élimination relativement tardive du bourbillon. Après la chute de celui-ci, on trouve une cavité béante au centre de l'induration, etc.

« Le phlegmon sudoripare, au contraire, débute constamment sous la peau et n'envahit la surface que consécutivement. Aucune saillie pointue ne le surmonte, aucun suintement ne se fait jusqu'au moment de l'ouverture qui met subitement un terme à la maladie. »

Pronostic.—L'hidrosadénite, envisagée comme affection générique, ne constitue pas une affection sérieuse ; toutefois elle peut être le point de départ du phlegmon diffus, de fistules, d'ulcérations rebelles suivies de cicatrices et emprunte alors à ces circonstances une certaine gravité.

Étiologie. — Il existe une hidrosadénite de cause externe et une hidrosadénite de cause interne.

L'hidrosadénite de cause externe est due aux irritations locales produites par la malpropreté, les frottements rudes, l'action de se gratter, les applications médicamenteuses ou autres, les sueurs, les marches forcées, les crevases du mamelon, le pus de la vulvo-vaginite, l'existence de parasites.

L'hidrosadénite de cause interne est scrofuleuse, arthritique ou syphilitique.

Causes de l'hidrosadénite.

Hidrosadénite de cause externe.	Due aux irritants.	
	Parasitaire.	
Hidrosadénite de cause interne.	Srofuleuse.	Abcès dermiques.
		Écrouelles cellulaires.
	Arthritique.	
	Syphilitique.	Gomme.

Traitement. — On peut, au début, tenter d'obtenir la résolution à l'aide d'émollients et résolutifs ; mais dès que la supuration est établie et le pus collecté, il faut lui donner issue à l'aide d'une petite ponction.

AFFECTIONS PAPULEUSES.

DU LICHEN.

Définition. — Le lichen constitue une affection cutanée, caractérisée, à sa période d'état, par l'existence de papules nombreuses, discrètes et disséminées sur toute la surface du corps, ou réunies les unes à côté des autres de façon à former des groupes limités à certaines régions, papules accompagnées à une époque de leur existence d'une hypertrophie des papilles et d'une exagération des plis de la peau.

1º *Symptomatologie.*— Le lichen peut offrir une marche aiguë ou une marche chronique. C'est surtout dans le premier cas que l'on observe des symptômes prodromiques offrant plus ou moins d'analogie avec ceux des fièvres éruptives, c'est-à-dire de la courbature, un malaise général, de l'inappétence, un enduit blanchâtre à la surface de la langue, un mouvement fébrile, etc.

Des symptômes précurseurs peuvent cependant précéder le lichen chronique, et alors ils consistent dans une démangeaison ou un prurit quelquefois atroce à la surface de tout le corps, ou seulement des parties qui doivent être le siége du lichen.

Que des prodromes aient existé ou non, on voit apparaître à

la surface des téguments, des boutons pleins, c'est-à-dire ne contenant pas de liquide à leur intérieur, acuminés, ne dépassant pas la grosseur d'un grain de millet, présentant la coloration normale de la peau ou, au contraire, une couleur rosée ou rouge, discrets et disséminés sur de larges surfaces, ou réunis et groupés les uns à côté des autres, de manière à constituer des plaques nettement limitées et séparées par des intervalles de peau saine.

Si l'affection offre une marche aiguë, l'éruption se fait simultanément sur tous les points du corps, et en moins d'un septénaire les papules perdent leur coloration rouge, s'affaissent et se terminent par une desquamation furfuracée ; si, au contraire, le lichen revêt la forme chronique, l'éruption est lente et les papules, d'abord limitées à une seule région, envahissent successivement les autres parties du corps, à moins que, par suite de leur nature, elles n'aient pas de tendance à occuper toute la surface des téguments.

Lorsque le lichen a acquis son entier dévelopement, et lorsque le malade ne s'est pas soumis à un traitement rationnel, on ne constate plus seulement l'existence des papules que je vous ai décrites il y a un instant, mais encore celle de plusieurs phénomènes caractéristiques : c'est-à-dire, d'une sécheresse particulière de la peau, d'un épaississement marqué de cette membrane, d'une exagération remarquable des rides qu'elle présente à l'état normal, d'un état granuleux de sa surface qui la fait ressembler à une peau de chagrin, et enfin si l'affection occupe des parties mobiles, telles que le creux poplité, le pli du coude, la paume des mains, de crevasses et de rhagades qui intéressent profondément le derme.

Le lichen est accompagné d'un prurit dont l'intensité, en général augmentée par la chaleur du lit, l'usage des boissons ou de tout autre excitant, varie surtout avec la nature de l'affection : nul, en effet, dans le lichen syphilitique, modéré dans le lichen aigu et dans le lichen scrofuleux, il est très-prononcé, quelquefois même intolérable, dans le lichen herpétique.

Sous l'influence des démangeaisons que le malade éprouve et des frictions répétées qu'il fait pour les calmer, apparaissent au sommet des papules irritées et excoriées des vésicules ou de petites croûtes squameuses, adhérentes dans un seul point, libres dans le reste de leur étendue, en sorte que l'on a sous les yeux un aspect qui simule assez bien celui des lichens qui recouvrent le tronc des vieux arbres; ces croûtes laissent, en se détachant, des excoriations qui sont le siége, pendant un certain temps, d'un léger suintement séreux; aussi confond-on assez souvent avec l'eczéma, le lichen parvenu à ce degré d'intensité.

On désigne sous le nom de *lichen agrius* la variété de lichen dont les papules sont excoriées et recouvertes de croûtes.

Marche, durée, terminaison. — Si le lichen revêt la forme aiguë, il disparaît en général, avons-nous dit, après une assez courte durée; il peut cependant se prolonger pendant plusieurs septénaires à cause de la production d'éruptions successives, et dans des circonstances exceptionnelles, il passe à l'état chronique. Le lichen de la dentition peut persister au delà de sa durée habituelle, revêtir tous les caractères du lichen scrofuleux et ne plus céder qu'à un traitement antiscrofuleux. L'affection cutanée accidentelle a constitué dans ce cas une épine qui a provoqué l'éveil de la scrofule, maladie constitutionnelle jusqu'alors latente, et dont l'apparition a modifié les caractères de l'affection cutanée préexistante et en a prolongé la durée.

Le lichen chronique, au contraire, constitue une affection tenace et rebelle: il présente de temps en temps des améliorations qui donnent l'espérance d'une terminaison prochaine; mais l'apparition d'une nouvelle poussée ne tarde par à détruire nos illusions : aussi est-il impossible de fixer la durée de cette affection. D'ailleurs sa persistance est en rapport avec la cause qui lui a donné naissance: le lichen scrofuleux disparaît en général à l'âge de la puberté, tandis que le lichen herpétique tend d'autant plus à s'invétérer que le malade avance davantage en âge, et tandis que le lichen arthritique ne s'efface définitivement qu'au moment où surviennent des manifestations d'une période plus avancée de la maladie.

Le lichen peut se transformer sur place en une autre affection : c'est ainsi que le lichen agrius se transforme *in situ* en mélitagre et le lichen squameux en psoriasis; c'est ainsi que les papules dégénèrent et se convertissent en tubercules; quelquefois aussi subsistent consécutivement à la présence du lichen des taches brunes, noires, hyperchromateuses, qui ne disparaissent que lentement.

Siége anatomique. — M. Cazenave a placé le siége du lichen dans la papille nerveuse, et a considéré cette affection comme une névrose. Aux yeux de ce dermatologiste, le lichen constitue une affection nerveuse des papilles tactiles et la papule du lichen une papille pathologique.

Des objections sérieuses ont été adressées à M. Cazenave, relativement à cette manière de voir : on lui a fait remarquer que le lichen n'apparaissait jamais dans la paume des mains et au niveau des doigts, c'est-à-dire sur les parties du corps où existent le plus grand nombre de papilles ;

Que jamais les papilles du lichen n'affectaient la forme des papilles physiologiques ;

Que dans le lichen pilaris, l'affection avait bien réellement son siége sur la papille pileuse et non sur la papille tactile.

M. Hardy a émis une hypothèse nouvelle, et a placé le siége du lichen dans le corps muqueux de Malpighi.

M. Bazin pense que cette affection a son siége dans la papille chargée de la sécrétion épidermique, et se fonde principalement pour émettre cette assertion sur le fait de la sécrétion épidermique, abondante, dont est accompagné le lichen de la face externe des membres.

Les Allemands admettent que les papilles du lichen sont dues à un exsudat infiltré dans l'épaisseur du derme et déterminant un gonflement circonscrit de cette membrane.

Diagnostic. — Le lichen peut être confondu avec le prurigo et le diagnostic est souvent difficile à établir; toutefois les papules du prurigo sont en général plus volumineuses que celles du lichen, recouvertes de croûtes noirâtres, disséminées à la surface du corps et non groupées, agglomérées et confondues, et on constate rarement l'hypertrophie du derme, l'état rugueux et l'exagération des plis de la peau si souvent observés dans le cours du lichen.

Ces caractères distinctifs ne sont toutefois pas absolus ; si, par exemple, le malade affecté de lichen se gratte, on pourra constater l'existence de gouttelettes sanguines au sommet des papules; d'autre part, dans le lichen aigu les papules sont disséminées et dans le lichen scrofuleux les papules sont plus volumineuses que dans le prurigo herpétique; c'est à cause de cette difficulté de différencier les deux genres qu'Alibert avait pensé pouvoir les réunir en un seul.

L'eczéma, envisagé à l'une ou à l'autre de ses trois périodes, peut être considéré comme un lichen; toutefois le diagnostic est, en général, facile :

L'eczéma, à sa première période, est caractérisé par des vésicules, tandis que le lichen est constitué par des saillies pleines et solides.

A sa deuxième période, l'eczéma ne peut être confondu qu'avec un lichen dont les papules sont excoriées et donnent naissance à un suintement : mais dans l'eczéma le liquide exhalé est abondant, se concrète et forme de larges squames, tandis qu'il est peu considérable dans le lichen et que l'on constate seulement des croûtelles fragmentées, adhérentes et individuelles pour chaque papule.

A la troisième période de l'eczéma et au déclin du lichen existent des squames ; mais, tandis que dans le lichen la peau est hypertrophiée et présente une exagération de ses plis, dans l'eczéma elle est amincie.

L'ichthyose, affection congénitale et arrêtée dans son évolution, le psoriasis, caractérisé par des plaques saillantes au-dessus des parties environnantes, recouvertes de squames nacrées, argentées, ne peuvent être confondus avec le lichen par un œil exercé.

L'herpès circiné n'offre d'analogie qu'avec le lichen circonscrit; mais, tandis que l'herpès offre une forme régulière et présente des vésicules à sa circonférence, le lichen est caractérisé par des papules occupant le centre et la circonférence de la plaque et devient le siége d'une desquamation farineuse quand le centre s'affaisse et marche vers la guérison; enfin la plaque herpétique s'étend par suite de l'apparition de vésicules et non de pustules.

Pronostic. — Envisagé comme affection générique, le lichen présente une certaine gravité parce qu'il est tenace, résiste aux agents thérapeutiques que nous employons, s'accompagne quelquefois (*lichen herpétique*) d'un prurit atroce qui fait le désespoir du malade et du médecin.

La gravité varie d'ailleurs avec la nature de l'affection : le lichen de cause externe disparaît avec la cessation de la cause et n'est pas sérieux ; le lichen syphilitique cède rapidement à un traitement spécifique et n'a d'importance, au point de vue pronostique, qu'en dévoilant l'existence de la syphilis. Les lichens scrofuleux et arthritique cèdent aussi facilement aux moyens thérapeutiques mis en usage et ne comportent pas un pronostic aussi grave que le lichen herpétique, si souvent rebelle, et occasionnant un prurit atroce.

Étiologie. — Il existe un lichen de cause externe et un lichen de cause interne.

Le lichen de cause externe est dû à l'action de substances irritantes, telles que la pommade à l'ipécacuanha, etc., à la présence de parasites — L. parasitaire. — Ainsi on observe quelquefois sur le dos de la main ou du poignet des plaques de lichen circonscrit qui constituent une manifestation de la teigne tonsurante, du trichophyton ; d'autre part, la gale détermine ordinairement une éruption papuleuse, et enfin M. Gibert a décrit un lichen qui s'observe chez les citadins qui vont à la fin de l'été à la campagne, dans des lieux boisés où se trouvent de petits acares végétaux qui s'implantent sur la peau de l'homme et y meurent après avoir déterminé des démangeaisons, suivies bientôt de l'apparition de petites papules.

Le lichen de cause externe est aussi dû à l'ingestion de l'iode et des iodures (lichen pathogénétique).

Le lichen de cause interne est scrofuleux, arthritique, herpétique ou syphilitique.

Causes du lichen.

Lichen de cause externe.	Provoqué direct.	Dû aux irritants. Dû à des parasites (parasitaire).	
	Provoqué indirect.	Dû à l'ingestion de l'iode.	Pathogénétique.
Lichen de cause interne.	Scrofuleux.	Exanthématique. Agrius. Invétéré.	
	Arthritique.	Circonscrit. Pilaris. Lividus.	
	Herpétique.	A petites papules.	
	Syphilitique.	Lenticulaire. Miliaire.	

Traitement. — Envisagé comme affection générique, le lichen donne lieu aux indications suivantes : est-il aigu, il faut recourir à la médication émolliente, bains d'amidon ou de son, tisanes rafraîchissantes, légers purgatifs; est-il chronique, trois symptômes réclament une médication spéciale : ce sont le prurit, l'hypertrophie de la peau et sa sécheresse.

Si l'on veut calmer le prurit il faut conseiller les bains frais, les lotions avec l'eau blanche, l'eau aluminée ou vinaigrée, les lotions de sublimé — eau 300 gr. sublimé 0,10, — les pommades opiacées ou à l'oxyde de zinc, l'huile de cade pure ou mitigée.

Du reste, le prurit réclame des agents différents suivant la nature du lichen : l'huile de cade réussit beaucoup moins dans le cas de lichen dartreux que dans celui de lichen scrofuleux.

S'il existe un état hypertrophique de la peau, on conseillera les pommades avec l'iodure de potassium ou l'iodure de plomb, ou l'extrait de ciguë, ou les substances alcalines.

Enfin, si la peau est rude et sèche, on aura recours aux bains de vapeurs.

Mais il faut pour le lichen, comme pour les autres affections génériques, satisfaire non-seulement aux indications fournies par le genre, mais encore à celles qui sont données par la nature du lichen.

DU PRURIGO.

M. Bazin définit, avec Willan, le prurigo : « une affection cutanée caractérisée par des papules plus volumineuses que celles du lichen, sans changement notable de couleur à la peau, développées le plus souvent dans le sens de l'extension, couronnées à leur sommet d'une petite croûte noirâtre de sang desséché et s'accompagnant toujours d'un prurit très-vif et quelquefois intolérable. » Mais il fait cette restriction que les papules ne sont pas toujours plus volumineuses que celles du lichen, et que dans le prurigo latent, par exemple, elles sont à peine visibles.

Symptomatologie. — L'éruption a pour siége de prédilection les épaules, la nuque, la face externe des membres; quelquefois elle envahit en peu de temps une étendue plus ou moins considérable de la surface cutanée; dans d'autres cas, au contraire, elle est limitée à une région telle que la face, le scrotum, le pourtour de l'anus, et ne présente pas de tendance à s'étendre; elle est en général précédée de démangeaisons plus ou moins intenses. Ensuite apparaissent des éminences pleines, ordinairement discrètes et isolées, larges, saillantes et donnant au doigt une sensation de rudesse et d'aspérité; sous l'influence du prurit le malade se gratte sans cesse, déchire avec ses ongles les papules qui se recouvrent d'une petite croûte brunâtre ou noirâtre, formée par une gouttelette de sang desséché, caractère important du prurigo.

Le prurit présente d'ailleurs une intensité variable suivant la forme et la nature de l'affection : léger dans le *prurigo mitis* des auteurs, caractérisé par des papules volumineuses (P. scrofuleux de M. Bazin), elles sont atroces dans le *prurigo formicans* des auteurs caractérisé par de très-petites papules (P. herpétique de M. Bazin); alors le malade éprouve les sensations les plus diverses : celle d'une brûlure, d'une ardeur cuisante, ou il lui semble que la peau est traversée par des milliers d'aiguilles, est parcourue par des légions de fourmis, etc. Le prurit augmente souvent le soir et la nuit sous l'influence de la chaleur, subit une exacerbation consécutivement à un travail assidu, une émotion vive, un brusque changement de température et par suite de toutes les causes qui accélèrent la circulation. Pour calmer ces sensations pénibles, le malade se gratte incessamment, substitue même à l'action insuffisante de ses ongles celle d'étrilles, de brosses et déchire la peau. Alors on voit de nombreuses croûtes sanguines au sommet des papules; des traînées sanglantes qui dénotent l'action irritante des ongles et même des pustules d'ecthyma, des furoncles, des abcès sous-dermiques, consécutifs à l'irritation des téguments. Vainement le malade cherche dans le sommeil un allégement à ses douleurs ; à peine est-il au lit, que la chaleur qu'il éprouve redouble les démangeaisons, et qu'il est obligé de se lever et de faire des lotions avec l'eau froide ou d'autres liquides.

Lorsque la prurigo est partiel, il occupe en général les parties génitales, le pourtour de l'anus, la plante des pieds, et alors on peut voir survenir des phénomènes spécieux, l'extension de l'hyperesthésie au clitoris et à la muqueuse vaginale, et partant l'onanisme et la nymphomanie si le prurigo occupe les parties génitales de la femme, etc.

Quelquefois la ténuité des papules est telle que l'on peut mettre en doute leur existence et que le prurit est le seul symptôme existant. (P. latent ou sans papules des auteurs.)

M. Bazin fait remarquer qu'il existe un défaut habituel de relation entre le prurit et l'altération papuleuse; que l'un peut prédominer sur l'autre, et il attribue judicieusement les modifications de volume, de forme et de nombre des papules, les variations du prurit, les relations du prurit et des papules, à la nature de la maladie qui a déterminé le prurigo : *arthritis*, *herpétis*, *scrofule*.

Le prurit et l'agitation, les insomnies répétées, le trouble des fonctions digestives qui en sont la conséquence, déterminent l'épuisement, l'amaigrissement, l'abattement, etc., quelquefois même la folie et une tendance au suicide.

Marche, durée, terminaison. — Le prurigo est tantôt aigu, et ne dure alors qu'un à trois septénaires; tantôt chronique, et se prolonge alors pendant des mois et des années. Quelquefois il est intermittent, apparaît à une certaine époque de l'année, disparaît après un laps de temps plus ou moins long, et ne se développe de nouveau que l'année suivante, à la même époque.

Lorsque le prurigo a existé pendant longtemps, la peau subit des altérations notables; elle présente des taches brunes ou noirâtres dues à la production et à l'accumulation considérable de matière pigmentaire; on voit au milieu de ces maculatures de petites cicatrices blanchâtres consécutives aux exulcérations que le malade a produites en se grattant immodérément. On constate une sécheresse notable, un état granuleux, un épaississement considérable des téguments et une exagération de ses plis. Alors il n'existe entre le prurigo et le lichen aucune différence appréciable, et il est impossible de savoir laquelle des deux affections est sous les yeux. Le diagnostic différentiel n'a d'ailleurs, dans bien des cas, qu'une importance secondaire, puisque le prurigo et le lichen peuvent être des manifestations d'une même maladie, et partant exiger le même traitement.

Le prurigo est quelquefois suivi de mort; il la détermine alors non par lui-même, mais par les troubles fonctionnels qu'il entraîne : insomnie, altération des fonctions digestives, etc. Cette terminaison est, d'ailleurs, heureusement rare.

Diagnostic. — Les auteurs établissent un diagnostic différentiel entre le prurigo et le strophulus; mais le strophulus est caractérisé par des papules rosées ou blanches, quelquefois accompagnées d'érythème, parfois surmontées à leur sommet de vésicules demi-transparentes et siége d'un prurit modéré. Ce strophulus est un lichen aigu de nature scrofuleuse, et le diagnostic se confond avec celui du lichen.

Quant au strophulus prurigineux de M. Hardy, il ne constitue pas un genre spécial et n'a aucun rapport avec le lichen scrofuleux de M. Bazin (scrofulide boutonneuse). C'est une affection de cause externe, un lichen ou un prurigo artificiel; en effet, il occupe les parties découvertes, est accompagné de taches érythémateuses, de pustules ecthymatiques, etc., occupe les parties découvertes : la face, les membres supérieurs, les cuisses, les jambes, etc., s'observe chez les individus qui, par leur profession, sont exposés au contact des substances irritantes, etc.; il n'y a donc pas lieu d'établir un diagnostic différentiel entre le strophulus prurigineux et le prurigo, puisqu'ils constituent une seule et même exception.

Nous avons indiqué les caractères différentiels du lichen et du prurigo (voyez *Lichen*). Quant à l'urticaire, je ne pense pas qu'il soit possible à un médecin exercé de la confondre avec le prurigo.

Pronostic. — Le prurigo, considéré comme affection générique, n'est grave que par les démangeaisons qui l'accompagnent, démangeaisons quelquefois intolérables et déterminant de l'insomnie, de la folie et de la tendance au suicide.

Le prurigo des parties génitales est plus sérieux que celui des autres parties du corps, parce que le prurit s'étend, chez la femme, au clitoris, au vagin, provoque la nymphomanie et une excitation intellectuelle considérable.

Mais le pronostic varie surtout suivant la nature de l'affection : le prurigo de cause externe disparaît avec la cessation de la cause; le prurigo scrofuleux cède plus facilement à un traitement approprié que le prurigo arthritique, qui persiste souvent longtemps, est sujet à des récidives fréquentes; mais le prurigo herpétique est, sans contredit, l'espèce la plus grave, parce qu'elle résiste ordinairement à tous les traitements, détermine des démangeaisons atroces, etc.

Anatomie pathologique. — La plupart des auteurs ont localisé la papule de prurigo dans la papille cutanée; mais le prurigo épargne précisément les régions où existent le plus grand nombre de papilles nerveuses, c'est-à-dire la face palmaire des mains, des pieds, la partie interne des membres. Rayer le considère comme une phlogose papuleuse, et Cazenave comme une névrose.

Hébra pense que la papule du prurigo est due à un épanchement de liquide dans les couches les plus profondes de l'épiderme, liquide dont la quantité n'est pas suffisante pour donner lieu à une papule plate, perceptible au toucher, et plus tard visible à l'œil.

M. Bazin n'attache qu'une importance secondaire à la modalité pathogénique, et professe qu'il importe plus de savoir quelle est la nature du prurigo que de connaître s'il s'agit d'une névrose, d'une phlogose, etc.

Étiologie. — Il existe un prurigo de cause externe et un prurigo de cause interne.

Le prurigo de cause externe est provoqué direct ou pathogénétique. Le prurigo provoqué direct s'observe chez les individus que leur profession expose à une chaleur intense, les cuisiniers, les forgerons, les verriers, chez les personnes qui manquent de propreté, habitent des logements mal aérés ou chez celles qui présentent des acares, des insectes appartenant au genre pediculus, *pediculi corporis* et *pediculi pubis* (P. parasitaire).

Le prurigo apparaît aussi chez les individus atteints d'ictères, et est dû à l'irritation produite dans la peau par la matière colorante biliaire. Enfin on le constate à la suite d'abus alcooliques (P. pathogénétique).

Le prurigo de cause interne est scrofuleux, arthritique ou herpétique.

Causes du prurigo.

Prurigo de cause externe.	Provoqué direct.	Produit par le feu, les irritants. Les parasites : acarus pediculi, acare du chat.
	Provoqué indirect ou pathogénétique.	Dû à l'ingestion d'alcooliques.
Prurigo de cause interne.	Scrofuleux. Arthritique. Herpétique.	Mitis. Partiel. Formicans,

Traitement. — Deux indications sont fournies par le genre prurigo : calmer le prurit et faire disparaître les papules.

Pour calmer le prurit, il faut avant tout rechercher quelle est la nature de l'affection; en effet, si elle est parasitaire, il suffit de faire usage des parasiticides pour la faire disparaître immédiatement et guérir complétement le malade; si elle est de cause interne, il faut conseiller un traitement local et un traitement général.

Les moyens externes consistent en bains, lotions, pommades et douches.

Les bains froids ou les bains additionnés de sublimé, d'alun, de sous-carbonate de soude, produisent un soulagement notable; au contraire, les bains sulfureux, les bains de mer, les bains de vapeurs, ne donnent pas d'heureux résultats par suite de l'excitation trop vive qu'ils déterminent.

On peut aussi employer les lotions avec de la glycérine étendue, de l'eau vinaigrée, ou de l'eau de goudron, de l'eau froide, de l'eau blanche (1 gramme sous-acétate de plomb pour 400 à 500 grammes d'eau), de l'eau de sublimé (sublimé 8 grammes, eau 300 grammes) ou avec des décoctions de jusquiame, de têtes de pavot.

Les pommades réussissent mal : cependant M. Bazin a obtenu des succès avec la pommade suivante : morphine 0 gr. 05 à 0 gr. 10 pour 30 gr. d'axonge. Cette pommade substitue à la sensation de prurit une sensation douloureuse que le malade supporte mieux.

Quelquefois on est même obligé de recourir aux cautérisations répétées tous les trois ou quatre jours avec une solution plus ou moins concentrée de nitrate d'argent.

Le traitement interne doit satisfaire à deux indications : calmer l'excitation nerveuse et partant le prurit; agir contre la maladie qui a déterminé le prurigo.

Pour répondre à la première, on ordonnera les narcotiques et les antispasmodiques; et, pour répondre à la seconde, on prescrira les antiscrofuleux, les antiarthritiques et les antiherpétiques.

AFFECTION TUBERCULEUSE.

DU LUPUS.

Le lupus est une affection de la peau caractérisée anatomiquement par des tubercules indolents, solitaires ou multiples et groupés les uns à côté des autres, constitués par une hypergénèse des éléments préexistants et suivis de perte de substance et de cicatrices indélébiles.

Symptomatologie. — Le lupus se divise en lupus non ulcéreux et lupus ulcéreux : dans le premier cas, il se produit une cicatrice sans que l'on puisse constater l'existence de la plus petite solution de continuité (L. non exedens); dans le second cas au contraire, la cicatrice est précédée d'une ulcération dont le fond est grisâtre et se recouvre de croûtes épaisses et brunâtres (L. ulcéreux, exedens, vorax).

1° *Lupus non ulcéreux.* — Le lupus non ulcéreux est caractérisé à sa période d'état par des tubercules dont la grosseur varie de celle d'un pois à celle d'une merise; dont la base occupe toute l'épaisseur du derme ou seulement sa superficie; dont la consistance est ferme, élastique et tout à fait différente de celle des tubercules inflammatoires; tubercules aplatis, discoïdes, hémisphériques ou légèrement coniques; lisses, luisants ou fendillés et comme flétris, quelquefois même rugueux et couverts d'aspérités; revêtus ou non de squames ou même de croûtes.

Quelquefois il n'existe qu'un seul tubercule; le plus ordinairement on en observe plusieurs : ils sont alors groupés, et tantôt n'occupent qu'une région, tantôt, au contraire, s'observent en un certain nombre de points du corps et ordinairement à la face, au front, aux ailes du nez, aux joues, plus rarement au cou, aux épaules, au tronc, aux membres, etc.

Les groupes tuberculeux présentent une configuration variable, mais ont une prédilection spéciale pour la forme arrondie et s'offrent à l'observateur sous la forme d'un cercle ou d'un segment de cercle, d'un ovale, d'un anneau, d'un fer à cheval, etc.

M. Bazin explique cette tendance des groupes à revêtir une forme spéciale à l'évolution même de l'affection caractérisée au début par plusieurs tubercules réunis les uns à côté des autres, s'affaissant après un temps variable et autour desquels se produisent d'autres éléments qui subissent la même évolution et sont entourés par de nouveaux tubercules. De cette évolution résulte naturellement un cercle plus ou moins régulier et complet. Quelquefois les tubercules se réunissent par leur base et forment alors par leur ensemble une plaque plus ou moins mamelonnée.

Chaque tubercule a une évolution très-lente : après avoir acquis son maximum de développement, il reste stationnaire pendant assez longtemps, ne présentant qu'une légère exfoliation, puis il s'affaisse, se flétrit et laisse à sa suite une cicatrice indélébile.

L'apparition des tubercules ou des groupes tuberculeux n'est pas simultanée, mais successive : pendant des mois, des années, se produisent sans cesse de nouveaux éléments, et il est impossible de fixer un terme à la production des tubercules (1).

2° *Lupus ulcéreux.* — Il débute, comme la forme précédente, par de petits tubercules qui augmentent progressivement de volume et atteignent, en général, des dimensions plus grandes que celles du lupus non ulcéreux; qui ont une coloration violette, d'un brun sombre ou d'un rouge cuivré, sont durs, élastiques ou mous et fongueux, et après un laps de temps très-court, se recouvrent, par suite d'un travail ulcératif, d'une croûte brûnâtre ou noirâtre, enchâssée dans l'ulcération, dépassant ou non la surface des parties environnantes, conique ou plane... et à la chute de laquelle on constate l'existence d'un ulcère plus ou moins profond.

(1) Le lupus non ulcéreux présente une variété importante : lupus avec hypertrophie, de nature scrofuleuse, et que nous décrirons parmi les scrofulides.

La surface de cet ulcère est, en général, grisâtre, baignée d'un liquide sanieux dont la concrétion donne naissance à de nouvelles croûtes, anfractueuse, à bords tuméfiés, douloureux, hérissés de saillies tuberculeuses, qui doivent subir la même évolution et présentent déjà les traces du travail ulcératif.

C'est par la production incessante de tubercules à la périphérie de l'ulcère et leur ulcération consécutive que l'ulcère s'agrandit, s'étend de proche en proche et occupe ainsi de très-larges surfaces (L. ulcéreux serpigineux).

Dans d'autres circonstances, l'ulcère, au lieu de s'étendre en largeur, s'étend en profondeur et détruit une partie limitée à la face, une aile du nez par exemple : alors à un tubercule peu volumineux, rouge, fait rapidement suite une ulcération recouverte d'une croûte qui tombe bientôt, laisse au-dessous d'elle une ulcération plus profonde, recouverte d'un liquide sanieux qui se concrète en une croûte dont la chute laisse à nu une perte de substance plus profonde et ainsi de suite... Par suite de ce travail, la peau, le tissu cellulaire, les muscles, les cartilages, etc., sont successivement détruits, et au nez, à la face..., des perforations se produisent.

Quelquefois le lupus s'étend à la fois en largeur et en profondeur et exerce ses ravages à la manière du cancer, ne se laissant arrêter par aucun tissu, et produisant d'affreuses mutilations (L. vorax).

La marche du lupus ulcéreux est, en général, très-lente : quelquefois cependant l'ulcération se produit et s'étend très-rapidement, et, en quelques semaines ou quelques mois, surviennent de très-larges pertes de substance. Mais la marche de cette forme de lupus offre cette particularité qu'à mesure que l'ulcère s'étend et atteint de nouvelles parties, les surfaces primitivement affectées se cicatrisent (L. serpigineux).

Lorsque la cicatrisation commence, le fond des ulcères se déterge, présente bientôt des bourgeons charnus qui donnent naissance à une suppuration franche, et on ne tarde pas à constater la formation du tissu cicatriciel.

Les cicatrices offrent des caractères objectifs, variables suivant le siége, l'étendue, la profondeur et la nature des ulcères qui les ont précédées : elles offrent d'abord une couleur d'un rouge plus ou moins foncé, puis pâlissent insensiblement, soit dans toute leur étendue en même temps, soit au centre d'abord et à la périphérie ensuite; elles peuvent être lisses et luisantes, ou rugueuses, mamelonnées et traversées par des brides saillantes; déprimées ou saillantes, etc.

Anatomie pathologique. — Le lupus est une affection de la peau caractérisée par une hypergénèse de cellules et de noyaux : aussi trouve-t-on ces éléments en grand nombre, lorsque l'on fait l'examen microscopique des tubercules; au milieu des cellules et des noyaux libres, on trouve souvent des follicules pileux ou des glandes sébacées dégénérés et remplis de couches concentriques d'épithélium provenant de ces glandes.

Dans le *lupus non ulcéreux*, le contenu du tubercule est résorbé (sans doute après avoir subi une dégénérescence graisseuse) et il se produit une cicatrice qui n'a pas été précédée d'ulcération; dans le *lupus ulcéreux*, l'épiderme tombe, et il se forme des ulcères dont la base est constituée par les fibres du derme en voie de destruction et traversées en tous sens par les éléments du lupus. — Les cellules et les noyaux qui constituent le néoplasme, et ne sont pas susceptibles d'une organisation ultérieure, irritent le tissu du derme et conduisent souvent à la production de pus autour des foyers (Niemeyer).

Diagnostic. — 1° *Lupus non ulcéreux.* Cette forme peut être confondue avec la scrofulide maligne érythémateuse : mais, tandis que le lupus est caractérisé par des tubercules, la scrofulide maligne érythémateuse a pour lésion initiale une tache congestive, rouge, fixe, et qui laisse à sa suite une cicatrice indélébile.

Les indurations circonscrites qui succèdent à certaines affections pustuleuses, à l'acné indurata, par exemple, ne sauraient être prises pour des tubercules de lupus par un œil exercé : en effet, ces indurations présentent une coloration rouge et animée, sont douloureuses, et ont été précédées de pustules...

La cancroïde diffère ordinairement du lupus par des caractères bien tranchés : il est caractérisé par une saillie unique, ayant l'aspect d'une verrue fendillée, étant le siége d'une abondante sécrétion d'épiderme, et apparaissant chez des individus déjà assez avancés en âge.

La papulo-pustule, par laquelle débute la scrofulide maligne inflammatoire, offre une teinte d'un rouge inflammatoire, est douloureuse à la pression, purulente au sommet, inégale et rugueuse, tandis que le tubercule du lupus présente une couleur d'un rouge obscur, livide ou comme transparent, ou d'un rouge cuivré, fauve, est indolent, élastique, lisse, et parfois entouré d'un liséré épidermique.

Les tubercules de la lèpre sont faciles à distinguer des tubercules du lupus par les caractères suivants : ils sont disséminés à la surface du corps et non limités à une région ; reposent sur des tissus épaissis, sont lisses, non élastiques, ne subissent aucune exfoliation, sont insensibles au point qu'on peut les traverser par une épingle sans que le malade éprouve aucune douleur et, s'ils siégent sur des parties velues, déterminent la chute des poils.

2° *Lupus ulcéreux*. — Le diagnostic du lupus ulcéreux présente souvent de grandes difficultés, et il est nécessaire pour l'établir de s'appuyer sur les commémoratifs, le début et la marche de l'affection, sur l'état des parties voisines de l'ulcère au niveau desquelles on peut fréquemment constater encore l'existence des tubercules à divers degrés de développement.

L'examen de la croûte sera aussi très utile : dans le lupus, elle est sèche, dure, adhérente, enchâssée dans la peau, tandis qu'elle est proéminente ou a la forme d'une écaille d'huître dans l'ecthyma ou le rupia.

Dans le cancroïde ou le cancer, il existe des douleurs vives, des élancements ; l'ulcération repose sur des tissus indurés, a un fond inégal, bosselé, des bords renversés en dehors, secrète un liquide ichoreux, est accompagnée d'engorgement ganglionnaire, tandis que dans le lupus, la surface de l'ulcère est couverte de croûtes, il n'existe pas de bords renversés et surélevés au-dessus des parties environnantes, pas d'engorgement ganglionnaire, etc., et enfin on note presque toujours un début de cicatrisation dans les parties primitivement affectées.

Pronostic. — Envisagé comme affection générique, le lupus est grave parce qu'il a une durée longue, détermine des pertes de substance assez considérables, des cicatrices difformes. La forme ulcéreuse est plus grave que la forme tuberculeuse simple; le siége influe beaucoup aussi sur le pronostic : toutes choses égales d'ailleurs, il est plus sérieux quand l'affection siége sur les parties découvertes, la face; quand elle siége aux orifices naturels et s'étend aux organes des sens, etc.

Mais, ce qui domine le pronostic, c'est évidemment la nature de l'affection.

Étiologie. — Il n'existe que deux espèces de lupus : le lupus scrofuleux et le lupus syphilitique; chacune de ces deux espèces comprend une forme non ulcéreuse et une forme ulcéreuse.

Tableau des causes du lupus.

Lupus scrofuleux.	Non ulcéreux.	Scrofulide tuberculeuse, fibro-plastique. Lupus non exedens.	
	Ulcéreux.	Superficiel. Profond ou perforant. Vorax, serpigineux.	Scrofulide maligne, tuberculo-crustacée ulcéreuse. Lupus exedens.
Lupus syphilitique.	Non ulcéreux.	Syphilide tuberculeuse circonscrite.	
	Ulcéreux.	Superficiel. Profond ou perforant. Serpigineux.	Syphilide tuberculo-crustacée, ulcéreuse.

Traitement. — Envisagé comme affection générique, le lupus réclame un traitement local variable suivant la manière d'être du lupus.

A-t-on à traiter un lupus non ulcéreux, on emploira les résolutifs et les caustiques : les pommades au bi-iodure de mercure ou à l'iodure de soufre, la teinture d'iode, l'huile de cade, et pour les cas rebelles l'iode caustique de Lugol, l'huile de noix d'acajou, l'huile de croton tiglium.

A-t-on à soigner un lupus ulcéreux, et existe-t-il une légère inflammation, on emploiera les émollients ; au contraire, si la surface est atonique, on conseillera les excitants, le vin aromatique, la coaltar saponiné qui exerce une influence merveilleuse sur les suppurations de mauvaise nature.

Si l'ulcère est saignant, couvert de fongosités, le perchlorure de fer modifiera heureusement les surfaces.

Enfin, si tous ces moyens restent insuffisants, il faut recourir à des modificateurs énergiques afin de ramener l'état de la surface ulcérée à celle d'une plaie ordinaire. — M. Bazin préfère les caustiques qui modifient plutôt qu'ils ne détruisent, et n'emploie les agents destructeurs que dans des cas tout à fait exceptionnels.

Du reste, l'usage des caustiques doit toujours être environné de beaucoup de précautions ; si les ulcères sont très-étendus, il ne faut faire que des cautérisations partielles, successives et séparées les unes des autres par des intervalles de deux à plusieurs jours, afin de ne pas s'exposer à des accidents graves ; on a vu la mort survenir à la suite de cautérisations étendues : elle est due alors soit à l'intensité de la douleur, soit à un érysipèle accidentel, soit enfin à l'absorption d'une certaine quantité d'un caustique toxique.

Lorsque le lupus siége au voisinage des ouvertures naturelles, telles que les narines, la fente palpébrale, l'emploi peu mesuré des caustiques peut aussi déterminer des accidents sérieux tels que rétrécissement, occlusion des narines, renversement et déformation des paupières.

Après avoir cautérisé une surface ulcérée, il convient d'appliquer des compresses imbibées d'une décoction émolliente ou peut-être mieux d'eau froide.

Enfin, au-dessus du traitement imposé par l'affection générique se place celui qui est commandé par la nature scrofuleuse ou syphilitique de l'affection.

AFFECTIONS SQUAMEUSES.

DU PITYRIASIS.

Définition. — Le pityriasis est une affection cutanée en voie d'évolution, caractérisée à sa période d'état par des squames minces, sèches, furfuracées ou foliacées, siégeant sur une étendue plus ou moins grande de la surface tégumentaire, qui ne fait en ce point aucune saillie appréciable au-dessus des parties voisines et présente ou non un changement dans sa coloration normale.

Symptomatologie. — Le pityriasis présente trois périodes : celle d'éruption, celle d'état et celle de déclin.

Période d'éruption. — Tantôt le pityriasis est précédé d'un ensemble de phénomènes prodromiques, tels que malaise général, anorexie, fièvre, courbature, sensation de prurit à la surface du corps (*pityriasis pseudo-exanthématique*) ; tantôt, au contraire, ces symptômes précurseurs font défaut et le pityriasis apparaît d'emblée.

Que ces prodromes aient existé ou non, l'exfoliation épidermique, qui constitue essentiellement le pityriasis, est précédée par une rougeur variant du rose au rouge vif, par une teinte jaunâtre (*pityriasis versicolor*), ou, au contraire, constitue la première manifestation cutanée de l'affection.

Dans le premier cas, on voit apparaître à la surface de la peau des taches circulaires, à bords sinueux, d'un rouge plus ou moins foncé, séparées les unes des autres par un intervalle variable de peau saine, ne dépassant pas les dimensions d'une pièce de 50 centimes ou de 1 franc (*pityriasis maculata*), se réunissant quelquefois pour former des cercles semblables à ceux du psoriasis circinata (*pityriasis circinata*) et ne reposant ordinairement sur aucune élevure des téguments ; ou bien ce sont des rougeurs diffuses et continues que l'on observe (*pityriasis inflammatoire, herpétique*), ou enfin la peau prend la couleur du café au lait (*pityriasis versicolor*).

L'épiderme qui recouvre les parties malades se soulève et se détache avec facilité sous forme de lamelles qui, d'abord assez larges, ne dépassent bientôt plus les dimensions des furfurs du son.

Cette desquamation épidermique est avec la sécheresse de la peau le seul phénomène qui caractérise le pityriasis, quand les téguments ne subissent aucune modification dans leur coloration (*pityriasis simple*).

La desquamation offre d'ailleurs des caractères variables : tantôt l'épiderme se détache sous forme de lamelles et de folioles dont les dimensions égalent quelquefois celles d'une pièce de 50 centimes ou même d'une pièce de 1 franc (*desquamation lamelleuse et foliacée du pityriasis rubra aigu, du pityriasis herpétique inflammatoire*) ; tantôt de la surface malade tombent incessamment, comme une fine poussière, des squames minces, petites, semblables aux lamelles du son ou à la farine, furfuracées, en un mot (*desquamation furfuracée*).

Tantôt les squames sont blanchâtres et grisâtres, tantôt elles sont plus ou moins jaunâtres. Ici elles sont peu adhérentes et se détachent facilement de la surface malade ; là elles se séparent du centre à la circonférence, et n'adhèrent plus que par un point unique de leur périphérie.

Quelquefois, enfin, les squames constituent de petits disques circulaires, traversés à leur centre par un poil auquel ils forment une espèce de collerette, voire même une gaîne qui les entoure jusqu'à une certaine distance de leur racine (*pityriasis du cuir chevelu*, par exemple, *pityriasis alba parasitaire ou deuxième période de la teigne tonsurante*).

Deuxième période ou période d'état. — Parvenu à la période d'état, le pityriasis reste stationnaire pendant un temps dont la durée est en rapport avec la forme aiguë ou chronique qu'il revêt.

Est-il aigu, il offre une marche rapide et ne persiste guère au delà de six semaines ou deux mois.

Est-il chronique, au contraire, il peut prolonger son existence pendant des mois et des années.

Mais, quelle que soit la durée de cette période, quels sont donc les phénomènes qui la caractérisent?

La desquamation, une fois établie, est incessante et continue. Sous les lamelles prêtes à s'exfolier se forme un nouvel épiderme qui ne tarde pas à se rompre et à se diviser en lamelles plus ou moins larges, se détachant à leur tour de la surface tégumentaire, et ainsi de suite.

La quantité des squames qui se séparent de la surface malade est non moins variable que leur largeur. Légère dans le pityriasis versicolor, plus abondante dans le pityriasis arthritique, l'exfoliation est considérable dans le pityriasis herpétique chronique. Dans ce dernier cas, en effet, se détachent du cuir chevelu ou de la surface tégumentaire une quantité telle de squames épidermiques, que les habits en sont incessamment blanchis et que les draps du lit en sont remplis au réveil du malade.

La surface de la peau affectée de pityriasis est en général sèche et rude au toucher ; elle est, en outre, le siége d'un prurit plus ou moins intense suivant les variétés : le pityriasis parasitaire n'occasionne que des démangeaisons peu intenses, tandis que le pityriasis arthritique donne naissance à des picotements et à des douleurs lancinantes, et que le pityriasis herpétique force sans cesse le malade à se gratter par les démangeaisons atroces dont il est la cause ; aussi survient-il souvent, dans cette dernière espèce, de la rougeur et du suintement à la surface des téguments malades, circonstance qui nous explique pourquoi des dermatologistes confondent le pityriasis avec l'eczéma. Cependant, le suintement de la surface tégumentaire n'est qu'une circonstance accidentelle, et l'élément primitif du pityriasis et celui de l'eczéma étant essentiellement différents, ces deux affections doivent être nécessairement considérées comme distinctes l'une de l'autre.

Dans le pityriasis, les mouvements sont plus ou moins gênés, suivant que l'affection n'occupe qu'une partie circonscrite du corps ou est généralisée. Quant à la coloration cutanée, elle conserve les caractères qu'elle présentait à la période éruptive.

9

est rosée ou rouge, si telle elle était, ou semblable à la couleur du café au lait, etc.

Aucun des phénomènes généraux qui avaient précédé l'éruption du pityriasis pseudo-exanthématique et avaient disparu avec l'apparition de l'affection cutanée ne s'observe dans le cours du pityriasis. Toutefois, le pityriasis herpétique chronique détermine souvent un affaiblissement assez considérable de l'économie, mais on n'observe cependant jamais cet ensemble de phénomènes graves qui constitue le cortége habituel du pemphigus.

Troisième période. — Après avoir persisté pendant un certain laps de temps avec les caractères que nous venons de lui assigner, le pityriasis entre dans la période de déclin; alors le prurit diminue, la desquamation épidermique devient moins abondante, la peau perd la sécheresse qu'elle présentait, la transpiration reparaît, les téguments, en un mot, reprennent leur état normal, et ne présentent jamais de cicatrice.

Malheureusement cette affection n'offre pas toujours une issue aussi favorable, et il est quelquefois donné d'observer des transformations du pityriasis en une autre affection, en un eczéma, un psoriasis, par exemple; nous devons ajouter, toutefois, que ces transformations sont rares et que le plus ordinairement le pityriasis conserve son état squameux depuis le début de l'affection jusqu'à sa terminaison.

Marche, durée, terminaison. — Le pityriasis peut revêtir une marche aiguë ou une marche chronique : j'ai dit que dans le premier cas sa durée n'excède pas six semaines à deux mois, tandis que dans le second il est impossible d'assigner une limite à son existence.

Les récidives sont assez fréquentes : le pityriasis arthritique revient en général à chaque printemps avec une régularité désespérante; le pityriasis versicolor reparaît souvent plusieurs fois à des intervalles peu éloignés avant d'être totalement guéri, parce qu'il est resté à la surface de la peau quelques spores végétales.

Siége anatomique.— Biett a professé que le pityriasis occupait le réseau vasculaire du derme. M. Bazin rejette cette opinion, et, se fondant sur ce fait que le pityriasis est une affection squameuse et doit, en conséquence, avoir des rapports avec les organes chargés de la sécrétion de l'épiderme, le place dans la papille épidermique et dans la papille pileuse, et admet deux variétés de pityriasis : le *pityriasis épidermique* et le *pityriasis pilaris*.

Niemeyer considère le pityriasis comme le résultat d'un développement anormal du corps papillaire, matrice de l'épiderme.

Diagnostic. — Le psoriasis et l'ichthyose sont les deux affections squameuses qui peuvent en imposer et être prises pour un pityriasis; mais l'ichthyose est une affection congénitale, et le psoriasis est caractérisé par des élévations papuleuses, circonscrites, recouvertes de lamelles épithéliales, épaisses, tandis que le pityriasis est constitué par une exfoliation de l'épiderme en lamelles minces, en écailles fines, analogues à celle de son (exfoliation furfuracée); les squames du pityriasis sont d'un blanc mat ou grisâtre, celles du psoriasis argentées ou nacrées; tandis, enfin, qu'on observe une rougeur diffuse après la chute des squames pityriasiques, ce sont des plaques rouges nettement circonscrites qui existent au-dessous des lamelles argentées du psoriasis. Ainsi, un examen attentif permettra de différencier ces deux affections. Toutefois, le psoriasis présente parfois une poussée aiguë caractérisée par l'extension rapide de l'affection à toute la surface du corps, par l'existence de squames plus ou moins épaisses, larges, foliacées, assez abondantes pour couvrir les draps le matin au réveil; par l'absence de saillie, la sensation de prurit, etc., par un ensemble de phénomènes, en un mot, qui peuvent en imposer et faire croire à un pityriasis inflammatoire (pityriasis chronique herpétique); mais, en interrogeant le malade sur le début de l'affection, on apprendra qu'elle a commencé par les coudes et par les genoux, qu'elle était caractérisée par des saillies circonscrites, recouvertes de squames argentées, et dès lors l'incertitude cessera.

Les affections humides qui peuvent être confondues avec le pityriasis sont le pemphigus et l'eczéma,

C'est principalement le pityriasis inflammatoire qui peut être confondu avec le pemphigus; mais si l'on prend en considération la sécheresse et la minceur des squames pityriasiques, l'humidité des exfoliations du pemphigus, l'existence même de véritables croûtes dans cette dernière affection, et enfin le soulèvement de l'épiderme par de la sérosité autour de quelques-unes de ces croûtes, on évitera de tomber dans l'erreur.

L'eczéma ne peut être pris pour un pityriasis qu'à sa période squameuse; ce n'est, en effet, qu'à ce moment de son existence qu'il est uniquement caractérisé par une desquamation épidermique; cependant ces deux affections sont séparées l'une de l'autre par de grandes différences : le pityriasis est caractérisé à sa période d'état par une desquamation épidermique et l'eczéma par des vésicules dont l'existence précède toujours l'exfoliation épidermique; les squames du pityriasis sont sèches, fines et grisâtres, celles du faux pityriasis (eczéma à sa troisième période) sont plus épaisses, un peu jaunes et humides, etc.

Le pityriasis rubra circiné pourrait être confondu avec l'herpès circiné; cependant, dans cette dernière affection, les cercles herpétiques sont confondus les uns avec les autres, offrent à leur circonférence ou à leur centre des vésicules, contiennent quelquefois dans leur aire des cercles plus petits, présentent de petites dimensions, sont accompagnés de lignes festonnées plus ou moins longues, tandis que le pityriasis rubra aigu est caractérisé par de larges anneaux plus souvent ovalaires que circulaires, érythémateux, ne présentant pas de vésicules ou de traces de vésicules, quelquefois accolés les uns aux autres, mais non confondus.

Pronostic. — Envisagé comme affection générique, le pityriasis ne présente aucun caractère sérieux; mais le pronostic varie si l'on considère la nature, l'espèce du pityriasis; est-il artificiel, parasitaire, il ne présente aucune gravité; est-il la manifestation d'une maladie constitutionnelle, il est plus sérieux et sa gravité est plus grande s'il est herpétique que s'il est arthritique, parce que, dans ce dernier cas, il disparaît à une certaine période de la vie, tandis que, dans le premier cas, il s'étend à mesure que le malade avance en âge et persiste jusqu'au terme de l'existence, qu'il abrége quelquefois.

Etiologie. — Il existe un pityriasis de cause externe et un pityriasis de cause interne.

Le pityriasis de cause externe s'observe chez les personnes qui sont soumises à l'action du soleil, font usage d'un rasoir ébréché (P. provoqué direct, artificiel), ou consécutivement à l'existence de parasites tels que le microsporon furfur, le trichophyton (P. provoqué direct, parasitaire).

Le pityriasis de cause interne est arthritique ou herpétique : arthritique, il est aigu ou chronique ; lorsqu'il est aigu il survient, en général, dans le jeune âge, au printemps, sous l'influence du froid, des écarts de régime, de la suppression de la sueur ; herpétique, il est toujours chronique.

Traitement. — Les indications fournies par l'affection générique sont les suivantes : si le pityriasis est aigu, on ordonnera des bains de son ou d'amidon, des tisanes rafraîchissantes, de légers purgatifs salins, etc. ; s'il est chronique ou s'il existe un prurit intense, on prescrira des lotions avec la solution de sublimé ou d'alun, l'eau blanche, l'eau vinaigrée..., ou des onctions avec une pommade à l'oxyde de zinc.

Existe-t-il une abondante secrétion de lamelles épidermiques, on obtiendra d'heureux résultats de frictions avec l'huile de cade pure ou mitigée par l'addition d'huile d'amandes douces. Si l'huile de cade est pure, on ne devra en faire l'application que tous les deux ou trois jours.

L'huile de cade possédant une odeur très-désagréable, M. Bazin a expérimenté l'huile de pin, qui n'a point d'odeur et est limpide, mais n'a pas obtenu de succès.

On pourra encore prescrire la pommade au calomel et au tannin, au sous-carbonate de soude, le glycérolé de tannin, les lotions avec une solution alcaline.—Eau de son, 500 grammes ;

glycérine, 30 grammes ; carbonate de soude, 0,25 à 1 gramme. — Enfin des bains alcalins, des bains de vapeur, douches alcalines ou de vapeur.

En outre de ce traitement local, il faut recourir à un traitement général en rapport avec la nature du pityriasis, c'est-à-dire un traitement parasiticide, antiarthritique ou antiherpétique.

DU PSORIASIS.

Définition. — Le psoriasis est une affection de la peau caractérisée à sa période d'état par des squames sèches, épidermiques, lamelleuses, épaisses, adhérentes, offrant tantôt une couleur d'un blanc terne, tantôt une couleur argentée ou nacrée, squames qui constituent des plaques écailleuses de forme et d'étendue variables, et au-dessous desquelles on constate une saillie plus ou moins grande des téguments et une rougeur qui rappelle quelquefois la teinte des syphilides.

Symptomatologie. — Nous partagerons la description de cette affection en trois parties correspondant aux périodes d'éruption, d'état et déclin.

Première période, d'éruption. — Dans le plus grand nombre des cas, le psoriasis apparaît d'emblée et n'est pas précédé de phénomènes précurseurs ; quelquefois cependant on constate l'existence d'un prurit plus ou moins intense avant l'apparition de l'éruption, ou bien celle-ci est précédée d'un pityriasis de même nature ou de nature différente, d'un lichen généralisé ou circonscrit, d'une syphilide, et alors il y a transformation *in situ* d'une affection en une autre.

Quoi qu'il en soit, il débute par de petites saillies papuleuses qui se recouvrent de squames quelquefois très-étroites (psoriasis punctata) ; dans d'autres circonstances, la saillie est plus large, arrondie, bombée au centre et déprimée à la circonférence (psoriasis guttata) ; ou, au contraire, l'élévation est déprimée à son centre, relevée sur ses bords, et entourée d'une ligne rougeâtre ; si la goutte du psoriasis guttata s'étend par sa circonférence, ou si autour d'une plaque de psoriasis s'en forment d'autres qui se réunissent à elles, on voit le psoriasis revêtir la forme de surfaces nummulaires (psoriasis nummulaire); les plaques de psoriasis nummulaire peuvent à leur tour se réunir, se fusionner et former des surfaces anguleuses et losangiques (psoriasis diffusa), ou enfin les saillies du psoriasis guttata peuvent se réunir, suivant la direction d'une ligne plus ou moins droite, d'une bande (psoriasis gyrata), ou suivant une ligne circulaire ou demi-circulaire (P. circinata).

Toutes ces variétés de forme n'ont qu'une importance secondaire, et dans l'une ou dans l'autre le psoriasis est toujours caractérisé par de la rougeur, de la surélévation au-dessus des parties environnantes et des squames.

Les saillies papuleuses du psoriasis sont le siége d'une rougeur dont on peut quelquefois constater l'existence au pourtour des plaques ou lorsque les squames présentent des fissures, mais qui n'est en général visible que lorsque les squames ont été enlevées à l'aide de bains ou d'applications liquides, telles que la glycérine, l'huile de cade, etc. La nuance de cette rougeur varie à l'infini : rosée dans quelques cas, elle est d'un rouge vif dans d'autres et se rapproche le plus souvent de la teinte cuivrée des syphilides.

La surélévation de la tache psoriasique au-dessus des parties environnantes est en général plus marquée au centre; quelquefois cependant la circonférence de la plaque est plus élevée que la partie médiane. Cette saillie reconnaît pour cause l'hypertrophie de la peau et la superposition des squames; elle constitue un élément important dans le diagnostic de cette affection.

Les squames sont constituées par des lamelles blanches, nacrées, argentées, adhérentes aux téguments sur lesquels elles reposent, et dont on ne les détache qu'avec quelque difficulté; la face interne de la partie exfoliée, de la squame, offre des saillies et des dépressions correspondant aux saillies papillaires et à leurs intervalles.

La face externe, au contraire, est irrégulière, offre une couleur micacée et d'un blanc d'argent ou un aspect terne; c'est dans ce cas que les taches de psoriasis guttata ont pu être comparées avec justesse aux taches de bougie ou à de petits morceaux de plâtre. Ces squames psoriasiques sont formées par la réunion de lamelles épidermiques plus ou moins nombreuses mêlées à un exsudat peu abondant.

Le psoriasis débute, en général, par les coudes et les genoux, se répand de là sur le tronc et gagne ainsi successivement toutes les parties du corps, voire même la tête et la face.

On a écrit à tort que le psoriasis de la face était rare. On peut l'observer, en effet, assez souvent, mais il est ordinairement confondu avec une autre affection, parce que les squames n'existent presque jamais, les malades, pour masquer leur éruption, ayant soin de les détacher, ou leur chute ayant lieu spontanément à cause de la finesse de la peau.

Le siége du psoriasis varie avec la nature de cette affection : si le psoriasis est artificiel, il est limité aux points d'application de l'agent producteur ; est-il arthritique, il n'occupe que les parties découvertes : le cuir chevelu, la paume des mains, la plante des pieds ; est-il enfin herpétique, il débute par les coudes et les genoux et s'étend à toute la surface du corps.

Seconde période ou d'état. — Quand le psoriasis a acquis un certain développement, il cesse de s'étendre, reste stationnaire, et alors commence la seconde période, caractérisée par la persistance des phénomènes que je viens d'indiquer. Toutefois, il n'est pas très-rare de voir apparaître des recrudescences dans le cours de cette période d'état, et alors l'extension de l'affection revêt tantôt une marche aiguë, tantôt une marche lente et chronique.

Dans le premier cas on observe une rougeur érythémateuse qui, née des plaques psoriasiques, gagne progressivement les parties environnantes et ne tarde pas à se recouvrir de squames minces, foliacées et analogues à celles du pityriasis inflammatoire ; quelquefois même, la surface malade est suintante comme celles qui sont le siége de l'eczéma ; mais l'absence de croûtes jaunes et épaisses, et de l'état ponctué des téguments, le début de l'affection par les coudes et les genoux, les caractères de l'éruption à son origine, caractères qu'un interrogatoire habile pourra révéler, cet ensemble de connaissances empêchera de tomber dans l'erreur.

Dans le second cas, l'extension se fait lentement et par l'addition de nouvelles plaques.

L'existence d'un psoriasis peut se concilier avec une santé parfaite; aussi quelques dermatologistes ont-ils avancé que le psoriasis était une affection que l'on ne rencontrait que chez les personnes robustes.

Cependant, on voit chaque jour des individus frêles et délicats en être affectés; aussi ne saurait-on admettre d'une manière absolue l'assertion précédente.

On a également imprimé que cette affection était rare chez les femmes et les petites filles; or, nous avons observé de nombreux exemples d'enfants du sexe féminin affectés de psoriasis.

Troisième période ou de déclin.— Le psoriasis peut s'invétérer et persister jusqu'à la mort du malade (P. herpétique). Alors le psoriasis recouvre toute la surface du corps; des fissures et des crevasses se produisent au niveau des articulations que le malade ne peut désormais faire jouer sans douleur, et un moment arrive où les organes digestifs s'altèrent et où la quatrième période de la dartre commence, c'est-à-dire où les altérations organiques, l'asthme, la bronchite, le cancer apparaissent et constituent autant de causes d'une mort plus ou moins prochaine.

Si, au contraire, le psoriasis disparaît et guérit (psoriasis arthritique), les squames deviennent de moins en moins nombreuses, et, si après s'être détachées de la surface malade, elles se reproduisent encore pendant un certain temps, du moins leur quantité diminue-t-elle de jour en jour; la saillie sur laquelle elles reposent s'affaisse progressivement, et enfin la teinte rouge des téguments devient de moins en moins intense, en sorte qu'après un certain laps de temps il n'existe plus à la place des saillies recouvertes de squames que des taches plus ou moins rouges, taches qui s'effacent elles-mêmes plus ou moins rapidement, et il ne reste aucun stigmate de l'existence passée du psoriasis.

Marche, durée, terminaison. — Le psoriasis présente le plus souvent une marche chronique; toutefois la variété arthritique, dite scarlatiniforme, a ordinairement une marche aiguë et disparaît dans l'espace de quelques semaines. M. Devergie admet un psoriasis aigu, « forme rarement primitive et se montrant ordinairement après plusieurs mois ou plusieurs années de l'existence d'un psoriasis chronique. » Or, ce n'est pas là une forme aiguë, mais une exacerbation passagère de l'affection chronique, qui se généralise en peu de temps et revient après un mois ou six semaines à son état primitif.

La durée du psoriasis est d'ailleurs variable suivant sa nature : est-il de cause externe, il peut disparaître en peu de temps, si l'on fait cesser la cause; est-il arthritique, il peut récidiver, mais du moins disparaît à une certaine période de la vie du malade; est-il enfin herpétique, sa durée est indéterminée : à peine disparu sous l'influence d'un traitement approprié, il reparaît et à chaque récidive tend à envahir des surfaces plus étendues.

Anatomie pathologique. — M. Bazin professe que le psoriasis a son siége dans l'organe sécréteur de l'épiderme, la papille épidermique; en Allemagne, on enseigne que dans cette affection existe une hyperémie du derme, suivie d'une infiltration séreuse non assez considérable pour soulever l'épiderme et donner naissance à des vésicules, hyperémie pendant laquelle le corps papillaire produit un épiderme anormal, qui, mêlé à un exsudat peu abondant, se détache en écailles assez grandes.

Diagnostic. — Nous avons indiqué les caractères différentiels du pityriasis et du psoriasis.

L'icthyose, affection congénitale et caractérisée par des écailles répandues sur toute la surface du corps, ne peut être confondue avec le psoriasis, affection non congénitale, limitée souvent à une région, surtout aux coudes et aux genoux, et caractérisée par des écailles blanches, argentées.

Le diagnostic du psoriasis et de l'eczéma offre des difficultés, si l'affection siége exclusivement au cuir chevelu ou dans la paume de la main; en effet, le psoriasis de la tête est quelquefois accompagné de suintement; mais ce suintement est peu abondant; d'ailleurs, la quantité des squames est beaucoup plus grande dans le psoriasis que dans l'eczéma, et si l'on examine attentivement toutes les surfaces malades et principalement la partie supérieure du front, on pourra constater les caractères types du psoriasis.

Quant au psoriasis palmaire, il se distingue de l'eczéma palmaire par les caractères suivants : on constate alors l'existence de plaques circonscrites, séparées les unes des autres par des intervalles de peau saine et recouvertes de squames blanches et argentées, tandis que l'eczéma occupe toute la région palmaire, présente des crevasses plus nombreuses et profondes.

Du reste, le diagnostic du genre a alors peu d'importance; car psoriasis et eczéma palmaires ont la même origine, sont l'un et l'autre arthritiques.

L'herpès circiné n'offre qu'une analogie de forme avec le psoriasis; en effet, il n'existe dans l'herpès qu'une rougeur érythémateuse recouverte ou non de vésicules et de petites croutelles, tandis que le psoriasis est caractérisé par une élévation papuleuse recouverte de squames épaisses, nacrées et argentées. D'ailleurs, l'examen microscopique révèle dans un cas l'existence de spores et de tubes, et dans l'autre celle de cellules épithéliales.

Le psoriasis peut être confondu avec le lichen syphilitique ou avec la syphilide tuberculeuse de la paume de la main. Mais, dans le premier cas, les papules ont une couleur cuivrée et sont recouvertes de squames peu abondantes; il n'existe pas de démangeaisons et on peut constater les traces des accidents primitifs; la syphilide tuberculeuse a débuté par des tubercules dont on constate encore la présence, ou à la préexistence desquels on peut remonter en interrogeant le malade, s'ils ont disparu; enfin l'éruption syphilitique offre une coloration cuivrée et ne donne jamais naissance à une desquamation abondante, etc.

Le cas le plus embarrassant est celui où le malade, d'abord affecté de syphilis, est atteint consécutivement de psoriasis palmaire arthritique. Un médecin prévenu pourrait croire à une relation entre l'affection palmaire et la syphilis; mais l'insuccès du traitement spécifique fera bien vite reconnaître l'erreur, et si alors on met en usage les alcalins, l'huile de cade, on obtiendra une prompte guérison.

Le lichen circonscrit n'offre qu'une analogie éloignée avec le psoriasis ; en effet, il est caractérisé par des papules, donne naissance à une desquamation farineuse et n'occupe pas les régions qui sont le siége de prédilection du psoriasis.

L'érythème pellagreux ne saurait être confondu avec le psoriasis que par un observateur inattentif.

Pronostic. — Le pronostic du psoriasis varie avec la nature de l'affection : insignifiant, s'il est de cause externe, puisqu'il disparaît avec la cessation de la cause, le psoriasis est une affection très-fâcheuse s'il est herpétique : alors, en effet, il est sujet aux récidives, s'étend à la presque totalité de la surface du corps et finit par prendre droit de domicile dans l'économie.

La gravité est moindre si le psoriasis est arthritique, parce qu'il est limité à quelques régions ; peut guérir sous l'influence d'un traitement approprié, disparaît même spontanément à une époque de la vie du malade.

Etiologie. — Il existe un psoriasis de cause externe et un psoriasis de cause interne.

Le psoriasis de cause externe occupe des régions spéciales : la partie située au-dessous de la rotule chez les personnes qui, par piété, se mettent fréquemment et restent longtemps à genoux; la face dorsale des articulations des phalanges chez certains artisans, etc. Il est dans ces cas toujours facile à reconnaître par la localisation de l'affection, l'aspect terne des écailles, les antécédents, etc.

Le psoriasis de cause interne est arthritique ou herpétique. Ces deux espèces relèvent des mêmes causes que toutes les arthritides et les herpétides.

Causes du psoriasis.

Psoriasis de cause externe.	Dû au frottement continuel de certaines parties contre des corps durs.	
Psoriasis de cause interne.	Arthritique.	Scarlatiniforme. Nummulaire.
	Herpétique.	

Traitement. — Envisagé comme affection générique, le psoriasis nécessite le traitement local suivant : chaque soir, le malade doit faire des frictions sur toutes les parties affectées, avec de l'huile de cade pure ou légèrement mitigée par l'addition d'huile d'amandes douces ; il laisse une légère couche de cette huile à la surface de la peau et se couche avec la chemise qui en est imprégnée. En outre, on fait prendre un bain alcalin ou de vapeur tous les deux ou trois jours. Ce traitement donne des résultats merveilleux et amène la disparition de l'éruption en six semaines à deux mois ; malheureusement il répugne souvent aux malades à cause de l'odeur désagréable de l'huile de cade. On peut alors ordonner des pommades à l'huile de cade, au goudron, au précipité blanc. — L'huile de pin a été aussi inefficace contre le psoriasis que contre le pityriasis.

Hébra a récemment recommandé une solution assez concentrée de sulfure de chaux (pr. : soufre lavé, 1 kilog. ; chaux vive, 500 grammes ; laissez cuire avec eau commune, 12 kilog. jusqu'à réduction à 6 kilog. ; filtrez la liqueur refroidie). Hébra fait frictionner énergiquement avec un morceau de flanelle imbibé de cette solution toutes les parties malades jusqu'à ce que les squames soient complétement enlevées et le corps papillaire mis à nu ; alors le malade prend un bain chaud d'une heure, et en sortant du bain enduit les parties malades avec un corps gras quelconque (huile de morue ou pommade au goudron).

Mais, en outre du traitement local imposé par l'affection générique, il faut toujours conseiller un traitement antiarthritique ou antiherpétique contre les psoriasis de cause interne, si l'on ne veut pas s'exposer à voir réapparaître l'affection peu de temps après sa disparition.

DES AFFECTIONS SPÉCIALES DE LA PEAU

AFFECTIONS DE CAUSE EXTERNE.

Nous avons partagé les affections de cause externe en *affections produites par une cause mécanique ou physique* et en affections *provoquées ou artificielles.*

§ 1. — AFFECTIONS DE CAUSE MÉCANIQUE OU PHYSIQUE.

Affections érythémateuses.

Des éruptions érythémateuses naissent physiquement sous l'influence de l'action prolongée des rayons solaires sur la peau de l'homme, *erythema a solare, coup de soleil,* ou au contraire sous l'influence du froid, *engelure, érythème pernio ;* par suite du séjour entre deux surfaces cutanées adossées, d'un liquide irritant, *intertrigo ;* ou enfin consécutivement à une pression lente exercée sur la peau, telle que celle qui a lieu chez les individus soumis à un décubitus longtemps prolongé. *Erythème paratrime d'Alibert.*

A. *Erythème solaire.* — *Symptomatologie.* — Il consiste le plus souvent en une véritable rubéfaction de la peau, c'est-à-dire en une coloration d'un rose tendre ou d'un rouge intense, disparaissant sous la pression du doigt et accompagnée de sensations de chaleur et de cuisson. Après dix-huit, trente-six heures ou quelques jours de durée, la teinte rouge pâlit, s'efface; la peau devient le siége d'une exfoliation légère, de quelques démangeaisons, et tout disparaît. Mais si l'exposition au soleil a été prolongée, ou si les rayons étaient très-ardents, on peut voir survenir de petites vésicules à la surface de la partie affectée ; quelquefois même naît une inflammation phlegmoneuse.

Le plus ordinairement l'érythème solaire n'est pas accompagné de symptômes généraux ; dans des cas heureusement rares, on constate cependant de la fièvre, de la céphalalgie, de la soif, de l'insomnie, du délire maniaque, et la mort ne tarde pas à arriver.

A l'autopsie, on trouve tous les phénomènes d'une congestion cérébrale ou d'une méningite.

Ces accidents graves s'observent seulement pendant les étés très-chauds ou sous le soleil ardent des régions équatoriales, et consécutivement à l'érythème solaire de la face et du cuir chevelu.

Cet érythème étant dû à l'action des rayons solaires sur la peau ne s'observe que sur les parties découvertes, le cuir chevelu, la face, le cou, les mains, la poitrine, les jambes et les pieds. Il naît d'autant plus facilement que la peau est plus fine ; aussi l'observe-t-on souvent chez les enfants.

On établira toujours facilement le diagnostic de cette espèce d'érythème en se fondant sur son apparition subite, après l'exposition au soleil, sur sa forme diffuse et mal arrêtée, etc.

Le *pronostic* est en général bénin. Il ne devient grave que si des accidents cérébraux apparaissent.

Le *traitement* ne diffère pas de celui de la brûlure au premier degré, et consiste dans des applications d'eau froide, de liniment oléo-calcaire, etc.

Contre les accidents cérébraux on mettra en usage la médication antiphlogistique locale et générale, on conseillera l'application de vessies de glace sur la tête, des révulsifs intestinaux, etc.

B. *Erythème pernio ou engelure.* — Cet érythème est caractérisé par une rougeur congestive plus ou moins vive occupant, en général, les doigts des mains ou des pieds, plus rarement le nez, les oreilles ; cette rougeur devient de plus en plus foncée et acquiert une teinte violacée ; elle est accompagnée de tuméfaction des parties affectées, d'une sensation de chaleur, de tension, de prurit qui porte les malades à se gratter; ces sensations augmentent sous l'influence de la chaleur d'un foyer ou du lit et se calment pendant la journée.

Là peuvent se borner les phénomènes par lesquels est caractérisée l'engelure et, après un temps variable, la rougeur, la tuméfaction diminuent et disparaissent. Mais quelquefois on voit apparaître des phlyctènes remplies d'une sérosité roussâtre, qui ne tardent pas à se rompre, et au-dessous desquelles on constate l'existence d'exulcérations devenant bientôt de véritables ulcères dont le fond est blafard, grisâtre, qui n'ont pas de tendance destructive bien marquée, mais aussi pas de tendance à la cicatrisation et sont accompagnées de douleurs assez vives.

L'engelure reconnaît comme cause première le froid et comme causes prédisposantes l'enfance et le tempérament lymphatique. Chez les enfants lymphatiques, elle persiste souvent pendant tout l'hiver et ne disparaît qu'à l'approche de l'été. Lorsqu'elle apparaît chez des enfants scrofuleux, elle peut persister en l'absence de la cause première, c'est-à-dire du froid, et exister pendant toute l'année : alors il semble, selon l'expression de M. Bazin, que la scrofule trouvant une manifestation toute préparée s'en empare et la perpétue en l'absence de la cause. L'engelure est devenue, dès lors, une manifestation scrofuleuse.

Le diagnostic de l'engelure est en général très-facile et je crois qu'il suffit de signaler la possibilité d'erreur avec le lupus érythémeux, l'acné rosée, si elle siége à la face ; avec l'érythème papulo-tuberculeux, si elle siége aux membres supérieurs, etc., pour qu'on évite de la commettre.

Traitement. — On a conseillé comme traitement préventif contre l'engelure les lotions avec l'eau-de-vie, les frictions avec la neige, l'usage habituel de l'eau froide, tous les moyens propres, en un mot, à réveiller l'activité fonctionnelle de la peau.

Lorsque l'engelure existe et est à l'état érythémateux, on conseille un grand nombre de topiques dont bien peu ont de l'efficacité réelle : les meilleurs sont la solution ou la pommade au sous-acétate de plomb, la solution de sublimé au 1/300 ou au 1/000, le cérat opiacé, le cérat saturné, la glycérine, le liniment oléo-calcaire.

Si des ulcères existent, on excitera leur vitalité en les lavant avec de l'eau additionnée de vin aromatique et on les pansera avec le cérat saturné.

C. *Intertrigo.* — On peut l'observer dans toutes les parties du corps où la peau est adossée à elle-même, c'est-à-dire au pli des seins, aux aisselles, derrière les oreilles, aux plis génito-cruraux, aux bourses chez les hommes, aux grandes lèvres chez la femme ; par suite du contact de la peau à elle-même dans ces diverses régions, la sueur stagne, s'altère, devient irritante et produit l'érythème.

L'intertrigo s'observe principalement dans l'enfance et à l'âge critique ; chez les personnes qui transpirent abondamment, telles que les arthritiques.

Mais la sueur n'est pas le seul liquide dont le contact entre deux surfaces cutanées détermine de l'intertrigo ; on voit cette affection apparaître sous l'influence de flueurs blanches, du liquide qui s'écoule par les fistules vésico-vaginales, etc.

L'intertrigo est caractérisé par une rougeur diffuse qui débute par le fond du pli cutané, s'étend peu à peu jusqu'à ce qu'elle ait envahi toute l'étendue des surfaces en contact, et ne dépasse pas alors cette limite, à moins de complication. Pendant les premiers temps de la durée de l'intertrigo, le malade éprouve seulement des démangeaisons; plus tard l'épiderme se détruit et le derme mis à nu devient le siége d'une sécrétion muco-purulente, *intertrigo purifluens.*

Tel est l'intertrigo qui apparaît chez une personne exempte de toute maladie constitutionnelle; lorsque cette affection naît, au contraire, chez un individu scrofuleux ou arthritique, elle subit des modifications par suite de l'existence de la maladie constitutionnelle. (Voyez scrofulides et arthritides.)

Diagnostic. L'intertrigo pourrait être confondu avec l'eczéma, mais l'intertrigo est caractérisé par une tache érythémateuse et l'eczéma par des vésicules. Cette dernière affection ne reste pas limitée aux parties adossées, et le liquide sécrété se concrète en squames plus ou moins humides et épaisses ; il existe d'ailleurs, en général, plusieurs plaques eczémateuses.

Pronostic. L'intertrigo n'offre pas de gravité et constitue seulement une affection gênante, incommode et souvent rebelle.

Traitement. Il convient avant tout d'isoler les surfaces contiguës à l'aide d'un linge de toile, de saupoudrer les parties malades avec les poudres d'amidon, de tan, de lycopode, qui réussissent mieux que les corps gras.

Si l'intertrigo est ancien, on conseillera des lotions avec des liquides astringents et substitutifs, tels que la solution d'alun, de nitrate d'argent, le vin aromatique additionné d'eau, etc.

D. *Erythème par décubitus prolongé ou paratrime.* — Il existe sur les points du corps qui supportent pendant longtemps une pression prolongée ; la pression est d'ailleurs favorisée dans la production de l'érythème par la position déclive des parties comprimées et partant par la stagnation du sang ; par le contact des sécrétions cutanées, quelquefois même dans les maladies graves, par celui des matières fécales ou urinaires et l'affaiblissement de l'économie.

L'érythème est caractérisé par une rougeur marbrée, plus intense là où la pression est le plus développée, indolente et accompagnée seulement d'un peu de prurit et de chaleur ; mais à un moment donné, une douleur fixe, continue et sourde apparaît et l'on constate au milieu de la tache érythémateuse un point bleuâtre, insensible, et indice de la mortification des tissus comprimés.

Le traitement consiste à empêcher le décubitus prolongé, c'est-à-dire à changer la position du malade, à renouveler fréquemment son linge, à user de grands soins de propreté, à saupoudrer les surfaces érythémateuses de poudre d'amidon ou de tan, ou à les laver avec des liquides astringents, tels que la décoction de quinquina, l'infusion de roses de Provins, etc.

Urticaire mécanique.

De petits poils microscopiques se détachent du corps des chenilles de plusieurs bombyces, *processionnaires*, lors de leur transformation en chrysalide, se répandent dans l'air et vont s'enfoncer dans la peau qu'ils irritent : de cette irritation résultent du prurit et des éruptions qui consistent le plus souvent dans des papules d'urticaire, quelquefois dans des taches érythémateuses et qui plus rarement sont pustuleuses.

Les actinies et les méduses, orties de mer, déterminent aussi des phénomènes d'urtication plus ou moins prononcés l'appareil urticant des méduses est constitué par des dards ou pointes aiguës que l'animal découvre pour attaquer ou se défendre.

Éruptions papuleuses mécaniques.

Les piqûres de punaises déterminent des saillies papuleuses rosées ou rouges, dont le sommet est quelquefois soulevé par de la sérosité, et qui sont accompagnées de douleur et de prurit.

Ces papules se différencient des piqûres de puces caractérisées par une tache hémorrhagique centrale, entourée d'une zone congestive ; de l'urticaire, dont les éléments sont intermittents, accompagnés de vives démangeaisons, et réapparaissent consécutivement à de légères frictions ; de l'épinyctide, caractérisée par la sensation nocturne de milliers d'insectes qui parcourent la peau et par d'atroces démangeaisons, sans que l'on constate aucune éruption cutanée.

Éruptions vésiculeuses et pustuleuses mécaniques.

Le rouget, arachnide très-répandu dans les campagnes, s'insinue au-dessous de l'épiderme et jusque dans les follicules des poils; alors apparaissent des rougeurs, du gonflement, des vésicules, quelquefois même de l'ecthyma et existent des démangeaisons très-vives.

Crasses non parasitaires.

On désigne ainsi une altération cutanée, causée par une lésion sécrétoire. Cette affection s'observe presque exclusivement chez les enfants à la mamelle et consiste en un enduit sébacé de la tête, mêlé à des débris épidermiques, exhalant une odeur fade et nauséeuse, enduit d'abord assez mou, mais se desséchant ensuite et prenant alors la forme d'écailles larges, irrégulières et adhérentes. Si, cédant au préjugé vulgaire, on respecte ces crasses, la papille pileuse, privée d'air et de lumière, s'atrophie graduellement et s'oblitère, et le petit malade est condamné à une calvitie définitive.

Il faut donc se hâter de débarrasser l'enfant de ces crasses : on y parviendra facilement en appliquant des cataplasmes, faisant ensuite des lotions alcalines et des onctions avec un corps gras, huile d'amandes douces, jaune d'œuf, glycérine, etc.

§ 2. — AFFECTIONS PROVOQUÉES OU ARTIFICIELLES.

M. Bazin désigne sous le nom d'affection provoquée, toute congestion ou inflammation de la peau déterminée par une cause d'ordre physique, qui n'agit sur le tissu cutané qu'au titre de stimulus morbide, ou agent provocateur.

Il partage les affections provoquées en deux sections :

1° Les affections provoquées directes, de beaucoup les plus nombreuses ;

2° Les affections provoquées indirectes ou pathogénétiques.

Nous avons déjà dit que les premières étaient le résultat de l'action sur la peau de substances irritantes, de parasites, etc., et que les secondes naissaient après l'absorption de principes morbifiques, tels que le copahu, l'alcool, les moules (V. p. 4).

Nous diviserons pour la commodité de l'étude, les affections provoquées directes, en affections provoquées non parasitaires et en affections provoquées parasitaires. Nous avons donc trois grands groupes d'affections provoquées : les affections non parasitaires, les affections parasitaires et les affections pathogénétiques.

Avant d'étudier ces diverses affections spéciales de cause externe, nous croyons utile de placer sous les yeux du lecteur les caractères communs qu'elles présentent, tels que M. Bazin les a indiqués dans son *Traité des affections artificielles*.

Caractères communs des affections provoquées. — 1° Leur siége topographique ordinaire est aux parties découvertes, les plus exposées à l'action des causes. Elles se développent surtout à la face, au front, aux mains, aux avant-bras, à la partie antérieure de la poitrine, aux jambes et aux pieds ; les parties génitales constituent, pour beaucoup d'entre ces affections, un véritable siége de prédilection, ce qui s'explique par le transport, au moyen de la main, de l'agent provocateur ; la gale en fournit un exemple. Il est enfin des cas où l'éruption artificielle est généralisée à toute la surface du corps, mais alors même, elle est surtout prononcée dans les régions que je viens de vous signaler.

2° *Forme.* — Tandis que les éruptions constitutionnelles ont habituellement une forme qui leur est propre, forme nummulaire et nettement arrêtée pour les arthritides, sinueuse et figurée en arcs de cercles pour les syphilides, les éruptions artificielles prennent les aspects les plus divers, suivant les mille circonstances qui peuvent présider à leur développement. Tantôt et le plus souvent, elles sont diffuses, mal dessinées, vagues dans leurs contours, sans avoir la symétrie des herpétides; rien de normal, d'habituel, tout semble donné au hasard; tantôt, au contraire, leurs éléments se disposent avec une régularité si grande, que ce signe suffit à lui seul pour établir aussitôt le diagnostic : je parle surtout en ce moment des éruptions déterminées par certains emplâtres, onguents ou pommades (toiles vésicantes, diachylon thapsia, emplâtre de Vigo *cum mercurio*, onguent napolitain en frictions, etc.). Telles sont encore les éruptions qui annoncent au début la germination de l'achorion et du trichophyton (anneaux herpétiques, disques érythémateux, etc.) ; mais la forme est ici le fait du parasite, dont elle représente exactement le mode de propagation.

3° Le *mode pathogénique* n'est pas moins irrégulier et variable que la forme ; on trouve souvent réunis sur un petit espace tous les degrés de la dermite à la fois. Les éruptions constitutionnelles sont en général caractérisées par un seul élément anatomique ou par un élément prédominant : c'est de l'eczéma, c'est de l'herpès, ou bien du psoriasis, du pytiriasis, du lichen, etc. Ils n'en est pas ainsi généralement des éruptions artificielles qui sont au contraire remarquables par la multiplicité des lésions primitives : à côté de papules, on trouve des pustules; ici, la vésicule de l'eczéma; la bulle pemphigoïde, la large phlyctène ; un peu plus loin, des furoncles, de véritables phlegmons, etc. C'est ainsi que, dans la gale, existent des éléments extrêmement variés : la papulo-vésicule, les sillons, la pustule ecthymatique, le prurigo, l'eczéma, et on sait quelle importance a pour la diagnose cet aspect protéiforme.

Ici encore, nous devons excepter les éruptions qui résultent de frictions ou applications méthodiques des agents irritants.

Le mode pathogénique est d'ailleurs sujet à varier suivant la nature de l'agent, suivant qu'il attaque de préférence tel ou tel élément de la membrane cutanée.

4° Les *sensations* éprouvées par les malades sont également très-variables. Certaines éruptions provoquées sont complétement indolentes ; quelques-unes s'accompagnent de démangeaisons fort vives : ainsi le lichen tropicus. Mais le plus grand nombre déterminent, à leur début, et pendant leur période d'acuité, de la chaleur, de la cuisson, des élancements douloureux, phénomènes qui durent peu en général, et auxquels succède un prurit plus ou moins intense.

5° L'*intensité* dépend de la force de l'agent, de sa durée d'action, et de la sensibilité du sujet à en subir l'influence. Elle n'est pas la même sur tous les points de la lésion, et varie de la simple rubéfaction au degré le plus avancé de la dermite.

6° La *marche* de ces affections est très-importante à considérer : le plus souvent elle est progressive et ascendante, si la cause persiste, et celle-ci doit alors être supprimée sans délai; ou bien, la lésion arrive à un certain état autour duquel elle oscille indéfiniment, et c'est ainsi qu'elle peut se perpétuer pendant des mois et des années. Parfois au contraire, il s'établit une sorte d'accoutumance de la peau à l'influence de l'agent qui cesse, après un temps variable, de l'impressionner ; ceci nous explique comment un grand nombre d'ouvriers peuvent impunément se livrer à des occupations qui, au début, les avaient fort incommodés ; mais cette immunité ne se maintient pas en dehors du milieu qui l'a fait naître, et la peau doit, pour la reconquérir, subir de nouveau toute l'action de la cause irritante.

Ce que l'on doit noter avant tout, comme le fait le plus général dans l'histoire des affections artificielles, c'est leur décroissance rapide, quand la cause n'existe plus, c'est leur guérison toujours prompte et radicale, quand aucun vice constitutionnel ne leur a imprimé son cachet de lenteur et de chronicité.

7° *Durée.* — Jamais, en effet, plus juste application n'a été faite de cet ancien adage : *Sublatâ causâ, tollitur effectus.* Cependant les éruptions provoquées ont, par elles-mêmes, et indépendamment de la cause, une certaine durée : la peau ne peut revenir brusquement à son état normal, mais cette durée est courte ; elle oscille entre trois et vingt-cinq jours.

8° La cause est généralement facile à saisir, et les effets qu'elle détermine sont proportionnels à son intensité, ce qui distingue les affections artificielles simples des affections mixtes qui résultent tout à la fois et de l'agent externe et de l'influence constitutionnelle ou diathésique. Souvent le malade fixera tout d'abord le jugement du médecin en dévoilant lui-même la cause de son mal ; on sera mis d'ailleurs sur la voie par l'aspect singulier de l'affection, par son siége, par la forme et la multiplicité des éléments qui la composent : les renseignements fournis par le malade feront le reste, s'il n'a point intérêt à cacher la vérité.

9° Les éruptions provoquées de nature spécifique sont caractérisées par leur marche régulière et la période d'incubation qui les précède ; de plus, elles sont généralement contagieuses.

10° Il est des circonstances accidentelles qui peuvent jeter une vive lumière sur le diagnostic ; ainsi, l'odeur de térébenthine exhalée par un malade, fera penser à un accident causé par cette substance ; tel autre a les cheveux verdâtres, un troisième a les ongles fortement colorés en jaune : on est en présence d'éruptions professionnelles déterminées, dans un cas par les préparations de cuivre, et dans l'autre par les verts arsenicaux. Enfin, l'agent provocateur laisse parfois, sur le lieu même de l'éruption, des traces révélatrices de son passage.

11° Le traitement est rapidement efficace dans les éruptions artificielles ; il suffit même le plus souvent, comme je vous l'ai dit plus haut, d'éloigner la cause, pour voir presque aussitôt décroître et cesser les accidents. Or, on n'en peut dire autant des affections constitutionnelles.

Deux ordres de causes agissent pour produire les éruptions artificielles : les unes sont provocatrices ou déterminantes, les autres sont prédisposantes.

Les premières peuvent appartenir aux trois règnes de la nature ; elles agissent en irritant le tissu dermique. Les agents irritants sont gazeux, liquides ou solides.

Gazeux, ils sont chargés de principes âcres, irritants ou toxiques, de corps solides impalpables qui agissent sur les téguments et déterminent des éruptions.

Liquides, ils agissent soit par suite de leurs propriétés spéciales, soit en vertu des principes qu'ils tiennent en dissolution ou en suspension.

Solides, ils agissent par leur dureté, leur résistance, leur température ; quelquefois même ils pénètrent dans la peau : ainsi se comportent, du reste, certains parasites végétaux, l'acarus.

La composition chimique des substances explique souvent leur action : ainsi quelques-unes dégagent, à une faible température, des principes volatils irritants, des huiles essentielles, moutarde, térébenthine ; d'autres agissent en se combinant avec les tissus et les irritants.

Un grand nombre d'agents jouissent d'une sorte de propriété élective et agissent sur tel ou tel élément de la peau, sur le réseau vasculaire, les papilles, les follicules sébacés, les glandes sudoripares, les aréoles dermiques : de là érythèmes, papules, vésicules, pustules.

Causes prédisposantes. — L'enfant nouveau-né ou à la mamelle est exposé aux éruptions cutanées, provoquées ou artificielles, par suite de la finesse de la peau, du frottement des linges qui l'entourent, du contact de l'urine, des matières fécales.

La femme y serait plus exposée que l'homme, à cause de la délicatesse de sa peau, si ce dernier n'exerçait des professions qui l'obligent à manier des substances irritantes.

Les personnes lymphatiques subissent plus facilement l'action des agents artificiels que les individus bilieux et sanguins.

Enfin, il existe une aptitude spéciale pour chaque individu. En effet, la peau n'est pas également sensible, chez toutes les personnes, aux divers agents d'irritation ; elle ne répond pas toujours, et nécessairement de la même façon, à un même agent d'irritation. D'autre part, tous les points de la peau d'un même individu ne sont pas également sensibles aux irritants ; il est des parties où la peau est très-fine ; d'autres, où elle est très-épaisse.

1° AFFECTIONS PROVOQUÉES NON PARASITAIRES.

Tantôt elles sont simples et caractérisées par l'existence d'une lésion élémentaire unique ; tantôt elles sont caractérisées, au contraire, par la présence de plusieurs lésions élémentaires, de papules, de pustules, de vésicules.

(*a*) **Affections provoquées caractérisées par une lésion élémentaire unique.**

AFFECTIONS ÉRYTHÉMATEUSES.

On a donné spécialement le nom de rubéfiants, en thérapeutique, aux substances qui, appliquées sur la peau, ont la propriété d'y provoquer une congestion active. Les principales de ces substances sont : la farine de moutarde, l'ail pilé, la poix de Bourgogne, la clématite, la renoncule scélérate, etc.

Chacun connaît les effets classiques de la farine de moutarde : quelques minutes après l'application de cette substance, on éprouve une sensation de picotements qui augmente à chaque instant et se convertit bientôt en une sensation de brûlure ; simultanément la peau revêt une coloration d'un rouge intense et devient turgide. Tous ces phénomènes disparaissent après l'enlèvement de la farine ; la rougeur persiste cependant quelquefois assez longtemps.

Urticaire provoqué direct. — Il est produit par le contact de l'ortie ou urtica urens. A peine la peau a-t-elle subi les atteintes de cette plante, qu'on voit apparaître des papules blanches, entourées d'une légère teinte rosée et accompagnées d'un sentiment de cuisson brûlante. Après quelques minutes, toute trace de l'éruption a disparu.

Les propriétés irritantes de l'ortie sont dues à un liquide âcre qui s'insinue sous l'épiderme à la faveur des poils creux et piquants dont ce végétal est hérissé.

Roséole provoquée directe. Roséole estivale. — En été ou en automne, sous l'influence de l'éréthisme cutané produit par la chaleur, apparaissent, principalement sur les parties découvertes, de petites taches rouges dont la couleur disparaît sous la pression du doigt, isolées les unes des autres, ne faisant aucune saillie au-dessus des parties environnantes. Après un ou deux jours de durée, la teinte des taches pâlit et il se produit une légère desquamation furfuracée ; quelquefois il existe simultanément un léger mouvement fébrile, de l'anorexie, etc.

Diagnostic. — La roséole estivale se distinguera toujours facilement de la rougeole et de la scarlatine, maladies caractérisées par une période de prodromes spéciaux : fièvre intense et angine dans la scarlatine ; fièvre, coryza, congestion oculaire et larmoiement, bronchite congestive, etc., dans la rougeole, et par une éruption plus régulière et moins fugitive que celle de la roséole estivale.

Nous indiquerons plus tard les caractères différentiels des roséoles syphilitique et herpétique et de la roséole estivale.

Le pronostic n'a aucune gravité, puisque la roséole disparaît spontanément.

ÉRUPTIONS PAPULEUSES PROVOQUÉES DIRECTES.

1° *Lichen tropicus.* — Il se développe, ainsi que son nom l'indique, sous l'influence de la température élevée des régions tropicales. « Dans ces climats, dit Bontius, cité par M. Rayer, lorsque la sueur a été éxcitée, il se manifeste des papules rouges et rugueuses, qui, le plus souvent, couvrent tout le corps et qui sont accompagnées d'un prurit très-violent. Cette éruption attaque de préférence les personnes récemment arrivées dans ces contrées, mais il n'est aucun de leurs habitants qui n'en ait été atteint. Les démangeaisons sont intolérables. »

2° *Dermite à petites papules.* — Elle est produite par les pommades alcalines et les bains alcalins; elle n'offre rien de spécial dans sa forme; aussi est-il difficile d'arriver au diagnostic de la cause d'après les seuls caractères objectifs de la lésion.

3° *Dermite à grosses papules.* — Est est déterminée par l'ipécacuanha. — Si l'on se sert d'une pommade composée d'une partie d'ipécacuanha pour deux parties d'axonge et si l'on frictionne la peau chaque jour cinq minutes, de la deuxième à la quatrième friction une éruption apparaît, caractérisée d'abord par des rougeurs diffuses, sur lesquelles s'élèvent de petites saillies qui augmentent de volume sous l'influence de nouvelles frictions, sont rouges de la base au sommet, mais dépourvues d'aréole circonférentielle, dont la coloration s'efface sous la pression du doigt, qui ne sont jamais très-nombreuses et sont séparées les unes les autres par des intervalles variables. La peau, à l'endroit où elles siégent, est rude, rugueuse et sèche au toucher, sans pourtant présenter d'épaississement notable.

Au début, le malade éprouve une cuisson vive due à l'action irritante produite par la pommade; plus tard, lorsque l'éruption papuleuse est apparue, il ressent un prurit intense qui s'exaspère et devient intolérable pendant la nuit, sous l'influence de la chaleur du lit. Aussi le malade écorche-t-il souvent les papules, qui se recouvrent de croûtes sanguines analogues à celles du prurigo.

L'éruption ne disparaît qu'avec lenteur, et il ne faut pas moins d'un à deux septénaires pour qu'elle soit complétement effacée.

S'il y avait lieu d'établir le diagnostic d'une telle lésion, dit M. Bazin, on pourrait la reconnaitre à la coloration vive et animée de ses papules, à leur volume, à la régularité de leur aspect, à leur marche aiguë, à l'absence de toute exfoliation sensible à leur surface. Ajoutons à ces signes qu'elles sont ordinairement groupées sur un espace circonscrit et que la peau qui les supporte n'a pas subi d'épaississement.

AFFECTIONS PROVOQUÉES VÉSICULEUSES.

(*a*) ***Miliaire sudorale.*** — Ainsi que le nom l'indique, cette espèce de miliaire apparaît exclusivement sous l'influence de sueurs ; elle s'observe surtout pendant les grandes chaleurs et chez les individus qui sont sujets à des sécrétions sudorales abondantes : la peau devient chaude, halitueuse et turgescente, des taches rouges apparaissent çà et là à sa surface et se couvrent bientôt de petites saillies hémisphériques formées par l'épanchement d'une sérosité au-dessous de l'épiderme ; ces petites vésicules sont toujours distinctes les unes des autres, discrètes ou confluentes. Rarement l'éruption est généralisée ; le plus souvent elle est limitée au cou, à la partie antérieure de la poitrine, au ventre, à la face interne des membres.

Après vingt-quatre ou trente-six heures d'existence, le liquide des vésicules se trouble et devient opaque ; puis, vers le troisième jour, la vésicule s'affaisse, se flétrit et disparaît en donnant lieu à une légère exfoliation.

La miliaire sudorale, affection des plus bénignes, ne réclame aucun traitement particulier.

(*b*) La dermite vésiculeuse peut aussi être déterminée par la térébenthine, le soufre, les emplâtres de poix de Bourgogne, de ciguë, d'opium, l'huile de croton, les euphorbiacées.

M. Bazin divise les éruptions produites par ces diverses substances en éruptions à petites, moyennes et grosses vésicules.

La térébenthine, le soufre, produisent des éruptions à petites vésicules. Sous l'influence de lotions et pommades sulfureuses, naît une irritation qui se manifeste surtout par une fluxion vive, suivie de près par une poussée de très-petites vésicules confluentes qui se gonflent de pus ou de sérosité purulente et s'entourent d'une auréole inflammatoire qui égale deux ou trois fois leur diamètre ; cette éruption est assez douloureuse ; elle se dissipe dans l'espace de quelques jours.

La dermite à vésicules moyennes est surtout déterminée par les préparations mercurielles appliquées localement.

L'éruption se rapproche plus ou moins de celle de l'eczéma : elle est constituée par une teinte érythémateuse qui est quelquefois le seul phénomène observé ; mais, le plus souvent, naissent des vésicules hémisphériques, sensiblement égales dans leur volume, et répandues avec une grande profusion sur la surface cutanée, où elles provoquent de vives démangeaisons.

La sérosité limpide qui les goufle à leur début devient rapidement lactescente ; la plupart se dessèchent sans rupture de leur enveloppe et ressemblent alors assez bien à des gouttelettes de cire concrétée ; d'autres sont déchirées par les ongles des malades, et se recouvrent de petites croûtes foliacées. Dans l'espace de quelques jours, tout est revenu à l'état normal.

Les emplâtres de poix de Bourgogne, de sparadrap, de ciguë et d'opium, la clématite, la renoncule, les acides étendus, etc., déterminent aussi une dermite à vésicules moyennes; mais pour ces divers agents, la production de vésicules est tout exceptionnelle, et ces éléments n'ont d'ailleurs ni la forme bien définie, ni le volume égal des vésicules mercurielles.

L'huile retirée des euphorbiacées, dit M. Bazin, jouit de propriétés tellement énergiques qu'il suffit ordinairement d'une ou deux frictions de quelques minutes pour que la dermite vésiculeuse se déclare avec ses caractères les plus tranchés. Sur un fond légèrement érythémateux, apparaissent des groupes de vésicules confluentes, tantôt parfaitement distinctes, tantôt réunies par leurs bords, et perdant ainsi leur forme arrondie primitive; un certain nombre d'éléments peuvent même, dans leur développement excentrique, se fusionner les uns dans les autres, et donner lieu à de véritables bulles.

Le contenu des vésicules est d'abord séreux et limpide, et il peut demeurer tel pendant toute leur durée ; mais ordinairement, du deuxième au quatrième jour (surtout si les frictions ont été continuées), il se trouble et devient tout à fait purulent. Quelques-unes se dessèchent sur place sans rupture ; sur d'autres, l'enveloppe se déchire, et laisse à nu une exulcération arrondie, limitée par un liséré épidermique, et qui se recouvre d'une petite croûte jaunâtre : cette exulcération peut être fort étendue et irrégulière.

Au début, le malade éprouve un sentiment d'ardeur et de cuisson, qui s'accroît avec les progrès de la lésion, pour diminuer ensuite avec elle, et faire place à un prurit ordinairement modéré. La douleur acquiert parfois une intensité extrême.

On observe quelquefois des éruptions secondaires loin de la région sur laquelle avait été porté l'agent (scrotum) et qui sont dues au transport de l'huile de croton ou d'euphorbe au moyen des doigts ou par tout autre intermédiaire.

Le thapsia garganica détermine une éruption caractérisée par des vésicules uniformes, très-nombreuses et également réparties, vésicules qui deviennent très-rapidement purulentes.

Éruptions eczémateuses des cuisiniers et des cuisinières. — A la face dorsale des mains, aux poignets, aux avant-bras, existe souvent chez ces personnes un eczéma caractérisé par des vésicules éparses, disséminées sur une surface érythémateuse ; ces vésicules se rompent, et le liquide se concrète en squames minces et adhérentes ; mais la cause qui a déterminé l'apparition des premières vésicules en fait bientôt naître d'autres et ainsi se perpétue l'affection.

Lorsque l'eczéma existe depuis quelque temps, les surfaces malades sont rudes, sèches, recouvertes çà et là de squames minces et adhérentes, présentent une coloration rougeâtre; l'épiderme est cassant et fendillé et le derme s'épaissit, se hérisse de saillies papuleuses et de plaques lichénoïdes; de temps à autre apparaissent quelques poussées aiguës de courte durée. Les malades éprouvent au début une sensation de chaleur et de cuisson et plus tard du prurit.

Cette affection est due à la manipulation de substances irritantes et malpropres, et à l'exposition des mains à la chaleur des fourneaux.

Le traitement consiste d'abord à éloigner la cause et ensuite à employer les émollients, c'est-à-dire les bains d'amidon, la poudre d'amidon, les cataplasmes de fécule, si l'affection est aiguë; mais lorsque l'affection existe depuis longtemps, il faut laisser ces moyens et conseiller soit des pommades au goudron ou au calomel, soit des onctions avec l'huile de cade mitigée par l'addition d'huile d'amandes douces, etc.

Gale des épiciers. — A côté de l'eczéma des cuisiniers nous devons placer une éruption que l'on observe chez les épiciers et qui est caractérisée par de l'eczéma et du lichen. Elle est due à l'action des alcalis et des autres irritants que manient ces personnes.

Eczéma déterminé par la coralline. — Dans la séance du 2 février 1869, M. Tardieu a attiré l'attention des médecins sur les accidents que peut déterminer la coralline ou péonine, substance dérivée de l'acide rosolique, lequel est lui-même un dérivé par oxydation de l'acide phénique.

La coralline sert à colorer les chaussettes en rouges; or, on constate chez les personnes qui font usage de ces chaussettes, une éruption vésiculeuse aiguë, douloureuse et ressemblant à une éruption eczémateuse. Les vésicules, petites, reposent sur une surface rouge; quelquefois et notamment à la plante des pieds, elles se réunissent et forment de larges cloches ou bulles remplies d'un liquide séro-purulent, l'éruption s'accompagne de malaise général, de fièvre, de mal de tête, de nausées ; elle disparaît dès la cessation de l'usage des chaussettes et sous l'influence d'applications émollientes.

ÉRUPTIONS PROVOQUÉES BULLEUSES.

La dermite bulleuse provoquée se présente sous deux formes distinctes : le pemphigus et le rupia.

Le pemphigus est déterminé par de nombreux agents · l'ammoniaque pure ou incorporée à l'axonge, l'eau bouillante, la poudre de cantharides, l'écorce de garou, etc.

Le soulèvement de l'épiderme ne s'opère pas d'une façon tout à fait identique avec tous les agents de vésication, et de là résultent des aspects variées dans la lésion : lorsqu'on fait usage de poudre de cantharides, l'épiderme est soulevé sur toute la surface où elle a été appliquée, et souvent il existe une bulle unique, large et régulière; quelquefois cependant il existe plusieurs bulles séparées les unes des autres, de grosseur variable et dans l'intervalle desquelles l'épiderme a été à peine soulevé.

D'autres agents, dit M. Bazin, doués d'une grande énergie, et dont l'action est difficile à mesurer, sont, par cela même, plus irréguliers dans leurs effets ; ils infligent à la peau une véritable brûlure qui parfois n'atteint pas, et qui souvent dépasse le degré de la vésication (ammoniaque, chaleur, cautère objectif, alcool enflammé, acide acétique, etc.). Enfin, se placent sur la limite un assez grand nombre de substances dont les propriétés se rapprochent davantage de celles des cantharides, mais qui n'arrivent à produire, dans la majorité des cas, que des phlyctènes isolées, répandues comme au hasard sur une surface rouge érythémateuse : la dermite est tout aussi bien vésiculeuse que bulleuse (farine de moutarde, garou, quelques plantes de la famille des renonculacées, etc).

Quel que soit d'ailleurs l'agent mis en usage, le mode de formation et la constitution des bulles ne varient pas; du derme enflammé s'exhale un liquide séro-albumineux, transparent, qui décolle et soulève d'une manière brusque ou graduelle la lame épidermique, et le derme mis à nu se recouvre d'une couche mince de lymphe semi-coagulée qui plus tard pourra se transformer en fausse membrane.

La vésication est quelquefois produite dans un but de simulation. A l'hôpital Saint-Louis a séjourné pendant plusieurs mois une jeune fille qui chaque soir appliquait sur divers points de sa peau de petites rondelles d'emplâtre vésicant et chaque matin, à la visite, offrait huit, dix bulles pemphigoïdes; on la croyait affectée de pemphigus, quand un jour on reconnut sur une des bulles de la poudre de cantharides.

On conçoit que le diagnostic est souvent, dans ces cas, fort difficile, qu'il faut étudier la marche, le siége de l'éruption et regarder attentivement les bulles pour tâcher de découvrir quelques vestiges de poudre de cantharides.

Le *rupia artificiel* est très-rare et s'obtient seulement en appliquant sur la peau un papier Joseph imbibé d'huile de noix d'acajou. Après six, huit, ou vingt-quatre heures, on constate l'existence d'une ou de plusieurs bulles remplies d'une sérosité purulente ; après la rupture des bulles, on note que le derme est ulcéré ; il sécrète alors un liquide qui se transforme en croûtes assez épaisses.

ÉRUPTIONS PROVOQUÉES PUSTULEUSES.

a. Éruptions pustuleuses phlyzaciées, c'est-à-dire purulentes de la base au sommet. La plus remarquable est celle qui est produite par le tartre stibié en solution ou en pommade. Après l'application de cette substance sur la peau, on voit apparaître de petites pustules, dont le volume s'accroît rapidement, mais d'une manière inégale, entourées d'une auréole assez vive, arrondies et contenant, dès le début, un liquide louche, opaque et purulent; on voit ordinairement au centre de la pustule une petite tache qui tranche, par sa coloration plus foncée, sur la teinte générale de la vésicule ; si on ouvre alors la vésicule, on constate qu'elle est tapissée d'une fausse membrane.

11

Après quelques jours de durée, le liquide intérieur devient de plus en plus consistant, les pustules s'affaissent et perdent leur plénitude ; la tache centrale grandit et se déprime, d'où résulte quelquefois une espèce d'ombilication ; puis tantôt la vésicule se rompt à son centre et dès lors existe une ulcération qui mesure le diamètre de la pustule ; tantôt le liquide se concrète au contact de l'air et forme une croûte noirâtre qui recouvre toute la surface de la vésicule purulente.

Le tartre stibié attaque la propre substance du derme, détermine une véritable ulcération et de petites cicatrices indélébiles.

b. Éruptions psydraciées, c'est-à-dire purulentes au sommet, dures à la base. L'huile de cade, les verts arsenicaux, l'acide azotique sont les principaux agents qui les produisent.

1° *Huile de cade.* — Lorsqu'un malade s'est frictionné pendant quelque temps avec de l'huile de cade, on constate l'existence de papulo-pustules disséminées ou réunies en groupes peu confluents, mais distinctes les unes des autres, s'implantant dans la peau par une large base papuleuse, se terminant par un sommet acuminé donnant issue à un poil ; ces papulo-pustules sont dures, solides, rouges et entourées d'une auréole de même couleur ; elles suppurent difficilement et lorsque la supuration a lieu, elle est localisée au sommet.

L'affection a évidemment son siége dans les follicules pileux et mérite le nom de *sycosis cadique* sous lequel M. Bazin la désigne.

2° *Composés arsenicaux.* — M. Bazin, à l'aide de frictions avec une pommade contenant 8 grammes de vert de Scheele ou d'iodure d'arsenic pour 30 grammes d'axonge, a obtenu des effets tout à fait semblables à ceux que l'on observe chez les ouvriers qui manient les verts arsenicaux : érythèmes, pustules, ulcérations.

3° *Acide azotique.* — M. Bazin a fait des frictions avec de l'acide azotique étendu de deux fois son poids d'eau. A la première ou deuxième friction, la peau présentait une rougeur diffuse parsemée de petites élevures pleines ; à la quatrième friction, ces petites élevures devenaient des pustules qui bientôt donnaient lieu à de petites ulcérations, présentant un point noirâtre au centre et une zone blanchâtre d'aspect pseudo-membraneux à la périphérie.

(b) Affections provoquées, caractérisées par des lésions élémentaires multiples.

Éruptions propres aux ouvriers qui manient les verts arsenicaux. — L'érythème constitue le premier degré de la dermite arsenicale ; il est diffus et n'offre aucun caractère spécial. Bientôt s'élèvent, sur la surface érythémateuse, des papules, des vésicules fines et transparentes, ou des pustules. C'est la pustule qui, en dernière analyse, paraît traduire l'action des arsenicaux sur la peau. Ces pustules constituent des saillies coniques, rouges à la base, purulentes au sommet, ne tardant pas à se recouvrir de croûtes verdâtres, opaques et assez minces. Si l'ouvrier cesse alors son travail, l'éruption disparaît, mais s'il le continue, la pustule est suivie d'une ulcération arrondie, à bords taillés à pic, non décollés et mesurant parfois plus d'un centimètre de hauteur ; le fond est grisâtre ou rougeâtre, légèrement humide, quelquefois induré ainsi que le pourtour, et alors l'ulcération a été comparée au chancre spécifique. Les ulcères sont, en général, accompagnés d'une douleur plus ou moins cuisante.

M. le Dr Vernois pense que les ulcères succèdent aux piqûres que se font les ouvriers employés au séchage des étoffes : « L'inoculation du sel arsenical s'ensuit, la peau s'irrite et rougit, une vésicule, puis une large pustule recouvrent la piqûre et subissent *in situ* toutes les transformations qui produisent la suppuration et souvent la gangrène; au-dessous d'elles se développe une ulcération profonde et douloureuse, d'autant plus lente à se cicatriser que l'inoculation se renouvelle chaque jour. » M. Bazin n'admet pas l'opinion exclusive de M. Vernois et pense que les ulcères ne procèdent pas toujours d'une écorchure ou d'une plaie ; il a pu d'ailleurs obtenir des ulcérations à l'aide de frictions avec le vert de Scheele sur des parties ne présentant aucune solution de continuité.

Siége. — Comme la plupart des éruptions provoquées, les éruptions produites par les verts arsenicaux existent sur les parties découvertes, là où l'agent toxique peut se déposer ; on les observe aux extrémités des doigts et à leur racine, aux plis des coudes, aux avant-bras, au pourtour des lèvres et des ailes du nez, au front, derrière les oreilles et sur la région cervicale. Le scrotum et la partie interne des cuisses sont presque toujours atteints chez les hommes, et on explique facilement le siége de la lésion en ces points par les attouchements incessants que nécessitent les besoins de la miction. C'est là que la lésion se montre sous forme de larges papules humides et suintantes, véritables plaques muqueuses, comme les a appelées M. Pietra-Santa. Les ulcères siégent quelquefois à l'extrémité, le plus souvent à la racine des doigts.

Diagnostic. — On trouve réunis tous les caractères appartenant aux éruptions artificielles : siége sur les parties découvertes, multiplicité des éléments, dissémination, etc. Mais les érythèmes, papules, vésicules, pustules ne présentent aucun caractère particulier ; l'ulcère seul est type et ne saurait être confondu qu'avec l'ulcère spécifique ; mais si on tient compte de la profession, du siége de l'ulcère, de ce fait que le chancre arsenical induré n'offre jamais cette résistance élastique, parcheminée, si remarquable dans le chancre spécifique, on pourra toujours porter un diagnostic exact.

Traitement. — Les accidents disparaissent spontanément dès que les malades sont soustraits à la cause provocatrice ; quelques bains d'amidon, des pansements avec le cérat simple ou saturné suffisent pour obtenir la guérison. M. de Pietra-Santa s'est constamment servi avec succès de lotions d'eau salée sur les parties malades, qui étaient immédiatement après ces lotions, saupoudrées de calomel.

Éruptions propres aux ouvriers qui travaillent la canne de Provence. — La canne de Provence est complétement inoffensive et n'acquiert ses propriétés irritantes et toxiques que par le développement à sa surface d'une poussière blanche qui paraît constituée par un cryptogame parasite, produit de fermentation et se développant dans les endroits humides, mal aérés, sur les roseaux plus ou moins altérés et vieillis.

Cette poussière irrite tout ce qu'elle touche.

A son début l'affection s'annonce par du malaise, de la céphalalgie, des éternuments, de la rougeur des paupières, des démangeaisons sur tout le corps : la fièvre s'allume alors et des taches érythémateuses apparaissent à la partie supérieure du tronc, la face interne des cuisses, les parties sexuelles ; ces taches se recouvrent de vésico-pustules. Vers le deuxième jour, dit M. Maurin, l'éruption se localise sur les bourses qui sont tuméfiées, rutilantes, dépouillées d'épiderme, exulcérées en un mot, et plus tard se recouvrent d'une croûte unique, brune et crispée. M. Miquel a constaté un cas de mort par suite de gangrène des parties génitales.

Le contact de la moisissure avec les diverses muqueuses y développe des accidents analogues : conjonctivite, coryza, stomatite, angine, laryngite.

Tous les symptômes précédents, après deux ou trois jours d'existence, diminuent d'intensité : la rougeur pâlit, les pustules s'affaissent et se couvrent de croûtes, et vers le neuvième ou dixième jour tout a disparu.

Traitement. — Les bains tièdes, simples ou à l'eau de son, un liniment d'huile d'olive vierge camphrée, additionné de 1 à 2 grammes de laudanum ; un vomitif et des purgatifs, quand le tube gastro-intestinal est affecté, tel est le traitement.

On préviendra l'affection en ayant soin de mouiller les réseaux, et en rendant ainsi adhérente la poussière toxique.

Affections des ouvrières employées à piler des oranges amères. — C'est à M. Imbert-Gourbeyre que nous en devons la connaissance.

Les ouvrières sont occupées à piler les chinois (ouvrières pileuses) ; elles commencent par les inciser à l'aide d'un couteau, et le jus qui s'écoule de l'orangette se répand sur les mains qui, à leur tour, peuvent les transporter sur d'autres parties du corps : de là des accidents cutanés locaux. En outre, l'essence qui se dégage incessamment des chinois vicie l'atmosphère des chambres, et devient la cause de symptômes généraux plus ou moins graves. Les accidents observés par M. Imbert-Gourbeyre ont été de deux espèces : des troubles nerveux consistant en céphalalgie, vertige, névralgies diverses, convulsions épileptiformes ou autres, partielles ou générales, crampes, agitation, etc., etc. ; et du côté de la peau, des lésions de divers ordres : des érythèmes douloureux avec tuméfaction, des éruptions vésiculeuses et pustuleuses, avec cuisson et prurit intenses. Ces lésions, ordinairement localisées aux membres supérieurs et à la face, et spécialement à la main gauche qui tient l'orangette, au moment où on l'incise, peuvent être rencontrées sur toutes les régions ; elles sont remarquables par leur persistance indéfinie dans certains cas, et par les souffrances parfois intolérables qu'elles font endurer aux malades.

Éruptions propres aux peintres, teinturiers, apprêteurs de couleurs, minium, chromate de plomb, etc. — Les substances dont se servent ces artisans ont presque toutes une action irritante : tels sont le plomb, l'arsenic, le cuivre, le fer, le mercure etc., qui fournissent les matières colorantes employées pour les peintures ; l'essence de térébenthine qui sert à délayer les couleurs ; les acides nombreux et les sels employés comme mordants, etc. De cette multiplicité de substances maniées résultent des éruptions élémentaires multiples : érythèmes, papules, vésicules, pustules, squames.

Les barbouilleurs, les broyeurs de couleurs, les teinturiers, sont les plus fréquemment affectés, et le siège des affections est aux mains, aux avant-bras ; les mains sont habituellement rouges, gonflées, fendillées et gercées.

Eruptions propres aux ouvriers employés dans les fabriques de produits chimiques et phrmaceutiques. — Un certain nombre de produits chimiques et pharmaceutiques peuvent déterminer, chez les ouvriers qui les préparent, des accidents de divers ordres, et particulièrement des éruptions cutanées. Nous ne pouvons indiquer toutes les substances douées de propriétés irritantes, nous signalerons seulement les principales.

M. Chevallier a démontré que les ouvriers qui travaillent le sulfate de quinine étaient atteints d'accidents cutanés spéciaux.

M. Bazin a vérifié l'exactitude des assertions émises par M. Chevallier, et a résumé en ces termes le travail de ce médecin :

1° Ces accidents, fort rares en Angleterre, très-communs au contraire en Allemagne, et surtout en France, atteignent presque exclusivement : *a*. les ouvriers qui font bouillir les écorces ; *b*. ceux qui convertissent la quinine en sulfate, et ceux qui mettent le sulfate en flacons.

2° Les mêmes accidents ont été observés parfois sur des personnes qui ne faisaient que séjourner dans les fabriques, sans prendre aucune part aux travaux.

3° Ils consistent spécialement en éruptions cutanées, sur la nature desquelles paraissent d'accord tous les fabricants : ce sont des rougeurs, des vésicules, des pustules, des croûtes, siégeant aux mains, aux avant-bras, à la face, aux parties génitales, et pouvant, dans certains cas, se généraliser à toute la surface du corps ; on note de vives démangeaisons.

4° L'éruption cutanée dure quinze jours, un mois et plus ; un ouvrier aurait été six mois dans l'impossibilité de travailler.

5° L'éruption cutanée est due à un principe émané du quinquina, et non point, comme on l'a pretendu, à la pénétration, dans le tissu de la peau, de petites écbardes de quinquina, puisqu'elle attaque ceux qui font bouillir les écorces, les sulfateurs, et même des personnes fréquentant simplement les fabriques ou travaillant aux environs. Les échardes des écorces peuvent, il est vrai, causer des irritations cutanées, mais qui ne ressemblent nullement à l'éruption produite par les émanations quiniques.

La préparation de certains extraits et particulièrement de celui de douce-amère, peut déterminer quelquefois des accidents cutanés, tels que rougeur, tuméfaction, etc., de la face, des membres et des parties génitales.

La plupart, des plantes de la famille des euphorbiacées, surtout le croton tiglium et l'euphorbia latyris, jouissent de propriétés extrêmement irritantes, et ceux qui les manient doivent, pour se préserver de leur action, user des plus grandes précautions. L'euphorbe est un violent sternutatoire; lorsqu'elle est en poudre fine, elle peut se répandre dans l'air à de grandes distances, et produire l'effet ptarmique; elle agit en même temps sur la peau et y provoque de la rougeur, un gonflement douloureux, et une éruption de vésicules assez comparables à celles de l'eczéma. Le croton tiglium possède des propriétés analogues.

Ajoutons enfin que si l'on s'abandonne au sommeil à l'ombre du rhus radicans et du rhus toxicodendrum, le corps se couvre presque aussitôt d'un exanthème vésiculeux, avec gonflement énorme, et en même temps se déclarent des symptômes généraux qui prennent la forme d'un véritable empoisonnement aigu, et dont la violence peut entraîner la mort dans un temps très-court.

Mal de vers ou mal de bassine. Éruptions des fileuses de cocons.— On désigne sous le nom de mal de vers une éruption vésiculo-pustuleuse survenant chez les fileuses de cocons de vers à soie. M. le Dr Potton, de Lyon, a le premier décrit cette curieuse affection.

Pour se rendre compte, dit M. Potton, de la cause et du mode de développement de la maladie, il faut savoir que les ouvrières sont assises auprès d'une bassine pleine d'eau chaude et qu'elles déroulent et réunissent les fils provenant de flocons détrempés et ramollis qui surnagent au liquide.

Il existe deux sortes d'accidents : les uns sont légers, sans importance et dus au contact de l'eau chaude ; l'épiderme est ramolli, macéré, quelquefois soulevé par de la sérosité, on observe même des fissures, des crevasses, de petits abcès autour de l'ongle. Ces lésions guérissent facilement.

Les accidents du mal de vers proprement dit s'observent dans les grandes filatures entretenues par des cocons anciens; ils surviennent après huit jours de travail à la racine des doigts et dans les espaces interdigitaux ; alors on voit se dessiner une rougeur érythémateuse, sur laquelle s'élèvent des vésicules arrondies. Ces phénomènes sont accompagnés de démangeaisons et d'une douleur cuisante ; deux choses peuvent alors arriver : ou les vésicules se rompent, la rougeur s'éteint et tout rentre dans l'ordre, ou l'affection s'accroît, les vésicules se transforment en pustules et dans leurs intervalles se forment d'emblée d'autres pustules volumineuses. Alors la douleur est aiguë, les mouvements sont impossibles surtout dans le sens de la flexion... les pustules se rompent et laissent à nu des surfaces ulcérées et tuméfiées ; cependant, dit M. Potton, toute douleur a cessé brusquement et les fileuses peuvent dès lors reprendre sans inconvénient leur travail.

La durée totale des accidents est de quinze à dix-huit jours.

M. Potton a quelquefois observé l'inflammation du tissu cellulaire sous-cutané, des vaisseaux et des ganglions lymphatiques ; de petits phlegmons circonscrits sous les pustules : alors existe une réaction locale et générale très-intense, mais dès que les pustules se crèvent tout l'éréthisme tombe.

Cette affection n'attaque qu'une fois les ouvrières, elle leur confère pour ainsi dire une immunité.

M. Potton attribue cette affection à une décomposition du ver qui s'est faite lentement dans l'intérieur du cocon. Il a vainement essayé de la prévenir à l'aide de moyens variés ; il conseille de laisser travailler les ouvrières jusqu'à l'apparition des pustules et alors de n'employer ni les émollients, ni les antiphlogistiques inefficaces pour ces cas comme pour toutes les inflammations spécifiques et de ne conseiller que des décoctions de plantes aromatiques, de feuilles de noyer, de ronces, d'écorce de chêne ; des solutions d'alun, de sulfate de fer. S'il existe des abcès, il faut les ouvrir et cautériser les surfaces dénudées avec le nitrate d'argent.

Les *ébénistes*, les *graveurs*, les *maçons* sont exposés à des affections vésiculeuses et papulo-squameuses déterminées par le contact des substances irritantes qu'ils emploient : chaux, vernis, ciment romain, etc.

Les *fileurs de laine* sans cesse enveloppés de poussières irritantes et malpropres présentent des furoncles, des érysipèles, et quelquefois toutes les formes de la dermite.

Des gerçures existent souvent sur la peau des mains des *ouvriers en nacre de perle ;* elles sont dues à la poussière ténue et abondante qui s'échappe de la coquille que l'on scie.

Les *mégissiers*, les *tanneurs*, les *criniers*, les *pelletiers*, les *marchands de peaux de lapins*, etc. ; tous les ouvriers qui manient journellement les peaux ou les poils des animaux morts, offrent souvent des éruptions pustuleuses et ecthymatiques à la surface des doigts.

Les *forgerons*, les *verriers*, les *pâtissiers*, etc., exposés constamment à une chaleur intense, présentent des lésions cutanées sur les mains et la face : le tissu de la peau se vascularise, perd son poli, sa souplesse ; on observe de l'érythème, et plus tard l'exagération de la sécrétion épidermique, de la sécheresse, des gerçures qui s'agrandissent par les mouvements des doigts, gerçures dont les bords sont durs et le fond saignant. La peau ainsi modifiée ne revient à ses conditions physiologiques qu'avec une extrême difficulté.

2° AFFECTIONS PROVOQUÉES PARASITAIRES.

On désigne sous le nom de *parasite* un être végétal ou animal qui, fixé sur un autre, y puise exclusivement les éléments de sa nourriture.

Il existe des *parasites végétaux* et des *parasites animaux*.

L'*affection cutanée parasitaire* est une affection produite directement par le parasite lui-même — sillon acarien — ou symptomatique d'une maladie parasitaire.

Or, la *maladie parasitaire* est un état particulier et accidentel de l'organisme qui se développe par suite de la présence d'un parasite, et se manifeste par un ensemble de symptômes, de lésions et d'affections.

La maladie ne peut se développer sans le concours de la cause provocante : le parasite, et d'une cause interne : l'aptitude morbide. M. Bazin a eu l'occasion d'observer un sujet dont la peau des mains était couverte de sillons et d'acares, mais qui ne présentait pas la plus petite éruption; dans ce cas, il y avait défaut d'aptitude, et le sujet ne présentait pas la psore, bien que les conditions de terroir fussent très-favorables au développement des parasites.

(A) AFFECTIONS CUTANÉES PRODUITES PAR LES PARASITES VÉGÉTAUX.

Les parasites végétaux ont une préférence marquée pour les poils et les ongles : *végétaux trichophytiques et onychophytiques;* ou vivent plus volontiers aux dépens de l'épiderme : *végétaux épidermophytiques ;* ou enfin occupent principalement les surfaces épithéliales : *végétaux épithéliophytiques.*

1° Végétaux trichophytiques et onychophytiques.

Ces parasites se développent quelquefois sur l'épiderme, mais ont pour siége de prédilection les poils et les ongles, M. Bazin donne le nom de teignes aux affections cutanées qu'ils déterminent.

Il existe trois espèces de teignes, ce sont : la teigne faveuse, due à l'*achorion Schœnleinii ;* la teigne tonsurante, due au *trichophyton tonsurans ;* la teigne pelade, due au *microsporon Audouini.*

1° FAVUS, TEIGNE FAVEUSE.

Définition. — On désigne sous le nom de *favus* une teigne, c'est-à-dire une affection cutanée, due à l'existence de l'achorion Schœnleinii sur les poils, les ongles et l'épiderme, caractérisée par des croûtes jaunâtres et plus ou moins épaisses, sèches, raboteuses, d'une odeur *sui generis*, tantôt disposées d'une manière irrégulière, tantôt, au contraire, déprimées artistement en forme de coupes; teigne déterminant la décoloration des cheveux et l'alopécie, et transmissible d'un individu à un autre.

M. Bazin admet trois variétés de forme : le *favus urcéolaire*, le *favus scutiforme*, et le *favus squarreux.*

§ I. *Teigne faveuse urcéolaire.*

Elle peut occuper tous les points du corps où il y a des poils, tandis que les favus scutiforme ou squarreux siégent exclusivement au cuir chevelu.

Au début, le malade éprouve seulement des démangeaisons au niveau des surfaces qui doivent être couvertes de croûtes, et bientôt apparaissent des rougeurs que l'on observe plus facilement au tronc que sur le cuir chevelu recouvert d'une épaisse chevelure, mais dont l'existence, en cette dernière région, n'en est pas moins incontestable. — Ces rougeurs se présentent sous la forme de petits anneaux uniformes, ressemblant beaucoup aux cercles herpétiques, mais plus petits que les moindres de ces derniers, et n'atteignant jamais les dimensions d'une pièce de 50 centimes.

Alors, et avant que le champignon soit visible, naît une éruption pustuleuse, discrète, sur les surfaces érythémateuses, et les pustules indiquent, en général, les points précis où les godets paraîtront. Quelquefois les pustules existent encore quand le champignon se montre, et c'est à cause de la simultanéité d'existence du favus et de pustules dont le liquide se dessèche que des observateurs un peu superficiels ont pu soutenir que le favus était constitué par du pus desséché.

Simultanément on constate que les poils ont subi des altérations dans leurs propriétés physiques : ils ont perdu leur brillant, sont devenus ternes, ont changé de couleur et n'offrent plus le même degré de résistance si on veut les arracher. Ces altérations sont évidemment dues à l'existence de l'achorion sur le bouton et la racine du cheveu. Le champignon forme alors un obstacle à l'excrétion de la matière sébacée chargée de lubrifier le poil, et de là l'aspect sec et terne de ce dernier.

Ensuite, le champignon paraît en dehors, et alors commence la deuxième période de la maladie. Si l'on examine à l'œil nu le cryptogame naissant, on le distingue sous la forme d'un point jaunâtre, à peine perceptible, et cependant offrant déjà une dépression centrale traversée par un poil. Avec le secours de la loupe on peut surprendre, vingt-quatre heures plus tôt, son développement : « On voit, dit M. Bazin, tantôt un petit soulèvement épidermique à l'endroit où le poil sort de la peau, tantôt un petit point jaune sous-épidermique et latéral, ou bien deux ou trois concrétions de même couleur, isolées, séparées à la base du poil, et qui, le lendemain, n'en forment déjà plus qu'une seule, creusée d'un enfoncement conique et traversée par le poil. »

Ainsi se forme le godet, qui, à partir de ce moment, ne cesse de s'accroître; son diamètre vertical augmente d'un quart de ligne à une demi-ligne en vingt-quatre heures, et, à mesure qu'il s'élève, la dépression centrale devient plus accusée; la croûte faveuse peut acquérir de la sorte jusqu'à 1 centimètre et demi de hauteur.

Le godet favique est traversé assez exactement à son centre par un poil. Tantôt la face interne de la cupule est parfaitement lisse, tantôt elle est rugueuse, inégale, et offre une série de reliefs circulaires concentriques. Ces différentes couches, de plus en plus rares, ont une couleur jaune d'autant plus foncée qu'elles sont plus récentes; les plus anciennes, qui occupent le centre, sont presque blanches. La dernière de ces couches, celle qui forme le rebord de la cupule, soulève quelquefois fortement l'épiderme, et dépasse de quelques millimètres le niveau de la peau voisine. Le godet peut acquérir ainsi, sans se déformer, une largeur de plus de 2 centimètres.

Jusqu'alors il est demeuré enchâssé entre deux lamelles épidermiques, mais bientôt le champignon déchire la membrane superficielle à quelques millimètres du point où la croûte est traversée par le poil, quelquefois au niveau de la circonférence de la cupule. A dater de ce moment, le champignon se développe en liberté et n'offre plus de forme régulière dans son accroissement. Alors les godets se déforment, deviennent méconnaissables et sont remplacés par de larges croûtes plus ou moins saillantes et inégales, exhalant une odeur fade, repoussante, que l'on a comparée à l'odeur de souris, d'urine de chat, de matières animales en putréfaction, odeur toute différente de celles des gourmes ou de l'impétigo.

Cependant le poil s'est altéré davantage encore : les cheveux paraissent de plus en plus atrophiés, présentent un diamètre variable dans les divers points de la tige, sont flétris, décolorés, ou d'une couleur terne, gris-souris, cendrée ; s'arrachent sous l'influence de la plus légère traction, ou se cassent spontanément au niveau des croûtes.

Si le malade, cédant aux démangeaisons qu'il éprouve, se gratte, il peut survenir un suintement sanguin qui donne un aspect brunâtre aux croûtes faveuses ; ou, par suite de l'irritation qu'engendre le grattage, naissent des pustules, des croûtes impétigineuses qui, se mêlant aux croûtes faveuses, masquent les caractères de ces dernières et rendent le diagnostic difficile.

L'impétigo peut d'ailleurs naître sous l'influence de l'existence simultanée d'autres parasites, de poux, par exemple, ou parce que le favus a éveillé une prédisposition morbide latente, et a provoqué l'apparition de manifestations scrofuleuses.

Plus rarement l'inflammation produite par le parasite s'étend plus profondément et atteint le tissu cellulaire sous-cutané ; de véritables abcès peuvent se former alors en différents points du cuir chevelu, abcès ordinairement circonscrits, de nombre et de volume variables, et qui, dans certaines circonstances, d'ailleurs très-rares, détruisent toutes les parties molles péricrâniennes, et arrivent jusqu'à la surface osseuse dénudée ; plus souvent on rencontre des angioleucites et des adénites qui occupent les régions sous-maxillaire et parotidienne.

Après un temps variable de quelques mois à plusieurs années, le favus urcéolaire s'étend du cuir chevelu aux autres régions du corps, à la face, au tronc, aux membres, souvent précédé dans son développement par des cercles herpétiques d'un très-petit diamètre. C'est ordinairement par voie d'inoculation qu'a lieu la propagation de la maladie.

Le teigneux qui gratte avec l'ongle une partie couverte de

favus peut, en grattant ensuite une partie saine de la peau, insérer sous l'épiderme quelques parcelles de matière faveuse. Aussi est-il assez rare de rencontrer des malades qui portent depuis longtemps de la teigne faveuse, chez lesquels on ne trouve pas d'altération des ongles ; car le champignon inséré sous l'ongle occupe un terrain qui lui convient à merveille. Il est entre deux lames épidermiques, dont la superficielle est très-dure et très-épaisse. Il se trouve donc dans des conditions favorables à la germination. Toutefois le favus alvéolaire peut se montrer de prime abord sur toutes les régions, notamment aux bras, aux jambes, aux parties sexuelles ; et déjà Mahon avait signalé ce fait que le favus de l'ongle est quelquefois primitif.

La maladie arrive à la troisième période après un temps si variable, qu'on ne saurait aucunement le préciser; les cheveux tombent pour ne plus reparaître, les follicules s'oblitèrent; en même temps les croûtes faveuses se détachent, laissant à découvert des surfaces rouges, déprimées, qui peu à peu se transforment en de véritables cicatrices.

M. Bazin donne de ces faits l'explication suivante : Le parasite, dans sa marche envahissante, a bientôt atteint la partie la plus profonde du follicule où il rencontre la papille, élément générateur; il se borne d'abord à dénaturer, à transformer en sa propre substance les produits sécrétés, et de là résultent ces altérations si remarquables des poils que j'ai signalés plus haut. Jusqu'alors il n'y a point perte irrémédiable de la chevelure. Mais, au bout d'un certain temps, l'organe sécréteur lui-même s'altère, ne souffrant pas impunément la présence de la matière parasitaire. La papille devient donc le siége d'une irritation obscure, elle s'atrophie, et cette altération, faisant des progrès incessants, un jour vient où elle ne sécrète plus les éléments formateurs du poil ; alors ce dernier tombe, et, ne pouvant plus se reproduire, il y a calvitie définitive. Alors aussi le follicule pileux n'a plus de raison d'être ; ses parois se rapprochent et ne tardent pas à arriver au contact.

Quelquefois, la papille pileuse n'est pas détruite, mais par suite d'une altération spéciale, elle sécrète des cellules épidermiques, et non plus des cellules pigmentaires. Dans ce cas, il n'y a pas oblitération du follicule qui livre passage aux cellules épidermiques, comme il livrait passage au poil.

D'autres fois enfin, après la disparition du parasite et l'oblitération incomplète du follicule, la papille peut sécréter encore les éléments du poil, et l'on voit, ainsi que l'a fait remarquer M. Cazenave, des débris de cheveux qui rampent et qui semblent emprisonnés sous l'épiderme.

Lorsque la sécrétion pileuse est suspendue sur le bulbe papillaire, le champignon, ne trouvant plus les éléments nécessaires à sa subsistance, ne tarde pas à mourir, disparaît de la surface de la peau, laissant à découvert les cicatrices qui se forment et sur lesquelles on ne le trouve jamais.

Les surfaces dépouillées de cheveux se présentent sous la forme de places blanches où les bulbes pileux et tout le pigment ont été absorbés par le champignon favique, et où la peau est lisse, tendue, luisante et extrêmement amincie. A la troisième période les fonctions digestives se troublent, le malade devient anémique, tombe dans le marasme, et la mort vient mettre un terme à une si triste existence. Mais ces faits sont maintenant du domaine de l'histoire, et de pareils accidents ne sont plus à craindre depuis que M. Bazin a mis en usage et fait connaître une méthode de traitement toujours efficace.

§ 2.— *Teigne faveuse scutiforme, favus en écu, favus nummulaire.*

A la première période, l'érythème précurseur affecte une forme plus régulièrement circulaire et se présente sous l'aspect de plaques arrondies plus larges, plus saillantes, et plus rouges, siéges d'une hypersécrétion épidermique abondante; les poils sont entourés à leur base d'écailles épidermiques blanchâtres qui leur forment une gaîne adhérente d'un aspect gommé, d'où une certaine analogie avec la teigne tonsurante parvenue à sa deuxième période ou encore avec le pityriasis du cuir chevelu.

Bientôt apparaissent de petits points jaunes, de petits godets qui d'abord isolés, se réunissent, se pressent et se déforment mutuellement avant que le parasite soit visible à la surface de a peau.

Alors la maladie est arrivée à sa deuxième période : par suite de la réunion des petites croûtes jaunes partielles, il n'en existe plus qu'une qui, traversée par les cheveux, recouvre complétement la surface affectée ; elle est circulaire, inégale, bosselée, saillante, quelquefois un peu relevée sur les bords, et exhale la même odeur que les croûtes du favus urcéolaire.

Ordinairement existent plusieurs plaques dans la même région qui se réunissent pour ne former qu'une large surface occupant la plus grande partie et quelquefois même la totalité du cuir chevelu.

Souvent il reste sur le front et la partie inférieure de la région occipitale une couronne des cheveux respectés par le parasite.

L'altération des poils est moins prononcée qu'à la période correspondante du favus urcéolaire, et l'alopécie arrive moins vite.

La troisième période ne présente aucune particularité : à une époque avancée de son existence la teigne scutulée peut aussi s'étendre du cuir chevelu aux autres régions du corps, mais alors la forme en écu disparaît et fait place à la forme urcéolaire.

§ 3. — *Teigne faveuse squarreuse. — Porrigo squarrosa.*

Les auteurs n'ont pas admis cette variété de favus et l'ont confondue les uns avec le favus scutiforme, les autres avec l'impetigo granulata.

Le porrigo squarrosa n'existe qu'au cuir chevelu et débute par des groupes sur lesquels on n'observe aucune trace de la forme uréolaire qui peut être cependant la forme primitive.

La matière favique semble se développer plus particulièrement sur la tige des poils, auxquels elle forme, dans une certaine étendue, des gaînes qui se réunissent et adhèrent assez fortement les unes aux autres. De là ces saillies anfractueuses et quelquefois considérables qui hérissent le cuir chevelu, sortes de monticules comparables à ceux d'une carte de géographie en relief représentant une région montagneuse, le sol de l'Ardèche, par exemple. La membrane épidermique du poil, ne reste pas en place, comme dans les variétés précédentes, mais détachée par la pression du parasite, elle glisse sur la racine et sur la tige formant ainsi à cette dernière, avec la tunique interne de la capsule, une véritable gaîne dans une étendue d'un à plusieurs centimètres. Le cryptogame est alors en rapport immédiat avec le poil.

Les autres symptômes ne diffèrent pas de ceux des deux autres variétés précédentes.

Nous avons déjà dit que les godets faviques pouvaient s'observer partout où il y a des poils, on en a constaté même sur le gland, qui présente de petits poils.

Sur le tronc et les membres, l'éruption se présente sous la forme d'anneaux érythémateux remarquables par leur uniformité et leur petit diamètre.

Lorsque la matière faveuse est introduite sous l'ongle, elle trouve dans les cellules molles d'épiderme, un terrain favorable et se développe. Alors la lame cornée unguéale s'épaissit, laisse voir par transparence une matière sale et brunâtre, ensuite l'ongle jaunit et se flétrit; on distingue mieux les stries longitudinales qui semblent s'écarter les unes des autres; assez souvent des renflements, des nodosités, des tubérosités se forment et dans ces divers points, on observe un amincissement de plus en plus marqué, comme si l'ongle était graduellement usé par l'action du champignon sous-jacent. Enfin, la perforation de l'ongle a lieu.

Complications. — Le favus peut être compliqué par une

autre teigne, par des parasites animaux (poux) ou par des éruptions constitutionnelles herpétiques, scrofuleuses, etc.

Durée et terminaisons. — Si le favus est abandonné aux seules forces de la nature, il se prolonge indéfiniment jusqu'à la destruction complète de la chevelure. Dans un vingtième des cas, surviennent les symptômes de la cachexie parasitaire et même la mort; la guérison spontanée a lieu mais est une rare exception.

Etiologie et pathogénie. — *Causes prédisposantes.* Le favus s'observe principalement dans l'enfance et plus souvent chez les jeunes garçons que chez les jeunes filles, sans doute parce que les premiers, luttant corps à corps, changeant de casquettes ou de bonnets, etc., se transmettent plus facilement le champignon de l'un à l'autre. La constitution n'a pas beaucoup d'importance, et si quelques teigneux sont faibles et pâles, d'autres sont forts et robustes.

Le favus est plutôt la teigne des pauvres, tandis que nous verrons que les teignes tonsurante et pelade ne se rencontrent pas plus souvent chez ces derniers que chez les riches.

Enfin la scrofule y prédispose singulièrement.

Causes déterminantes. Il n'y a qu'une cause déterminante : l'existence du parasite sur les parties velues; or, l'achorion est transmissible à l'enfant par l'air, par le contact médiat, par le contact immédiat et enfin par l'inoculation.

On s'est beaucoup élevé contre le premier mode de transmission (par l'air) ; mais, dit M. Bazin, est-il donc si absurde ou si difficile d'admettre qu'une des nombreuses spores qui recouvrent la tête du teigneux puisse être emportée dans l'air et déposée sur la tête d'un frère ou d'un camarade ?

En 1850, M. Cazenave écrivait que les tentatives d'inoculation étaient demeurées stériles ; mais depuis, M. Deffis, qui pendant plus de dix ans a dirigé le traitement de la teigne, à l'hôpital Saint-Louis, a inoculé trois fois le favus et a obtenu dans deux cas du favus épidermique, dans un cas un godet très-bien formé traversé au centre par un poil.

On n'obtient pas toujours un godet favique à l'aide de l'inoculation parce qu'il faudrait pour cela atteindre avec la pointe de la lancctte le canal pilifère et y déposer une ou plusieurs spores, et la chose n'est pas facile.

Anatomie pathologique. Description du parasite et des altérations des poils. — Si l'on examine au microscope, à un grossissement de 200 à 300 diamètres, un fragment de croûte faveuse délayé dans un peu d'acide acétique, on constate l'existence de sporules, de tubes vides, *mycelium*, et de tubes chargés de sporules, *sporidies*. Quelques sporules sont quelquefois très-petites et se distinguent à peine des granulations ; d'autres ovoïdes, ou triangulaires et comme étranglées, isolées ou réunies bout à bout en chapelet, ont 0,007 à 0,008 de millimètre de diamètre, et paraissent avoir deux enveloppes.

Les tubes sont flexueux, simples ou ramifiés, vides ou chargés de spores ou de granules ; ils sont accolés les uns aux autres, forment des tiges plus ou moins larges et quelquefois comme articulées.

Spores, sporules, sporidies.

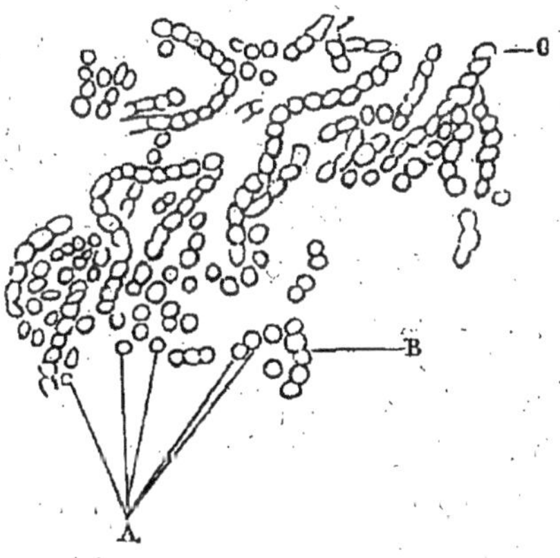

A. Sporules isolées.
B. Sporules réunies.
C. Tube sporulaire.

L'alcool, l'éther, le chloroforme, ne dissolvent point les croûtes faveuses, tandis qu'ils dissolvent, le chloroforme surtout, la matière sébacée. L'ammoniaque blanchit un peu le favus et dissout le pus liquide ou concrété.

Enfin si on examine au microscope un cheveu altéré, décoloré et cassant, on constate que les deux substances corticale et médullaire sont moins distinctes que dans l'état normal, que les fibres longitudinales sont plus grosses, écartées et comme transformées en tubes, et qu'au milieu d'elles existent des spores, des tubes, qui, sur le bord, semblent sortir de l'épaisseur du cheveu : quelquefois la capsule est absente et on n'en trouve que des lambeaux.

Les altérations des poils sont primitives et existent avant toute manifestation extérieure du champignon.

Cheveu altéré par l'achorion Schœnleinii.

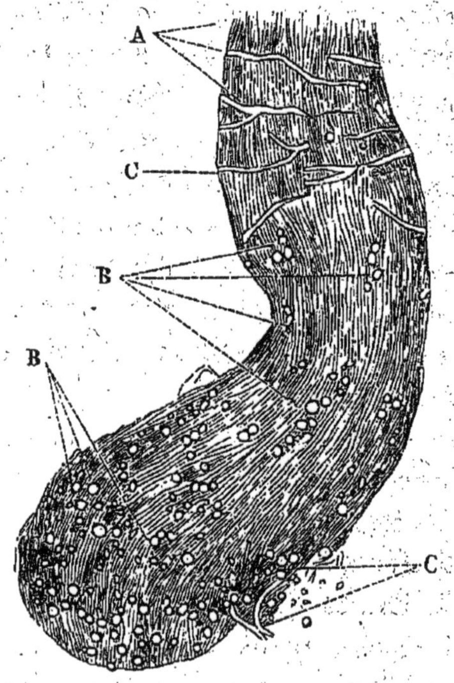

A. Extrémité supérieure du cheveu.
B. Sporules isolées dans le cheveu.
C. Filaments tubuleux.

Diagnostic. — Le diagnostic du favus n'est pas aussi simple et facile qu'on pourrait le croire, il existe un grand nombre de cas où le médecin le plus exercé hésite et a besoin d'un examen approfondi et multiplié.

Résumons donc les caractères propres du favus et indiquons les caractères différentiels qu'il présente avec d'autres affections pouvant le simuler.

1° *Caractères du favus.* — Lorsque le favus est caractérisé par des croûtes sèches, adhérentes, d'une couleur jaune-paille, d'une odeur de souris ou de marécage, d'une cassure pulvérulente, lorsque, d'autre part, les cheveux sont ternes, comme flétris, secs, d'un gris cendré et tranchent par leur couleur sur les cheveux environnants ; sont tortillés, bifurqués, lanugineux ; que la plus petite traction suffit pour les enlever, et que l'on constate l'absence de la capsule, alors il est difficile de méconnaître cette affection.

Quand les croûtes sont tombées ou ont été enlevées, il existe encore des signes capables de faire reconnaître le favus. Alors on trouve à la place qu'occupaient les croûtes, des surfaces rouges, déprimées, circonscrites, au niveau desquelles il semble que le derme soit à nu, mais qui sont recouvertes d'une mince lamelle épithéliale. Les rougeurs s'éteignent peu à peu, les dépressions s'effacent, et l'aspect cicatriciel se prononce de plus en plus. Cependant, si les papilles pileuses ne sont pas complétement détruites, d'autres cheveux paraissent, et de nouvelles croûtes se forment.

Le diagnostic est quelquefois difficile, parce que les parents avant d'amener l'enfant malade au médecin, ont nettoyé toute la tête, enlevé toutes les croûtes, de sorte qu'il ne reste aucune trace de l'éruption; ou, au contraire, parce que l'on a fait usage de substances irritantes qui ont déterminé des éruptions artificielles impétigineuses, dont la combinaison avec l'éruption faveuse la masquent plus ou moins complétement.

Dans les deux cas, il faut attendre, avant de se prononcer et recommander aux parents de s'abstenir de tous soins et de tous topiques pendant huit ou quinze jours, et après ce laps de temps, de ramener leurs enfants. On pourrait toutefois pratiquer l'avulsion de quelques poils, et recourir au microscope s'il était nécessaire de porter sans retard un jugement.

Il faut aussi avoir soin de rechercher s'il n'existe pas deux espèces de teignes.

2° *Diagnostic différentiel.* — Le favus peut être confondu avec certaines affections constitutionnelles, désignées sous le nom de pseudo-teignes à cause de leurs analogies avec les teignes véritables.

Ces pseudo-teignes sont humides, squameuses ou sébacées.

Les pseudo-teignes humides répondent aux scrofulides bénignes exsudatives (ou première période de la scrofule) et comprennent l'eczéma, l'eczéma impétigineux et l'impétigo; mais, dans ces diverses éruptions, les croûtes sont plus humides, brunâtres ou offrent une couleur analogue à celle de la marmelade d'abricots un peu cuite, ont un aspect luisant comme si elles étaient recouvertes d'une couche de vernis. Simultanément existe un suintement eczémateux derrière le pavillon de l'oreille. Enfin les cheveux sont collés les uns aux autres, n'offrent aucune altération, résistent à la traction de la pince, et quand ils cèdent ne présentent pas de boutons plus volumineux que celui des cheveux normaux.

Si les croûtes sont tombées, la distinction est encore facile entre les pseudo-teignes et la teigne véritable.

A ce moment, il est vrai, les deux affections sont caractérisées par de la rougeur seulement; mais cette rougeur est superficielle, diffuse, occupe des surfaces plus ou moins irrégulières et plus ou moins étendues dans la pseudo-teigne; dans le favus, au contraire, la rougeur est plus foncée, les surfaces sont nettement limitées, de forme ordinairement ovalaire, très-sensiblement déprimées et recouvertes d'une lamelle épidermique très-mince et transparente, qui laisse apercevoir les vaisseaux du derme injectés.

Les pseudo-teignes squameuses ou furfuracées comprennent le psoriasis et quelquefois le pityriasis, ou le pseudo-pityriasis du cuir chevelu. On ne peut guère les confondre qu'avec le favus en cercle (*porrigo scutulata*). Mais dans les pseudo-teignes, les croûtes sont moins épaisses et par conséquent moins saillantes ; elles ont une couleur plus blanche, un aspect plus lamelleux, une forme moins régulièrement circulaire ; elles adhèrent moins à la peau et aux cheveux, et par ce caractère se distinguent très-nettement des gaînes gommées dont nous voyons si souvent les poils entourés dans le favus en écu. Dans la plupart des cas, l'éruption constitutionnelle n'est pas bornée au cuir chevelu. Enfin les cheveux ne paraissent point altérés, et la calvitie n'est pas autant à craindre que dans le favus scutiforme.

Quant à la pseudo-teigne sébabée, elle est plus difficile à distinguer de la teigne faveuse que les affections précédentes. L'alopécie est un caractère commun à l'affection parasitaire et à l'affection constitutionnelle ; toutefois, elle est loin de suivre la même marche dans les deux cas. Quand le sujet est atteint de pseudo-teigne sébacée, les cheveux tombent d'une manière irrégulière et en différents points de la tête à la fois ; avant leur chute, ils n'ont subi aucune altération appréciable dans leurs caractères physiques, et, plus tard, les surfaces dénudées ne revêtent point un aspect cicatriciel. Nous savons qu'il en est tout autrement dans le favus. D'ailleurs, les caractères des croûtes offrent habituellement, dans l'un et l'autre cas, des différences extrêmement tranchées ; ici elles sont très-sèches, épaisses, d'une couleur jaune-paille... ; là, au contraire, elles sont minces, noirâtres ou grisâtres, et plus ou moins onctueuses au toucher.

Enfin, l'examen microscopique, dans les cas embarrassants, sera toujours d'un grand secours.

Traitement. — Avant 1852, l'empirisme seul guérissait la teigne, ce dont on ne doit pas s'étonner. Des théories fausses pouvaient-elles engendrer autre chose qu'une thérapeutique impuissante?

A une thérapeutique empirique, M. Bazin a substitué une thérapeutique rationnelle et toujours efficace, quelle que soit l'espèce de la teigne et quelles que soient les conditions de santé du teigneux.

La cause, l'unique cause de la maladie est un champignon ;

donc, pour guérir, il faut et il suffit de détruire ce champignon. Mais, dira-t-on, cela n'est pas nouveau ; longtemps avant M. Bazin on avait employé les parasiticides ; pourquoi ne guérissait-on pas ? On ne guérissait pas, parce qu'on ne remplissait pas cette condition fondamentale de mettre partout le parasiticide en contact avec le parasite. On détruisait le champignon à la surface de la peau, et on laissait de nombreuses spores dans la partie centrale du poil, sur sa racine et dans le follicule.

L'épilation est nécessaire dans le double but d'enlever, avec le cheveu, le champignon qu'il renferme, et de laisser béante, par le fait de cette extraction, l'ouverture du follicule pileux, dans lequel on peut alors introduire la solution parasiticide.

L'épilation est une opération qui exige, comme toute opération chirurgicale, une certaine habitude pour être pratiquée convenablement. Elle paraît si simple, que l'on regarde tout apprentissage comme inutile, et, sans aucun scrupule, on la confie à tel infirmier plus ou moins maladroit. Aussi qu'arrive-t-il ? C'est que souvent on ne guérit point les malades ; et l'insuccès est attribué à la méthode thérapeutique plutôt qu'à la manière dont elle a été appliquée.

Il existe pour l'extraction des poils trois procédés, ce sont : la calotte générale ou partielle, l'extraction avec les doigts, l'extraction par les pinces.

Épilation par la calotte. — La calotte est le procédé le plus anciennement connu. Elle consiste en un emplâtre agglutinatif qu'on applique sur toute la tête ou seulement sur une partie de la tête ; de là, la distinction de la calotte en générale et partielle. La composition de l'emplâtre est la suivante :

Vinaigre blanc.	150 grammes.
Farine de froment.	ãã 25
Poix noire.	
Poix blanche.	

Ce mode d'épilation produit toujours des douleurs atroces et constitue un véritable supplice pour les malades qui sont obligés de le subir plusieurs fois. Du reste l'efficacité du traitement par la calotte n'est rien moins que certaine. Les cheveux sont arrachés en masse, et tirés, pour la plupart, dans des directions opposées à celles des capsules : aussi se cassent-ils en grand nombre, et, sur les poils cassés, le champignon demeure et se développe pour reparaître bientôt à la surface de la peau.

La calotte est donc un procédé d'épilation aussi imparfait que douloureux, qui mérite d'être à tout jamais proscrit de la thérapeutique des teignes.

Épilation avec les doigts.— C'est le procédé des frères Mahon. Ils se servent en même temps du peigne et des doigts, et toujours, avant l'opération, le cuir chevelu a été recouvert de leur prétendue poudre épilatoire.

Malgré l'habileté la plus consommée dans ce genre d'exercice, acquise par une longue pratique, il est difficile de bien saisir avec les doigts les poils que l'on veut extraire, et souvent même, quand les cheveux sont très-courts ou quand il n'y a qu'un léger duvet, comme dans la teigne pelade, l'extraction par ce procédé devient impossible. Mais, si leurs doigts sont insuffisants, les Mahon ne se font aucun scrupule de recourir à la méthode de M. Bazin et de faire usage de la pince.

Épilation par la pince. — Cette méthode d'avulsion des cheveux a, sur les précédentes, d'incontestables avantages : elle cause quelques douleurs au malade mais moindres que celles déterminées par la calotte ou l'épilation avec les doigts. D'ailleurs la douleur n'est ordinairement vive qu'à la première séance; à la troisième les malades sont accoutumés et ne souffrent que modérément.

Il ne faut à des infirmiers exercés que sept à huit heures pour épiler toute une tête; mais en général l'épilation se pratique en quatre ou cinq séances. Si les malades supportent difficilement cette opération, il faut multiplier les séances et n'épiler toute la tête qu'en sept, huit et dix fois.

Toute pince ne peut servir pour pratiquer l'épilation ; celles dont on fait usage sont des pinces à disséquer, légèrement modifiées par M. Deffis.

Cette modification porte tout simplement sur les extrémités libres des deux branches de la pince; elles sont aplaties, d'un diamètre de 3 ou 4 millimètres, se touchant exactement par leurs surfaces internes quand on les presse, et munies d'une dentelure émoussée, dans une étendue d'un centimètre à peu près. Je dis émoussée, car si les dents de lime dont sont armées les extrémités internes de la pince conservent leurs bords tranchants, elles coupent les cheveux comme le feraient des ciseaux, et l'épilation devient impossible. Le bout libre de la surface externe de chacune des deux branches est taillé en biseau, et son épaisseur à l'extrémité est à peu près d'un millimètre ; l'une des deux branches est percée au centre ; dans cette petite ouverture circulaire, vient s'engager une pointe qui se trouve solidement fixée à la branche du côté opposé ; elle maintient ainsi les deux branches appliquées l'une contre l'autre, et les empêche de glisser quand on les serre sur les cheveux, au moment de les extraire.

Cette pince, avec ces petites modifications, remplit parfaitement les conditions nécessaires pour pratiquer l'épilation avec facilité et presque sans douleur, lorsque les cheveux ou les poils sont fournis et qu'ils ont un certain développement. Mais là où il n'y a que des poils follets ou quelques cheveux rompus très-ras, qu'il est également indispensable d'évulser, M. Deffis remplace cette pince par une autre, qui, dans ce cas, fonctionne beaucoup mieux.

Celle-ci diffère de la première en ce que les deux branches sont plus larges, surtout aux extrémités libres, qui ont un diamètre de 8 à 10 millimètres, et qui sont recourbées en dedans, de façon à simuler une tenaille. Quand un espace plus ou moins étendu de la peau a été déblayé par la première pince, la seconde, si elle est bien maniée, s'empare de tout ce qui offre la moindre prise et fait place nette.

C'est en appelant ainsi à son secours, tantôt l'une, tantôt l'autre de ces pinces, que M. Bazin est parvenu à obtenir une épilation aussi parfaite que possible.

Comment pratique-t-on l'épilation ?

L'opérateur fait prendre au malade et prend lui-même la position qui lui semble la plus commode. Les infirmiers épileurs sont assis, et font reposer sur leurs genoux la tête du patient. D'une main, ordinairement de la droite, ils tiennent la pince comme une plume à écrire, ou s'ils veulent, dans les cas les plus faciles, comme un archet pour jouer du violon. L'autre main est appliquée sur la partie qu'il s'agit d'épiler, et, entre le pouce et l'indicateur, on tend la peau afin qu'elle ne glisse pas. Puis, une lotion savonneuse ayant été faite préalablement, on extrait les poils en les tirant dans le sens de leur direction naturelle ; on n'en prend à la fois qu'un petit nombre, deux, quatre, six et tout au plus un bouquet uniloculaire.

Quand on a dénudé une surface de 2 à 3 centimètres carrés, on suspend quelques instants l'épilation, et l'on fait une application parasiticide (presque toujours solution de sublimé), avec une brosse douce, une éponge, un pinceau..., selon le siége de la partie affectée. Alors on recommence l'avulsion des poils, pour s'arrêter de nouveau après quelques instants ; et ainsi de suite, jusqu'à la fin de la séance.

Il ne faut épiler ni trop vite ni trop doucement ; il y a un point intermédiaire qu'on ne peut saisir qu'avec un peu d'habitude.

Quatre ou cinq heures après l'épilation, on fait une onction avec la pommade parasiticide ; M. Bazin emploie de préférence la pommade à l'huile de cade, et plus souvent la pommade au turbith. Voici les formules de ces deux préparations :

1°	Axonge.	15 grammes.
	Huile d'amandes.	ãã 2
	Glycérine.	
	Turbith minéral.	0,50 centigrammes.
2°	Axonge.	20 grammes.
	Huile de cade.	2

En définitive, si le favus est répandu sur toute la tête, il faut d'abord nettoyer la tête, faire tomber les croûtes avec un peigne, après les avoir ramollies à l'aide de cataplasmes de fécule et de bains d'amidon, dans lesquels le malade a soin de plonger la tête, et couper les cheveux à 2 ou 3 centimètres du cuir chevelu. Aussitôt on applique une couche d'huile de cade, qui détruit en partie le parasite placé à la surface de la peau, éteint la sensibilité du cuir chevelu et facilite l'extraction des poils. Le lendemain on épile, et l'opération exige, ai-je dit, d'une à cinq séances, suivant l'étendue du mal et la sensibilité du sujet. Pendant l'épilation on fait des applications de sublimé avec une brosse douce; les mêmes lotions sont continuées matin et soir pendant deux ou trois jours après que l'épilation est terminée ; puis on les remplace par des onctions avec la pommade au turbith.

S'il existe du favus sur le corps, on ordonne quelques bains de sublimé et on pratique l'épilation s'il y a lieu.

Si les ongles sont affectés, on détruit peu à peu avec la lime les couches superficielles jusqu'à ce que l'on arrive à la matière jaunâtre, à l'achorion que l'on détruit alors à l'aide d'une solution de sublimé.

Trois semaines ou un mois après l'épilation du cuir chevelu, la rougeur qui avait diminué reparaît, de nouveaux godets se produisent, précédés habituellement de petites pustules. Alors il faut pratiquer une deuxième épilation que l'on répète de nouveau un mois après, et souvent ces trois épilations suffisent ; quelquefois cependant quelques rares godets se montrent encore, et une quatrième opération est nécessaire. Lorsque le favus est disséminé sur tout le cuir chevelu, de sorte qu'il reste seulement quelques couronnes de cheveux sur le front, les tempes, la nuque, il faut, comme dans le cas précédent, pratiquer une épilation générale et ne respecter aucune partie.

Si, au contraire, il n'existe que cinq ou six plaques de favus, l'épilation des parties malades est suffisante ; mais il faut qu'elles comprennent les cheveux qui entourent les croûtes dans un rayon variable, et que le médecin doit indiquer à l'infirmier. Ces cheveux sont, en effet, généralement malades.

L'épilation doit naturellement être répétée trois ou quatre fois.

Lorsque deux ou trois godets seulement existent, il suffit,

souvent, de les détacher, d'arracher quelques cheveux et de lotionner avec la solution parasiticide pour que le malade soit guéri.

Il est utile, après la dernière épilation, de continuer à faire frotter la tête tous les quatre ou cinq jours avec la pommade au turbith pendant un mois, six semaines, et de faire des lotions savonneuses, afin de faire disparaître la matière sébacée, et les cellules épidermiques sécrétées en grande abondance à la suite du favus.

2° TEIGNE TONSURANTE.

Définition. — La teigne tonsurante est une teigne, c'est-à-dire une affection cutanée due à l'existence d'un champignon, le trichophyton, sur les poils, l'épiderme et les ongles, transmissible d'un individu à un autre, caractérisée par des flocons champignonneux, blancs, siégeant sur l'épiderme et sur des poils cassés, flocons pouvant être accompagnés d'éruptions symptomatiques nombreuses, vésiculeuses, pustuleuses, tuberculeuses..., selon le siége et l'époque de la teigne.

Symptomatologie. — On peut distinguer dans la marche de la teigne trois périodes :

Première période. Le malade éprouve d'abord du prurit simple ou accompagné de picotements, d'une sensation de brûlure augmentant pendant la nuit et sous l'influence du travail de la digestion, et obligeant quelquefois le malade à se gratter avec fureur.

Quand le mal occupe la face, le malade ne se gratte pas avec les ongles, mais se frotte avec le dos des mains, des poignets : aussi constate-t-on souvent sur ces dernières régions des cercles herpétiques, des disques lichénoïdes ou érythémateux dus au transport de spores cryptogamiques de la face sur le dos des mains. Naturellement on observe ces lésions de préférence sur la main droite, dont se servent habituellement les malades. Ces cercles herpétiques, ces plaques lichénoïdes circonscrites du dos de la main ont une grande valeur diagnostique et éclairent souvent immédiatement sur la nature d'une affection de la face qui pouvait donner lieu à de l'hésitation.

En même temps que le prurit, ou peu de temps après, apparaissent des éruptions qui peuvent être érythémateuses; elles sont alors caractérisées par des taches circulaires, rouges, ne s'élevant pas sensiblement au-dessus des parties voisines, et offrant des dimensions variables de celles d'une pièce de 20 centimes à celles d'une pièce de 2 francs. Quelquefois, cependant, la plaque forme une légère saillie, et tantôt toute la surface érythémateuse est saillante, tantôt, au contraire, le relief n'existe qu'à la circonférence, où l'on constate à l'œil et au doigt un bourrelet; enfin ce bourrelet circonférentiel peut seul exister et circonscrire un espace sain (*erythema circinatum* et *erythema marginatum*).

Des affections vésiculeuses s'observent aussi fréquemment que les affections érythémateuses lors de la période de germination du trichophyton. Quelquefois les vésicules n'ont qu'une durée éphémère et passent inaperçues. Les vésicules se disposent ordinairement en petits groupes qui restent isolés ou se réunissent. Souvent des poussées vésiculeuses successives se font à la périphérie des groupes primitifs qui peuvent ainsi acquérir des dimensions assez considérables (*herpès tonsurant* des auteurs).

Quelquefois les vésicules se développent sur une bande rouge, de forme annulaire, et sont excessivement nombreuses et petites, ou occupent la périphérie d'un cercle plein auquel elles forment un bourrelet analogue à celui de l'erythema marginatum (*herpès circiné*).

D'autres fois, autour d'un cercle herpétique, se développe un autre cercle herpétique, et même, plus tard, un troisième autour de ce dernier; ces divers cercles concentriques peuvent offrir des nuances variées et constituer l'affection décrite dans les ouvrages de dermatologie, sous le nom d'*herpes iris*, et qui ne doit pas être confondu avec l'iris de Bateman (*hydroa*).

La forme circulaire appartient aux affections érythémateuses et vésiculeuses, mais dans un cas existent des vésicules, et dans l'autre une simple rougeur érythémateuse.

Des pustules signalent quelquefois le début de la maladie : on constate en différents points de la barbe des boutons acuminés, purulents au sommet et traversés par des poils, ou des groupes de pustules de forme circulaire, — partie médiane de la lèvre supérieure, — ou de véritables cercles, à la circonférence desquels existent des pustules miliaires.

Les affections papuleuses, moins fréquentes que les précédentes, s'observent cependant non au cuir chevelu, mais au dos de la main, au poignet, au cou, où elles forment des plaques de lichen circonscrit.

Enfin on constate quelquefois au début des squames (*dartres furfuracées*).

Simultanément après ces éruptions, ou peu de temps après leur apparition, on observe des altérations des cheveux; ils sont ternes, secs, rougeâtres, fauves, friables, et se cassent à quelques lignes de la surface tégumentaire : aussi ne peuvent-ils être extraits que très-difficilement avec la pince, quelle que soit l'habileté de l'épileur.

Au début de la maladie, les poils brisés sont rares, et il est difficile de les apercevoir au milieu d'une épaisse chevelure; mais bientôt ils deviennent plus nombreux, et une tonsure se produit, simulant entièrement une tonsure artificielle.

Brisure des poils et tonsure sont rangées par M. Bazin au nombre des symptômes de la première période; mais immédiatement après débute la deuxième période.

Deuxième période. Les démangeaisons persistent et sont souvent plus franches qu'à la première période, parce que les éruptions symptomatiques sont moins nombreuses, ou même sont disparues. Mais si ces éruptions existent encore, le prurit conserve ses caractères, et le malade éprouve des sensations de chaleur, de tension...

Quoi qu'il en soit, le champignon apparaît sur les poils brisés et sur l'épiderme. Sur les poils, il revêt la forme d'une gaîne amiantacée, d'un blanc mat, complète ou incomplète. Si elle est incomplète, on voit, au centre de la petite masse blanche constituée par le champignon, un point noir qui répond à l'extrémité libre du poil cassé. Mais plus souvent la gaîne est complète, et les poils, entièrement cachés à la vue, ne se peuvent reconnaître qu'à la saillie de la matière cryptogamique.

Le champignon qui se développe sur l'épiderme, dans les intervalles des poils, forme, par la réunion de ses éléments, une substance floconneuse ou lamelleuse dont la couleur blanche est un des caractères les plus saillants. En réalité, cette substance ne diffère pas de celle qui constitue les gaînes; seulement la disposition des éléments est un peu différente et en rapport avec le siége qu'occupe le parasite.

L'existence bien constatée de la gaîne blanche a une très-grande valeur quand il s'agit de poser un diagnostic; c'est un signe qui suffit à lui seul, un signe vraiment pathognomonique de cette espèce de teigne.

Les flocons blancs formés par le même végétal parasite (trichophyton) pourraient être plus aisément confondus avec les squames épidermiques au milieu desquelles ils sont répandus; car une hypersécrétion, ordinairement très-abondante, accompagne le champignon qui se manifeste au dehors et constitue un des symptômes les plus constants et les plus remarquables parmi ceux qui appartiennent à la deuxième période de la teigne tonsurante.

Cependant la distinction entre l'élément parasitaire et l'élément cutané est toujours possible; le champignon est blanc, floconneux, sans forme bien déterminée; l'épiderme, au contraire, est jaunâtre ou grisâtre plutôt que blanc, et sa disposition est toujours manifestement écailleuse.

Quelquefois il n'y a qu'une seule plaque; plus souvent il y en a plusieurs, qui tantôt demeurent isolées, et tantôt se réunissent, formant ainsi, principalement au cuir chevelu, de larges surfaces tonsurées, sur lesquelles on retrouve encore des vestiges de la forme circulaire.

Les surfaces malades sont habituellement plus foncées et

tranchent, par leur coloration, sur la peau saine qui les environne. La surface des tonsures paraît soulevée, saillante de 1 ou 2 millimètres au-dessus du niveau des parties voisines. Cet aspect est dû sans doute à l'hypersécrétion épidermique et à la turgescence des follicules pileux, qui, remplis de champignons, donnent aux surfaces qu'ils occupent l'aspect d'une peau de chagrin.

Les poils sont plus altérés qu'à la première période ; ils sont brisés, recouverts de champignons, et il est très-difficile de les arracher en totalité, la racine restant presque toujours dans le follicule qui la renferme.

Troisième période. Le champignon qui occupe le follicule pileux enflamme ce follicule, et de cette inflammation résultent des pustules recouvertes de croûtes jaunâtres ou brunâtres, au travers desquelles passent souvent des poils flétris et brisés, et alors cette teigne peut être confondue avec la scrofule bénigne exsudative, ou avec le favus scutiforme. L'inflammation s'étend aux aréoles voisines du derme ; aussi les pustules sont-elles ordinairement accompagnées ou suivies d'indurations profondes, de nodosités, de véritables tubercules cutanés ou sous-cutanés, qui, tantôt rares et isolés, tantôt nombreux et agglomérés sur d'étroites surfaces, donnent aux parties malades un aspect inégal, mamelonné, tout particulier. Il est rare de ne pas trouver aussi quelques furoncles au milieu des pustules et des tubercules. Les induration tuberculeuses disparaissent presque toujours par résolution, surtout sous l'influence d'un traitement convenable. Il en est autrement des pustules et des furoncles qui s'ouvrent à l'extérieur et sont assez souvent le point de départ de petites végétations fongueuses qui font saillie à la surface des téguments, entretenues d'ailleurs par les poils malades qui les entourent.

Nous avons dit (voyez *Sycosis*) que l'inflammation des follicules donnait lieu à une sécrétion purulente assez abondante et que le pus jouait, à l'égard du champignon qu'il baigne, le rôle d'un agent parasiticide, que le cryptogame était détruit et qu'il devenait très-difficile, sinon impossible, de trouver des spores sur les poils; ce n'est donc pas à cette période, mais à la seconde qu'il faut les chercher.

D'ailleurs, le pus ne se borne pas à détruire le parasite, il sépare des parois du follicule le poil qui peu à peu se détache et ne tarde pas à tomber; et alors, ou bien les parois du conduit pilifère enflammées se rapprochent et se réunissent, le follicule est oblitéré, toute reproduction du poil est impossible, et de là résulte une guérison spontanée, mais en même temps une calvitie définitive; — ou bien, c'est le cas le plus fréquent, la papille pileuse sécrète encore, malgré une altération profonde dans sa structure, les éléments nécessaires à la formation du poil. Mais, par suite de cette altération, le poil nouvellement formé ne peut avoir ses caractères normaux; il est rouge et jaunâtre, très-grêle; il n'a pas de capsule, et l'examen microscopique nous montre que ses éléments sont totalement confondus. Cependant ce poil vit encore, et par sa présence il contribue puissamment à entretenir l'inflammation suppurative dans le follicule d'où il naît.

Alors tout espoir de guérison spontanée doit être abandonné; le poil malade est un séquestre dont il faut débarrasser le follicule. L'épilation est nécessaire, indispensable, n'y eût-il plus de champignons, et c'est dans ces circonstances qu'elle fait merveille. Aussi M. Bazin a-t-il pu dire en toute vérité que les vieilles mentagres étaient plus faciles à guérir que les récentes, et que, le plus souvent, une seule épilation suffisait pour débarrasser complétement les malades. C'est vraiment là le triomphe de sa méthode thérapeutique.

L'intervalle de temps qui sépare les périodes, dit M. Bazin, est extrêmement variable, et, à cet égard, le traitement suivi a une influence des plus marquées. Qu'un malade affecté d'herpès circiné à la face recule devant l'épilation qui lui a été proposée comme moyen curatif, et se borne aux applications parasiticides, l'herpès durera très-longtemps et pourra disparaître et reparaître plusieurs fois, occupant toujours les mêmes surfaces. — Que se passe-t-il donc là, et pourquoi la maladie n'arrive-t-elle pas plus tôt à la troisième période? — Le champignon qui produit l'éruption herpétique peut n'exister qu'entre ces deux lames de l'épiderme et sur les poils de duvet; or, par le seul usage de lotions ou des onctions parasiticides, on peut détruire le champignon situé à la surface tégumentaire, sans atteindre celui qui occupe la racine des poils follets; et voilà pourquoi l'éruption ne disparaît pas ou se montre de nouveau après avoir disparu. Mais le même traitement a pour effet de s'opposer, jusqu'à un certain point, à l'extension du parasite sur ces poils parfaits, et c'est ce qui nous explique pourquoi la maladie a tant de peine à passer à la période mentagreuse.

Dans l'appréciation de la durée des diverses périodes de la teigne, il faut tenir compte non-seulement du traitement, mais de conditions générales que nous ne pouvons souvent pas saisir, et dont l'influence est cependant incontestable, et de conditions individuelles, telles que l'idiosyncrasie, et en vertu desquelles l'herpès circiné dure quelques jours chez tel individu et persiste des mois chez tel autre, sans que l'état du système pileux puisse rendre compte de ces différences. On peut dire qu'en général la teigne tonsurante est une maladie longue, qui persiste ordinairement plusieurs années, quand elle arrive à la troisième période. — Toutes choses égales d'ailleurs, la durée est plus longue chez les sujets où le parasite trouve une abondante nourriture. Évidemment, si on suppose une teigne tonsurante de la face à la période herpétique, chez la femme, chez l'enfant, où existent seulement quelques poils de duvet, on concevra facilement que le champignon, après un certain laps de temps, ne trouvant plus les éléments de sa nourriture, mourra et que le malade sera guéri. Au contraire, si on suppose cette même teigne de la face chez un homme portant une barbe bien fournie, on concevra facilement que l'herpès circiné sera suivi des phénomènes de la deuxième et de la troisième période et que la maladie se prolongera pour ainsi dire indéfiniment, à moins qu'il n'y ait, chose rare, après la chute des poils, une oblitération des follicules et une calvitie permanente. C'est là une guérison spontanée sur laquelle il ne faut compter qu'exceptionnellement.

Ainsi, la teigne tonsurante, à sa première période, guérit spontanément lorsque le parasite meurt faute de nourriture ou sous l'influence d'autres causes qui nous échappent, et la teigne tonsurante, à sa troisième période, guérit lorsque les follicules s'oblitèrent après la destruction du parasite par le pus et la chute des poils malades; cette guérison n'a lieu qu'en déterminant une calvitie irrémédiable.

VARIÉTÉS DE SIÉGE DE LA TEIGNE TONSURANTE. — 1° *Teigne du cuir chevelu. Teigne tondante de Mahon, herpès tonsurant de Cazenave.* — L'herpès en groupe ou herpès tonsurant des auteurs, l'herpès squameux, l'herpès circiné, peuvent s'observer au début de la teigne tonsurante du cuir chevelu.

On constate souvent l'existence de petites plaques circulaires herpétiques occupant différents points de la tête, s'étendant par le développement de vésicules à la circonférence et pouvant se réunir les unes aux autres.

Quelquefois on n'observe au début que des squames, qui peut-être ont été précédées de vésicules éphémères d'herpès (*herpès squameux*).

Enfin, l'herpès circiné peut être le premier signe de l'existence du trichophyton. M. Bazin pense que ce mode de début n'est pas aussi rare qu'on le croit, mais que l'herpès circiné n'est pas facile à distinguer au cuir chevelu, à cause des conditions anatomiques de cette région.

Simultanément on constate les altérations primitives des poils que nous avons signalées plus haut; ensuite les poils se brisent et se recouvrent de leurs gaînes blanches. Alors se produisent des tonsures plus ou moins larges au niveau desquelles la peau est saillante, chagrinée, bleuâtre, ardoisée chez les sujets bruns; rougeâtre ou jaune chez les personnes blondes. Cette coloration a une importance diagnostique très-grande et n'appartient à aucune autre affection cutanée; elle disparaît tardivement, et quand les téguments ont repris leur couleur normale, on peut être certain que le malade est guéri, et on peut faire cesser l'épilation.

A la troisième période, les tonsures se dénaturent: le champignon, déterminant une inflammation profonde dans les follicules pileux, on voit apparaître des éruptions pustuleuses, souvent très-confluentes, et qui sont bientôt remplacées par des croûtes jaunâtres, foncées, luisantes, humides, présentant, en un mot, tous les caractères assignés par les auteurs aux croûtes impétigineuses. Aussi, à cette période, la maladie parasitaire est presque toujours confondue avec les scrofulides bénignes exsudatives du cuir chevelu, et quelquefois aussi avec le favus, dans les cas où les croûtes sont moins foncées en couleur et plus sèches.

Alors il faut employer le microscope et examiner les cheveux avec soin.

2° *Teigne de la face et du cou.* — Sur ces régions, la teigne tonsurante débute par de l'herpès circiné ou des disques érythémateux dont le nombre et la dimension sont très-variables. — La région sous-maxillaire et la nuque sont souvent affectées en même temps que le visage. Selon M. Bazin, on observe très-fréquemment une petite plaque rouge, circulaire, de la dimension d'une pièce de 1 franc ou de 50 centimes, et située au devant de la ligne d'implantation des favoris. Plus rarement on voit un cercle herpétique d'un diamètre considérable et ordinairement incomplet, étendu de la région mastoïdienne gauche à la même région du côté droit, comprenant dans sa concavité les joues, le menton et la moitié supérieure du cou; toutes parties qui peuvent être en même temps couvertes d'anneaux ou de disques d'un moindre diamètre.

L'herpès en groupes et l'herpès squameux sont beaucoup moins communs à la face qu'au cuir chevelu.

A la deuxième période, des plaques de pityriasis se forment, et les poils cassés et engaînés se montrent en même temps.

La troisième période est caractérisée non plus seulement par des éruptions pustuleuses, mais aussi par tous les degrés du sycosis, c'est-à-dire par des noyaux indurés, des tubercules cutanés ou sous-cutanés, des furoncles mêlés à des papulo-pustules traversées par des poils à leur centre.

De la présence des pustules, des tubercules et des furoncles, résulte parfois une tuméfaction considérable de la face, une altération des traits quelquefois méconnaissable, l'exercice pénible de la parole, l'impossibilité de la mastication.

3° *Troncs et membres.* — L'herpès circiné, les disques érythémateux, le lichen circonscrit sont à peu près les seules éruptions primitives qu'on observe sur le tronc ou sur les membres ; et, presque toujours, à cause du peu de développement des poils, le champignon avorte, et la maladie ne dépasse pas la première période.

4° *Parties sexuelles.* — Les trois périodes de la teigne tonsurante sont habituellement réunies en cette région.

Étiologie. — Les causes sont prédisposantes et efficientes.

Causes prédisposantes. La teigne tonsurante occupe habituellement le cuir chevelu chez les enfants, la face chez les adultes. — Rarement la femme et l'enfant sont affectés de teigne tonsurante de la face, et dans ce cas, la maladie ne dépasse pas la première période, à moins qu'il n'existe un développement anormal des poils.

M. Bazin pense que la constitution et le tempérament n'exercent pas d'influence sur la teigne même, mais seulement sur les éruptions symptomatiques ; que les sujets lymphatiques ont ordinairement des affections vésiculeuses ou pustuleuses, et les sujets forts et sanguins des tubercules et des furoncles ; que la syphilis, qui se rencontre assez souvent chez les malades affectés de teigne tonsurante, semble prédisposer à cette affection.

Cause déterminante. — L'unique cause de la teigne tonsurante est le *trichophyton.*

Ce cryptogame est en grande partie ou presque exclusivement constitué de spores et se distingue, par ce caractère, des autres champignons des teignes.

M. Bazin est porté à croire qu'au début de la teigne tonsurante, de même qu'à une période avancée de cette maladie, des tubes de mycélium existent au milieu de spores innombrables. A une époque intermédiaire, quand le cryptogame est dans toute la force de son développement, les spores seules le constituent, et c'est en vain qu'on chercherait un autre élément.

Comme tous les champignons des teignes, le trichophyton commence à germer entre la couche molle et la lame cornée de l'épiderme. Comme l'achorion du favus, il peut vivre aux dépens des poils, des ongles ou de l'épiderme ; c'est toujours, dans ces différents cas, le même siége anatomique qu'il occupe.

Quand il vit sur la lame molle de l'épiderme, il forme ces flocons, ces lamelles, qui tranchent ordinairement par leur couleur nacrée au milieu des débris épidermiques.

Quand il affecte les ongles, il produit une altération spéciale qu'on peut confondre avec celle que détermine le favus, quoiqu'elle en diffère à certains égards.

Sur les poils, le parasite existe longtemps avant que la concentration de ses éléments permette de l'apercevoir ; c'est alors la période de germination, pendant laquelle les poils plus ou moins altérés dans leurs qualités physiques indiquent la présence du cryptogame. Lors même qu'on n'observe d'autres symptômes qu'un cercle herpétique, le champignon ne fait point défaut, et il suffit de le chercher avec soin pour le trouver toujours.

Il n'en est pas de même quand la maladie est arrivée depuis longtemps à la troisième période ; les poils que l'on examine au microscope offrent des altérations de structure, mais on ne peut quelquefois découvrir sur eux aucun élément cryptogamique, et les recherches sont souvent renouvelées pendant huit ou quinze jours sans plus de succès. Il ne faut pas cependant affirmer que le trichophyton a été complétement détruit, car il peut arriver qu'à force de persévérance, on finisse par distinguer quelques spores caractéristiques sur l'un des nombreux poils arrachés en nous rappelant le rôle que joue le parasite dans le sycosis.

A la deuxième période de la maladie, non-seulement le champignon ne manque pas, mais il est toujours extrêmement facile à trouver, puisqu'à ce moment il devient visible à l'œil nu, et constitue en totalité les gaînes blanches des poils brisés.

A un grossissement de deux à trois cents diamètres, le poil paraît comme épié aux deux extrémités et ses éléments sont altérés à tel point qu'il est impossible de distinguer les deux substances (corticale et médullaire) qui le composent dans l'état normal ; tout est confondu. Les fibres longitudinales sont écartées, et leurs intervalles sont remplis de sporules. On ne trouve ni racine, ni capsule, le poil ayant été brisé aux deux extrémités, et l'on voit parfaitement la trace de la rupture. On remarque aussi en dehors du poil, et dans une certaine étendue, une masse uniquement composée de spores qui lui forment une enveloppe complète, une sorte de manchon dont il occupe le centre. Les spores sont innombrables, très-régulières, partout identiques, sur le poil comme dans la gaîne.

A une époque moins avancée de la teigne tonsurante, à la période herpétique, on peut, non sans difficultés, extraire avec leurs bulbes les poils malades. On voit alors, sur la partie intracutanée, des altérations du même genre, mais moins avancées que celles dont nous venons de parler. Des spores existent encore autour du poil et dans son épaisseur, mais elles ont des diamètres différents, sont moins nombreuses, moins régulièrement arrondies, quelques-unes même sont allongées et se rapprochent ainsi des tubes de mycélium. Une altération remarquable des poils, plus remarquable cependant dans la pelade que dans la teigne tonsurante, consiste en *des renflements olivaires ou tubéreux qui paraissent formés, au moins en grande partie, par une accumulation de matière parasitaire*, et sont plus fréquents et plus prononcés sur la racine que sur la tige. Aussi serait-on tout d'abord tenté de leur attribuer quelque part à la difficulté de l'épilation, si l'on ne savait pas que les poils se brisent d'eux-mêmes dans la teigne que nous étudions.

A la troisième période, sur les plaques suppurées des vieilles mentagres, le trichophyton est rare ; beaucoup de poils malades ne portent aucune spore, bien que leur altération soit profonde et qu'ils soient complétement dépouillés de leurs capsules. Les spores, quand on en trouve (c'est sur les poils moins altérés dans leurs caractères physiques qu'il faut les chercher), sont inégales, plus petites et mêlées à un plus grand nombre de tubes de mycélium.

La différence des caractères microscopiques du végétal parasite à la deuxième et à la troisième période de la teigne tonsurante explique l'erreur du Dr Gruby, qui a cru découvrir dans la dernière un champignon autre que le trichophyton. Pour M. Robin le *microsporon mentagrophytes* de M. Gruby ne serait que de l'épiderme roulé en forme de tubes; pour M. Bazin c'est un trichophyton d'un âge avancé.

Le *trichophyton decalvans* de quelques micrographes n'est autre que le cryptogame dont je viens de donner la description et n'appartient point, comme on l'a prétendu, à la pelade produite par le *microsporon d'Audouin*. Par un hasard singulier, on a cherché ce dernier sur des plaques de fausse pelade, et il n'est pas étonnant qu'on ait trouvé un champignon en tout semblable au *trichophyton*, puisque la fausse pelade n'a qu'une analogie de forme avec la vraie pelade, et qu'en réalité elle n'est qu'une variété de la teigne tonsurante. (Bazin.)

La teigne tonsurante se transmet par l'air, le contact médiat (bonnet, calotte), le contact immédiat (baisers du père aux enfants ou à la mère, transmission au dos de la main par les grattages), et enfin l'inoculation (c'est par inoculation que le rasoir du barbier donne ordinairement la teigne tonsurante de la face).

Du reste M. Deffis a pratiqué avec succès des inoculations.

Diagnostic. — Rien n'est plus facile que de reconnaître la teigne tonsurante parvenue à sa deuxième période : alors, en effet, existent des tonsures, au niveau desquelles les téguments sont saillants, grisâtres, où l'on observe des poils cassés à quelques millimètres de la surface de la peau, enveloppés d'une gaîne blanche, entourés de flocons nacrés et de quelques écailles grisâtres (ces écailles sont formées par l'épiderme et non comme les flocons par le cryptogame). Or tous ces caractères n'appartiennent qu'à la teigne tonsurante.

Mais le diagnostic est souvent très-difficile, lorsque la teigne tonsurante est à sa première ou à sa troisième période.

Fig. 3. — Parcelle de poussière blanche qui revêt les cheveux brisés de l'herpès tonsurant, vue au microscope.

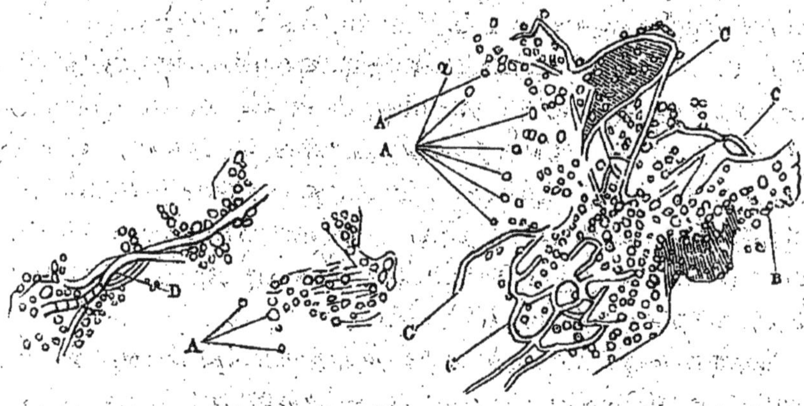

A. Sporules isolées.
B. Sporules réunies.
C. Tubes vides.
D. Tube sporulaire.

Fig. 4. — Cheveu extrait d'une plaque tonsurante.

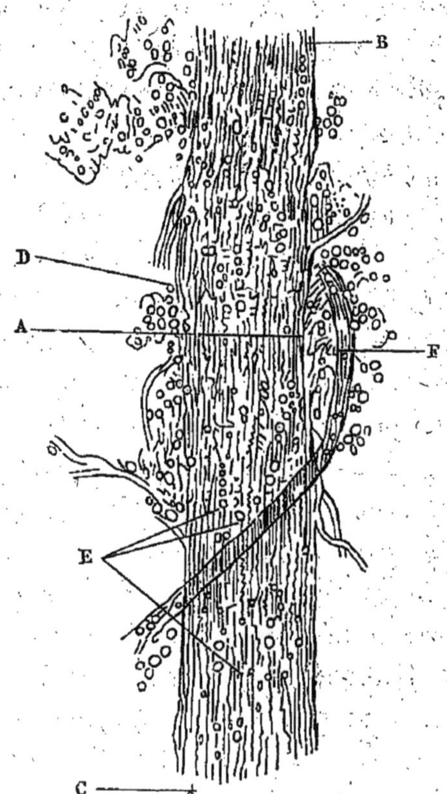

A. Tige du cheveu.
B. Extrémité supérieure rompue.
C. Extrémité inférieure rompue.
D. Fibres longitudin. écartées et brisées
E. Sporules infiltrant la tige.
F. Tubes sporulaires.

Teigne tonsurante à la première période. — Au cuir chevelu l'erythème précurseur échappe souvent à l'observation, et la desquamation qui lui succède peut être prise pour du pityriasis dartreux ; il n'existe pas alors de brisure et d'engaînement des poils, on ne peut donc se fonder que sur la circonscription des surfaces pityriasiques, leur forme circulaire, la friabilité des poils, qui n'offrent aucune résistance à la pince, et se cassent au lieu de se laisser extraire, tous caractères qui n'appartiennent pas au simple pityriasis.

Ces signes permettront aussi de différencier la teigne tonsurante à sa première période du psoriasis. Lorsque le porrigo scutulata est à la période pityriasique, et qu'il n'existe pas de manifestation extérieure de l'achorion, il faut attendre, pour se prononcer, que l'affection arrive à une période plus avancée; la rupture de quelques poils, ou l'apparition de concrétions d'un jaune soufré, ne tardera pas à lever le doute. Cependant on pourrait essayer tout d'abord l'extraction de quelques poils : ceux-ci se brisent dans la teigne tonsurante ; dans le favus ils cèdent facilement, viennent avec le bulbe et la capsule, et le bulbe ou bouton est beaucoup plus volumineux qu'à l'état normal. Dans tous ces cas difficiles, l'examen microscopique tire d'ailleurs immédiatement d'embarras.

Sur la face, le tronc et les membres, les anneaux trichophytiques se distinguent aisément des anneaux faviques, psoriasiques ou pityriasiques. Les anneaux faviques sont d'un plus petit diamètre et d'une uniformité remarquable. Les anneaux psoriasiques sont, au contraire, plus larges, et rarement dépourvus de squames caractéristiques.

Le pityriasis rubra aigu se distingue de l'herpès circiné trichophytique par la généralisation de l'affection à toute la surface cutanée, l'existence de cercles plus grands, l'absence de cercles secondaires au centre d'autres cercles, de bandes herpétiques plus ou moins sinueuses, et enfin de spores au milieu des lamelles épidermiques.

On a quelquefois confondu l'herpès circiné avec une syphilide circinée; mais le siége des éruptions syphiliques n'est pas le même que celui de la teigne tonsurante; ces éruptions ne sont pas accompagnées de démangeaisons, et les syphilides érythémateuses, qui peuvent seules être confondues avec l'herpès trichophytique, ne revêtent pas la forme circulaire.

M. Bazin a donné le nom de fausse pelade à une forme de teigne tonsurante qui a beaucoup d'analogie d'aspect avec la vraie pelade, et ne présente pas la couleur ardoisée et la saillie des plaques, signes importants de la teigne tonsurante. Cependant, en examinant bien, on constate toujours l'existence de quelques poils noirs, brisés à 1 ou 2 millimètres de la surface cutanée, caractère suffisant pour établir le diagnostic.

A la troisième période, le diagnostic est souvent obscur. Au cuir chevelu, les tonsures sont dénaturées, recouvertes de croûtes impétigineuses qui cachent les poils brisés, et, suivant que ces croûtes sont sèches ou humides, jaunes ou brunes, on peut penser à une scrofulide ou à une teigne faveuse; le diagnostic est alors difficile, et l'examen des poils au microscope peut seul tirer d'embarras.

A la face, on peut rattacher à la présence du trichophyton l'herpès dartreux, l'impétigo scrofuleux ou de cause artificielle (impétigo de la lèvre supérieure par le contact d'un liquide irritant, par exemple chez les personnes qui prennent du tabac) des scrofulides malignes, inflammatoires, crustacées; enfin des syphilides pustuleuses et tuberculeuses. Le diagnostic différentiel est surtout très-difficile, quand les éruptions constitutionnelles et les éruptions parasitaires se compliquent. Il est facile, lorsque l'un de ces caractères existe :

1° Présence sur une partie du visage ou du cou, de débris de cercles en voie de disparition;

2° Existence sur les joues de plaques indurées circulaires;

3° Herpès pellagreux ou lichénoïde sur le dos des mains ou sur les avant-bras.

Mais, quand ces trois signes manquent à la fois, comment faire?

Il faut, dit M. Bazin, interroger avec soin le malade sur le début et la marche de l'affection qu'il porte, tenir compte de l'état des poils... Et si l'on est obligé de rester dans le doute, relativement au parasite, et que l'on croie cependant à l'existence de la syphilis (c'est souvent une syphilide tuberculeuse que l'on observe en pareil cas), il ne faut pas hésiter à soumettre le malade à la médication antivénérienne; sous cette influence, la syphilis disparaîtra, et si, après cela, il reste une éruption parasitaire, on l'attaquera par les moyens habituels.

Nous établirons plus tard le diagnostic différentiel du sycosis parasitaire et du sycosis arthritique.

Pronostic. — La teigne tonsurante non traitée est une affection moins grave que la teigne faveuse, car elle n'entraîne pas la mort, ni la cachexie qui précède. Mais la méthode thérapeutique de M. Bazin ne triomphe pas aussi aisément de la teigne tonsurante que de la teigne faveuse.

Le favus n'exige qu'un mois ou deux de traitement; il faut au moins un temps double pour guérir la teigne tonsurante du cuir chevelu.

Enfin le trichophyton peut contribuer au développement d'affections constitutionnelles.

Traitement.— La teigne tonsurante exige les mêmes moyens que les autres teignes, c'est-à-dire l'emploi combiné de l'épilation et des parasiticides.

Plusieurs cas peuvent se présenter: s'il s'agit d'enfants, de femmes ou d'adolescents imberbes et si la maladie occupe une autre région que le cuir chevelu, les aisselles et les parties sexuelles exceptées, on peut obtenir la guérison à l'aide de lotions ou de frictions parasiticides, à moins, toutefois, que la peau du malade ne soit recouverte d'un épais duvet; alors, il faut joindre l'épilation aux parasiticides. Si l'herpès circiné existe sur des régions bien fournies de poils, telles que les parties sexuelles chez l'homme et la femme adultes, la face chez l'homme, et s'il n'y a qu'un ou deux cercles bien limités, il faut arracher les poils sur les surfaces malades et on obtiendra par ces épilations partielles une guérison rapide et durable. Si, au contraire, les cercles herpétiques sont plus nombreux et disséminés sur tous les points de la région velue, on doit attendre et remettre l'épilation à une époque plus avancée de la maladie, à la deuxième ou à la troisième période, dit M. Bazin; car, si l'on épilait immédiatement, il faudrait arracher tous les poils de la région, ce dont on peut se dispenser. Parmi les nombreux cercles herpétiques qui existent, plusieurs disparaîtront sans être suivis des phénomènes qui appartiennent aux périodes plus avancées; le cryptogame avortera peut-être après quelques jours de germination; pourquoi donc épiler en pareille circonstance? A la deuxième période, l'affection parasitaire, qui était diffuse, se localise, et les surfaces où l'épilation doit être faite sont parfaitement indiquées. En attendant, on évite souvent aux malades les douleurs d'une épilation générale. Avant la localisation de la maladie, il faut détruire le parasite qui se trouve dans l'épiderme ou à la superficie de la peau, à l'aide de parasiticides, car il envahirait les parties voisines, et pourrait être porté, par le grattage, ou par tout autre mécanisme, sur d'autres régions velues.

Quand la maladie est arrivée à la deuxième ou à la troisième période, on pratique immédiatement l'épilation sur toute l'étendue des surfaces affectées; mais les poils sont très-friables, et se cassent sous l'action de la pince; il faut alors se servir des pinces à mors recourbés. Habituellement il faut pratiquer quatre, cinq ou six fois ces épilations imparfaites, avant que les poils puissent être arrachés en totalité avec le bouton et la capsule.

Il faut cesser l'épilation quand les poils, de tortillés qu'ils étaient, ont une direction rectiligne, ne diffèrent plus des poils des parties saines; quand les plaques s'affaissent et arrivent au niveau des parties environnantes; que l'aspect chagriné dû à l'érection des follicules et la coloration ardoisée n'existent plus.

Lorsque la maladie est à la première période et s'étend par le développement excentrique du bourrelet circonférentiel, il faut arracher les poils follets et frictionner rudement les parties malades avec les parasiticides, afin de déchirer la couche superficielle de l'épiderme et afin que, sur tous les points, le parasite soit en contact avec le parasiticide.

Si la teigne tonsurante est depuis longtemps arrivée à la période papulo-pustuleuse, il faut encore pratiquer l'épilation, lors même qu'on serait sûr (ce qui ne peut pas être) que le parasite n'existe plus ; dans ces circonstances une seule épilation peut être suffisante, aussi M. Bazin a-t-il pu dire que la guérison de la mentagre était d'autant plus facile, que le mal était plus ancien.

3° DE LA TEIGNE PELADE.

Définition. — On désigne sous le nom de *pelade* une teigne due à l'existence d'un cryptogame, le *microsporon Audouini*, et caractérisée par des plaques ovalaires, denudées et privées de poils, conservant la coloration normale de la peau, ou décolorées et d'une teinte blanc de lait, saillantes ou non au-dessus des parties environnantes.

Symptomatologie. — La pelade présente trois périodes :

A la première, elle est caractérisée par un prurit franc et modéré ; des altérations des poils tantôt évidentes, tantôt obscures et consistant dans un aspect terne, poudreux, sale, des cheveux ; quand ils ne sont pas décolorés ils ont une couleur rougeâtre.

A la deuxième période, le champignon apparaît sous la forme d'un duvet grisâtre ; souvent il passe inaperçu à cause de son peu d'abondance. Le prurit persiste et le cuir chevelu offre un état d'hypertrophie, que M. Devergie a bien décrit mais à comparé, à tort, à l'œdème, l'application du doigt ne déterminant jamais de dépression dans la pelade.

L'altération des cheveux se prononce davantage; mais bientôt ils tombent et se reproduisent alternativement et ne se distinguent plus, après un certain temps, des poils de duvet.

A la troisième période, le prurit continue, les poils tombent et ne se reproduisent plus, les plaques malades s'affaisent et le duvet blanchâtre disparaît.

M. Bazin admet une pelade achromateuse (ancienne teigne achromateuse) et une pelade décalvante ou ophiasique (ancienne teigne décalvante).

A. *Pelade achromateuse.* — Tantôt les surfaces malades sont déprimées, comme les parties affectées de favus, après la chute des croûtes, tantôt et plus souvent elles sont au niveau des surfaces voisines. Les poils offrent un aspect sale et terne, sont fins et décolorés, quelquefois rougeâtres.

A la deuxième période apparaissent des plaques ovalaires, offrant une coloration blanc de lait, au niveau desquelles tous les poils tombent, de sorte que la dénudation est bientôt complète. Quelquefois il n'existe qu'une plaque, mais le plus ordinairement on en observe plusieurs dispersées çà et là sur le cuir chevelu.

Ces plaques s'agrandissent, se réunissent les unes aux autres et occupent ainsi la plus grande partie de la tête. De là l'affection peut s'étendre sur toutes les parties du corps, détruisant partout les poils qu'elle rencontre. Mais ce n'est pas le cas le plus ordinaire, et souvent la pelade ne dépasse pas le cuir chevelu ou la barbe. La guérison peut même arriver.

B. *Pelade décalvante.* —Elle se distingue de la variété précédente par les caractères suivants : elle a une marche beaucoup plus rapide ; les poils tombent avant toute altération appréciable de leurs caractères physiques et laissent à nu des surfaces irrégulièrement conformées et non ovalaires, offrant la coloration normale des téguments et non une couleur blanc de lait.

Les variétés de siége n'ont pour ainsi dire aucune importance.

On peut observer deux modes de terminaison : la calvitie définitive et la guérison spontanée : la première, plus fréquente, arrive souvent dans la pelade décalvante ; la dernière n'est pas rare dans la pelade achromateuse.

Etiologie. — *Causes prédisposantes.* — Aucun âge n'est à l'abri de la pelade ; mais la pelade du cuir chevelu est plus fréquente chez les enfants et celle de la barbe ou de tout autre région, chez l'adulte.

Cause efficiente. — Le *microsporon Audouini* est la seule cause déterminante de la pelade. M. Bazin a décrit en ces termes les caractères distinctifs du *microsporon Audouini* et du *trichophyton :*

Dans le *microsporon Audouini,* les spores sont plus petites et moins nombreuses que dans le trichophyton; les trichomata plus nombreux. La disposition du champignon, par rapport à la tige et à la racine du poil, est fort remarquable et bien différente de celle du trichophyton. Ainsi, sur la tige, les spores forment quelquefois de petits groupes isolés ou affectent une disposition racémiforme. La tige elle-même présente de distance en distance des renflements ou nodosités, sphériques ou ovoïdes, constitués par les fibres longitudinales dilatées et incurvées, au travers desquelles ou aperçoit des amas de sporules. Dans les intervalles des renflements le poil ne paraît pas malade.

Le trichophyton produit d'autres désordres sur la tige du cheveu, qui est altérée dans toute son étendue, épiée à ses deux extrémités, fasciculée, offrant véritablement l'aspect d'un fagot. Les fibres longitudinales du cheveu sont écartées par les spores, quelquefois brisées, formant çà et là des éclats sur la tige. Or, cette disposition du champignon est exceptionnelle dans le microsporon et jamais d'ailleurs aussi prononcée que dans le trichophyton. Dans la pelade, on ne constate de brisure, sur les cheveux malades, qu'au niveau des nodosités qui se rompent à la manière d'un jonc. Quand l'altération cryptogamique est parvenue à son summum d'intensité, les fibres du cheveu sont écartées dans toute leur étendue par les spores disposées en séries linéaires; mais le cheveu est mince, transparent, aplati, et non en fascicules ou en touffe, comme dans la teigne tonsurante.

Sur la racine, les désordres ne sont pas moins remarquables. Ainsi, le plus grand nombre des cheveux extraits des tonsures de la pelade ont un bouton sans capsule, tandis que, dans la teigne tonsurante ou l'herpès en desquamation, ils n'en ont pas, puisqu'ils sont rompus aux deux extrémités. Dans la pelade, la racine du cheveu est recourbée en crosse, ou droite et en massue; le cheveu extrait de la circonférence des tonsures dans l'herpès offre souvent un renflement énorme qu'on peut comparer pour la forme soit à l'oignon, soit au navet; et si l'altération de la racine est portée aussi loin que possible, celle-ci présente l'aspect d'une fourche ou d'un trident.

Le microsporon épidermique et le microsporon unguéal sont faciles à constater, en examinant au microscope le duvet grisâtre qui recouvre les plaques dénudées de la pelade et la substance qui forme les points jaunes de l'ongle dans la même maladie; mais vous trouverez toujours avec les éléments cryptogamiques un grand nombre de cellules épithéliales, tandis que vous trouverez le trichophyton à l'état de pureté dans les gaînes blanches qui entourent les poils brisés de l'herpès en desquamation.

La teigne pelade peut se transmettre des quatre manières que nous avons indiquées pour les autres teignes; mais l'inoculation n'a pas encore été pratiquée.

Le microsporon Audouini peut vivre aux dépens des poils de l'épiderme et des ongles.

Nous venons d'indiquer les désordres qu'il produit quand il siége sur les poils; ordinairement il affecte en même temps l'épiderme qui existe dans l'intervalle des poils et là se présente sous la forme de substance féculente.

M. Bazin n'a observé qu'une fois l'altération des ongles due au microsporon Audouini : sur deux doigts de la main droite d'un enfant affecté de pelade du cuir chevelu, il a observé une notable altération de l'ongle, altération se rapprochant de celle produite par le trichophyton. A son extrémité libre, les stries longitudinales étaient séparées et l'ongle faisait brosse; sur le corps de l'ongle on remarquait, sous la lame superficielle, de petites taches jaunes dirigées dans le sens des stries longitudinales. Le microscope apprit que ces taches étaient formées par le microsporon Audouini qui se présentait d'ailleurs avec une richesse remarquable sur tous les cheveux examinés au microscope.

Cheveu extrait d'une plaque de teigne pelade.

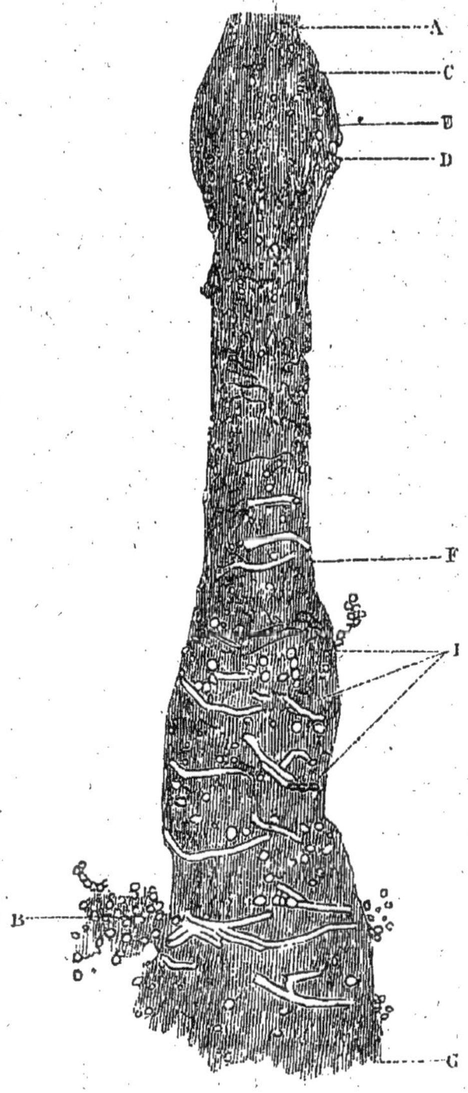

A. Extrémité supérieure du cheveu brisé.
B. Sporules en dehors du cheveu.
C, D, E. Renflement du cheveu ou nodosité.
F. Tubes sporulaires.
G. Extrémité inférieure du cheveu.
I. Sporules au milieu du cheveu. — Figures empruntées au Traité des affections parasitaires de M. Bazin.

Diagnostic. — La pelade peut être confondue avec le vitiligo, les diverses espèces de teignes, l'alopécie sénile et l'alopecie symptomatique de l'acné sébacée, de maladies graves.

Mais le vitiligo simple n'a pas pour siége de prédilection le cuir chevelu, les plaques présentent ordinairement une forme irrégulière et non ovalaire ou circulaire; les poils ne sont pas toujours altérés dans leurs caractères physiques; enfin autour des surfaces décolorées, privées de pigment, existe une coloration plus foncée de la peau, une hypersécrétion pigmentaire que l'on n'observe jamais dans la pelade.

Il est difficile de confondre le favus avec la pelade : en effet, quand les croûtes faveuses sont détachées, on constate l'existence de surfaces ovalaires ou arrondies, légèrement déprimées, mais d'une rougeur plus ou moins intense et non d'une couleur d'un blanc de lait. Lorsque plus tard existe un tissu blanc cicatriciel, l'aspect de ce tissu est tout différent de celui de la peau saine ou décolorée des plaques de pelade.

Quand la teigne tonsurante présente ses caractères types, il est impossible de la confondre avec le pelade, mais quelquefois elle perd ses principaux caractères et ne se présente plus avec cet aspect brunâtre ardoisé, si caractéristique; simultanément l'hypertrophie des follicules pileux disparaissant, les plaques ne sont plus ni mamelonnées, ni saillantes, et l'affection peut être prise pour une pelade, aussi M. Bazin la désigne-t-il, avons-nous dit, sous le nom de *fausse pelade*. Cependant même l'examen à l'œil permet d'établir le diagnostic. En effet, dans le cas de fausse pelade, on observe, à la surface de la plaque dénudée, des points noirâtres formés par des poils cassés à 1 ou 2 millimètres de cette surface ; — dans la vraie pelade on ne trouve, sur la plaque, que de petits poils fins et décolorés que la pince peut extraire avec leur racine.

La *calvitie sénile* procède avec régularité, débute par les parties antérieures du crâne, se propage de là vers le sommet de la tête, et la dénudation se trouve ainsi encadrée dans un demi-cercle de cheveux qui s'étend d'une tempe à l'autre en passant par les régions latérales et occipitales inférieures.

Cette calvitie n'est pas l'apanage exclusif de la jeunesse, on l'observe aussi chez des adultes et dans l'âge mûr sous l'influence de causes débilitantes ; elles présente tous les caractéres que nous venons de mentionner.

L'*alopécie syphilitique* dépend d'affections cutanées qui altèrent les follicules ou d'une modification générale imprimée à 'organisation par la maladie constitutionnelle, c'est là la véritable *alopécie* syphilitique.

Elle a été précédée de symptômes syphilitiques et apparaît quinze jours ou trois semaines après le début des accidents secondaires.

La chevelure s'éclaircit, dit M. Diday, mais jamais elle ne disparaît en totalité. Quand l'infection atteint un haut degré, ou quand elle a produit un état chloro-anémique prononcé, l'alopécie ne se borne pas au cuir chevelu ; les sourcils, les cils, les poils de la barbe, du pubis, ceux de tous le corps, subissent le même sort ; et leur absence donne à la physionomie de l'individu un aspect aussi compromettant pour lui qu'il est caractéristique pour le médecin. Et non-seulement quelques cheveux sont tombés, mais ceux qui restent ont perdu leur apparence normale. Secs, grêles, ternes, cassants, on devine qu'ils sont condamnés avant même qu'ils s'ébranlent. Un homme qui offre cette lésion se reconnaît à distance : quoiqu'il ait ses cheveux, il a l'air de porter perruque.

Les lésions qui, à cette période de la syphilis, s'observent au cuir chevelu sous forme de petites croûtes, contribuent à la chute des poils. Mais l'alopécie est loin de se borner aux points, très-circonscrits d'ailleurs, occupés par cette éruption ; les cheveux tombent aussi bien loin des croûtes que sur les croûtes. Ils tombent également aux sourcils, là où il n'y a aucune lésion, où il serait si facile, s'il y en avait, de la constater.

La cause de l'alopécie des syphilitiques est plus qu'une influence locale. Elle vient d'un défaut de vitalité, de la déglobulisation, de l'appauvrissement spécial qui a frappé le sang. Comme dans toutes les grandes débilitations de l'organisme, suites de couches, fièvres typhoïdes, etc., on voit alors l'économie *économiser*, pour ainsi dire, sur la nutrition de ces parties accessoires ou superflues, pour subvenir à l'entretien des appareils nécessaires à la vie.

La débilitation qui donne lieu à l'alopécie syphilitique étant essentiellement passagère, on peut promettre à ses malades le retour, au bout de quelques mois, de leur chevelure, de leurs poils à l'état normal. Sont néanmoins exceptés les sujets dans la famille desquels la chute précoce des cheveux est un fait habituel, ainsi que ceux qui, au moment où ils ont contracté la syphilis, approchaient ou avaient dépassé la quarantaine.

L'alopécie survient également, dans la lèpre, soit par le fait d'infiltrations localisées de matière tsarathique, soit primitivement et sous l'influence directe de la maladie elle-même.

Si l'alopécie survient pendant la convalescence des maladies graves, à la suite de l'accouchement, des fièvres, des phlegmasies, ou dans le cours de la phthisie, du diabète, etc., elle est générale ; tous les cheveux de la tête tombent en même temps parce que sous l'influence du trouble apporté par la maladie dans l'innervation générale, le cheveu n'a plus reçu les éléments nécessaires à sa nutrition et a perdu son adhérence à la peau à tel point que lors du retour à la santé et du rétablissement de l'activité fonctionnelle, il tombe à la manière d'une corps étranger. Du reste, les cheveux repoussent, en général, très-vite dans l'alopécie syphilitique et dans l'alopécie consécutive aux maladies graves.

Si l'alopécie est consécutive à l'acné sébacée, la tête est couverte d'un enduit huileux caractéristique.

L'acné pilaris est quelquefois accompagnée de dénudations, se présentant sous forme de plaques circonscrites et que l'on pourrait prendre pour de la pelade achromateuse déprimée ; mais dans l'acné pilaris, la dénudation a été précédée de groupes pustuleux.

La chute des cheveux consécutive au pityriasis est également précédée de phénomènes cutanés caractéristiques et suffisants pour établir le diagnostic (1).

(1) Je n'ai pas fait l'histoire de l'alopécie, au chapitre des symptômes cutanés, parce que au sujet du diagnostic différentiel de la pelade, je devais passer en revue les diverses espèces d'alopécie et que je voulais éviter les répétitions inutiles; cette note complétera du reste l'histoire de ce symptôme.

On désigne sous le nom d'alopécie (de ἀλώπηξ, renard, parce que cet animal perd ses poils à certaines époques de l'année), un symptôme caractérisé par la chute générale ou partielle des cheveux ou des poils, quelle qu'en soit la cause.

Il existe une alopécie naturelle et une alopécie morbide.

L'alopécie naturelle comprend l'alopécie congénitale et l'alopécie sénile ou calvitie. L'alopécie congénitale est due à l'arrêt de développement des follicules pileux et est ordinairement partielle; elle est caractérisée par des surfaces dénudées, lisses, complétement glabres ou revêtues de quelques poils follets. Cet état persiste quelques mois, un an ou deux, mais rarement pendant toute la vie.

Nous avons décrit plus haut l'alopécie sénile.

L'alopécie pathologique reconnaît des causes multiples : tantôt elle est due à des brûlures, à des inflammations traumatiques des régions velues, à des parasites qui détruisent la racine du poil. — *Alopécie de cause externe.* — Tantôt elle survient dans le cours ou la convalescence de maladies aiguës ou chroniques, telles que les érysipèles, les fièvres éruptives, la phthisie, le diabète, etc., ou est consécutive aux affections cutanées qu'entraînent les maladies constitutionnelles, l'arthritis, l'herpetis, la syphilis, etc. — *Alopécie de cause interne.* — Pour établir le diagnostic, il faut tenir compte *de la généralisation ou de la localisation de l'alopécie :* la généralisation indique une cause qui porte son action sur tous les follicules pileux, *alopécie cachectique*, ou l'existence du *microsporon Audouini.*

De son étendue, lorsquelle est partielle : Tantôt tout le crâne est dénudé, tantôt la dénudation a lieu par plaques plus ou moins grandes. Les affections parasitaires à leur début, l'acné pilaris, ne déterminent que des alopécies circonscrites du cuir chevelu; çà et là on observe des places dénudées.

De la dénudation plus ou moins grande des parties affectées : Tantôt il ne reste aucun vestige de poils, tantôt, au contraire, on observe encore quelques poils ou du duvet. Si l'alopécie est complète, s'il ne reste plus aucun vestige des poils et si elle est généralisée, elle est due au *porrigo decalvans ;* si elle est complète et partielle, on doit songer aux teignes, aux syphilides et aux scrofulides profondes du cuir chevelu (*lupus érythémateux* et *pelade*).

De la forme des surfaces dégarnies qui sont arrondies ou ovalaires, irrégulières et sans limites arrêtées. Dans la pelade achromateuse, la forme des surfaces dénudées est ovalaire, elle est irrégulière dans la pelade décalvante.

De la marche : La chute rapide des cheveux est un signe rétrospectif d'une maladie aiguë.

De la durée : Une alopécie de courte durée fera soupçonner l'existence antérieure d'une maladie aiguë ; une alopécie qui remonte à une époque éloignée fera penser à une affection herpétique, une pelade ou un favus.

De l'état des cheveux. Les cheveux secs, ternes, d'un gris de souris, appar-

Le lupus érythémateux du cuir chevelu simule, jusqu'à un certain point, la pelade achromateuse; toutefois, à sa période d'état, le lupus présente un bourrelet circonférentiel accompagné d'une teinte rouge, et quand il est guéri, on a sous les yeux une véritable cicatrice, tandis que dans la pelade on constate à l'œil nu ou à la loupe de nombreux poils follets.

Pronostic. — La pelade est une teigne plus sérieuse que les autres, bien qu'elle ne détermine aucune altération de la

tiennent au favus; des poils cassés, bifides, tortillés, etc., indiquent la teigne tonsurante; enfin dans la pelade, il n'existe qu'un simple duvet. Les cheveux sont secs dans le pityriasis, gras dans l'acné sébacée.

De l'état de la sensibilité : L'anesthésie doit faire naître l'idée de la lèpre tuberculeuse; les démangeaisons, celle d'un pityriasis : les picotements, celle de l'acné, etc.

De l'état de la peau : Si la teinte de la surface dénudée est pâle, décolorée, lisse, on ne peut hésiter qu'entre le pelade achromateuse et le vitiligo lépreux; si elle est ardoisée et si l'aspect est rugueux et mamelonné, on a sous les yeux une teigne tonsurante. La dépression de la peau appartient à la pelade achromateuse. Si un tissu cicatriciel forme le fond de la surface dénudée, on doit songer au favus, à la syphilis ulcéreuse ou à la scrofule cutanée profonde.

Le pronostic varie évidemment avec la cause, est moins grave dans l'alopécie de cause externe que dans l'alopécie de cause interne.

L'alopécie étant due à une altération des bulbes pileux, le traitement consiste à faire des applications topiques sur la peau et les orifices des glandes.

M. Bazin conseille, d'une part, la coupe des cheveux de temps à autre, lorsque l'alopécie est due à un pityriasis; la rasure, si elle est l'effet de l'acné sébacée; enfin l'épilation quand elle est résultat de l'existence de parasites, et d'autre part le goudron, l'huile de cade pour les affections squameuses; des cataplasmes de fécule pour enlever les croûtes, dans les affections croûteuses, et ensuite les pommades astringentes au calomel, au tannin, à l'oxyde de zinc, etc., ou simplement les poudres de riz ou d'amidon, suivant l'état d'irritation des surfaces affectées; les solutions de saponine ou de potasse, s'il existe des croûtes sébacées. En l'absence de toute lésion matérielle, les toniques, les astringents, tels que les préparations de zinc, de fer, de ratanhia, de quinquina, d'alun, sont spécialement indiqués. Enfin, au traitement local, doit être souvent joint un traitement général, basé sur la nature de la maladie, dans le cours de laquelle l'alopécie est survenue.

C'est dans ces cas sans lésion que réussit la pommade de Dupuytren : moelle de bœuf, 250 gramm.; acétate de plomb, 4 gramm.; racine du Pérou, 30 gramm.; alcool à 30°, 8 grammes; teinture de cantharides, 1,20; teinture de girofle et teinture de cannelle, 0,75 de chaque. La pommade de Schneider : suc de citron, 4 grammes; extrait de quina, 8 grammes; teinture de cantharides, 4 grammes; huile essentielle de cédrat, 1 gramme; huile essentielle de bergamote, 0,05, et moelle de bœuf, 60 grammes; ou celle de Cazenave : teinture aromatique du Codex, 4 grammes; huile de ricin, 4 grammes, et moelle de bœuf, 30 grammes.

santé, lors même qu'elle est généralisée. Mais la guérison est très-difficile à obtenir et ne survint qu'après un temps très-long.

Traitement. — Il est le même que celui des autres teignes et consiste dans l'épilation et l'emploi des agents parasiticides. Mais l'épilation est très-difficile, parce que ce sont des poils de duvet qu'il faut extraire et qu'ils échappent à la pince. Aussi faut-il répéter souvent cette opération et ne la cesser que lorsque les cheveux ont repris leurs caractères normaux. Il faut, du reste, pratiquer l'épilation non-seulement au niveau des surfaces malades, mais encore dans un certain rayon autour d'elles.

2° Végétaux épidermophytiques.

M. Bazin désigne sous le nom de *crasses parasitaires* les diverses affections produites par les végétaux épidermophytiques. Les crasses parasitaires concernent les affections désignées par les auteurs sous les noms de *pityriasis versicolor*, *pityriasis nigra*, *chloasma* ou *macula gravidarum*, *taches hépatiques*, *éphélides lenticulaires*, etc., et regardées par eux comme autant d'affections distinctes.

Or, toutes ces affections n'en sont qu'une seule, produite par le *microsporon furfur*, végétal qui serait mieux nommé épidermophyton, et a été découvert par Eichstedt.

Le microsporon furfur vit aux dépens de l'épiderme et en occupe les couches superficielles ; rarement on le trouve sur les poils follets, mais jamais il ne détruit les cellules pigmentaires.

Symptomatologie. — Les crasses parasitaires peuvent s'observer sur tous les points du corps, mais se constatent principalement sur le tronc et le visage ; elles sont caractérisées par des taches d'une couleur foncée (*pityriasis nigra*) ou par des taches dont la coloration rappelle la teinte du café au lait, ou est brune, jaunâtre, taches qui ne s'effacent pas sous la pression du doigt, sont le siége d'une desquamation furfuracée, revêtent une forme irrégulière, offrent des bords sinueux, présentent des dimensions plus ou moins grandes, tantôt celle d'une pièce de 20 centimes, tantôt celle de la paume des deux mains (*pityriasis versicolor*).

L'exfoliation furfuracée est continuelle, mais parfois si peu prononcée, qu'il faut examiner avec soin les surfaces malades pour la découvrir. Elle est constituée par des débris épidermiques et de la matière parasitaire.

Des démangeaisons, en général légères, précèdent et accompagnent les crasses parasitaires; elles sont plus vives, d'après quelques auteurs, sous l'influence de certaines conditions hygiéniques et physiologiques.

Les crasses parasitaires récidivent souvent parce que le cryptogame n'a été qu'incomplétement détruit, qu'il est resté quelques spores suffisantes pour la reproduction de l'affection.

On obtient facilement la guérison de cette affection à l'aide du traitement que nous indiquerons plus loin.

Etiologie. — L'adolescence et l'âge adulte, le tempérament lymphatique, la grossesse (masque des femmes enceintes), et peut-être certaines maladies du foie dépendant de maladies constitutionnelles... favorisent le développement des crasses parasitaires (*causes prédisposantes*).

La seule cause déterminante est l'existence du microsporon furfur. Ce champignon offre des caractères identiques dans le pityriasis versicolor, le chloasma des femmes enceintes, les taches hépatiques; il tient le milieu entre les cryptogames des teignes et ceux des muqueuses, dont il se rapproche par un réseau très-riche composé de tubes ou filaments droits ou contournés, simples ou ramifiés avec des spores terminales, filaments plus étroits que ceux de l'oïdium albicans et non cloisonnés.

Les spores sont presque toutes sphériques, semblent avoir un contour bilinéaire et ne renferment pas de granulations à l'intérieur.

Ce végétal ne pénètre jamais dans l'intérieur des poils, mais se développe seulement à leur surface; de là la guérison facile des crasses parasitaires. C'est à son mélange avec l'épiderme qu'est due la coloration des téguments.

Si l'on veut constater l'existence du microsporon Audouini, il faut racler avec une lame de bistouri la surface malade; placer les squames obtenues sur un verre, ajouter une goutte ou deux d'acide acétique, les recouvrir d'un verre mince et placer le tout sous le champ du microscope; à l'aide d'un grossissement de 300 diamètres, on peut alors observer les spores et les tubes sporulaires.

Diagnostic. — Il est, en général, très-facile; cependant, quelquefois se présentent des difficultés : si, dit M. Bazin, une syphilide papuleuse se développe chez un sujet affecté depuis quelque temps de pityriasis versicolor, à un certain moment, les papules disparaissent, et il ne reste plus que des macules dont l'aspect est peu différent des crasses parasitaires. Souvent, en pareil cas, le parasite passe inaperçu; on s'étonne seulement qu'une syphilide papuleuse soit accompagnée de démangeaisons. Cependant, les démangeaisons, qui font défaut dans une syphilide, la forme et l'étendue des taches, leur couleur, leur desquamation, etc., suffisent pour établir le diagnostic.

Les taches de rousseur se différencient des éphélides lenticulaires par l'absence de prurit, de furfuration et l'impossibilité de les faire disparaître en les grattant avec un instrument tranchant.

Les taches hépatiques peuvent être prises pour des taches syphilitiques; mais ces dernières sont accompagnées d'un certain nombre de symptômes spécifiques qui ne peuvent laisser de doute sur le diagnostic.

Le pityriasis nigra a de l'analogie avec l'acné sébacée; toutefois le pityriasis occupe ordinairement les régions temporales, tandis que l'acné existe presque toujours au bout du nez, et n'est pas acompagné de prurit, phénomène qui manque rarement dans le pityriasis. Enfin, la matière sébacée qui se concrète à la surface de la peau ne ressemble que de loin à la matière parasitaire et épidermique qui constitue les taches brunes du *pityriasis nigra*. On a quelquefois pris pour des plaques de vitiligo les parties saines de la peau qui séparent les taches de pityriasis versicolor ; or, il suffit de signaler l'erreur pour permettre de l'éviter.

Le *pityriasis simplex* et le *pityriasis rubra* se distinguent par leur couleur, leur marche, des squames plus épaisses, plus franchement lamelleuses.

Traitement. — L'affection étant due à un champignon situé dans la partie la plus superficielle de l'épiderme ou à la surface de la peau, il suffit, pour obtenir la guérison, d'ordonner aux malades des lotions de sublimé au 1/300, des bains sulfureux ou de sublimé.

3° Végétaux épithéliophytiques.

Ils se développent sur les muqueuses et n'apparaissent sur la peau que lorsque, par suite de frottements répétés, elle a revêtu complétement les caractères des muqueuses, ou lorsqu'elle est dénudée. Nous ne leur devons donc qu'une simple mention.

Dans la plupart des cas, ils surviennent consécutivement à une altération des liquides : l'oïdium albicans n'apparaît que lorsque le mucus buccal est devenu acide. Comme les autres végétaux, ils sont transmissibles d'un individu à un autre et disparaissent rapidement sous l'influence des parasiticides.

M. Bazin conseille de remplacer, dans le traitement du muguet, le borax par la solution de sublimé, dont l'action est beaucoup plus rapide.

B. AFFECTIONS CUTANÉES PRODUITES PAR LES PARASITES ANIMAUX.

Les animaux qui vivent sur la peau de l'homme appartiennent à deux catégories distinctes : les uns occupent toujours la surface extérieure du corps et la parcourent en toute liberté ; les autres sont situés dans l'épaisseur même de l'épiderme.

Dans la première catégorie se trouvent les poux et la puce

commune; dans la seconde, la chique ou puce pénétrante, et le sarcope.

1° Affections produites par les animaux parasites qui vivent à la surface de la peau.

(a) AFFECTIONS PRODUITES PAR LE POU.

On distingue trois espèces de pou : 1° le pou de la tête; 2° le pou du corps; 3° enfin, le pou du pubis. Chaque espèce a son siége de prédilection qu'elle n'abandonne qu'accidentellement, Aussi les poux de la tête, si nombreux qu'ils soient, ne se répandent-ils pas à la surface du corps pour s'y développer en liberté en déterminant les mêmes accidents que ceux de la seconde espèce; et les poux du pubis envahissent-ils les aisselles, les favoris, les sourcils, et respectent-ils la chevelure.

Pou de tête (1). — Le pou de tête s'observe sur les enfants malpropres, mal soignés, enfants chez lesquels il complique souvent l'eczéma, l'impétigo, la teigne et surtout le favus. D'après Natalis Guillot, les enfants à la mamelle ne présenteraient jamais ce parasite.

L'existence de cet insecte se traduit par des démangeaisons plus ou moins vives, d'où résultent des grattages immodérés qui déterminent l'irritation du cuir chevelu, et par des éruptions symptomatiques impétigineuses en général; l'affection désignée sous le nom d'impetigo granulata, de teigne granulée d'Alibert est l'effet habituel de la présence du pou sur le cuir chevelu. Cet impétigo est caractérisé par la présence au milieu des cheveux, de peties croûtes éparses, grisâtres, d'une forme très irrégulière et très inégale. Ces croûtes succèdent à de petites pustules nées à la base des poils; elles ressemblent assez exactement à de petits grains de sable ou de mortier. Une partie de ces grains reste en contact avec les téguments du crâne; l'autre en est séparée par les ongles du

(1) Je renvoie au *Traité de zoologie* de Moquin-Tandon pour les caractères zoologiques des poux, de la puce, de la chique; j'indiquerai seulement ceux de l'acarus scabiei.

malade et glisse sur les cheveux, qui en sont tout hérissés. Cette affection siége de préférence à la partie postérieure de la tête; elle s'accompagne presque toujours d'une odeur infecte, et dans ce cas des poux pullulent en grand nombre au milieu des croûtes. (Bazin.)

Pour M. Bazin l'impetigo *granulata* est tantôt une affection provoquée par des parasites animaux; tantôt et le plus souvent une manifestation scrofuleuse modifiée par la présence de parasites.

Les poux, comme les autres parasites animaux ou végétaux, peuvent, d'ailleurs, provoquer l'apparition de manifestations constitutionnelles et principalement d'éruptions scrofuleuses.

Un examen un peu attentif permettra d'apercevoir les poux au milieu des croûtes qu'ils soulèvent et sous lesquelles ils s'abritent; enfin sur les cheveux sont fixés un nombre plus ou moins considérable de lentes, ou œufs de ces insectes, remarquables par leur forme oblongue, leur couleur blanche et la gaîne qui les attache aux cheveux.

En aucun cas on ne doit respecter ces parasites; il faut les détruire à l'aide d'onctions avec l'onguent napolitain, de lotions avec la staphisaigre, etc.

Pou du corps. — Il se rencontre habituellement chez les vieillards de la classe pauvre, et détermine des éruptions papuleuses, accompagnées de démangeaisons vives (*prurigo pédiculaire*).

Le diagnostic en est facile, dit M. Bazin : un prurit parfois aussi violent que dans le prurigo formicans, quelques papules, des stries noires et allongées produites par l'action des ongles et situées en différents points de la surface cutanée, principalement à la nuque, sur les épaules ou le dos; — tels sont les signes qui devront faire soupçonner chez un homme d'un âge avancé l'existence des animaux parasites. Le plus souvent le prurigo *senilis* n'est qu'un prurigo pédiculaire : en outre, on verra quelquefois les poux courir sur la surface du corps. Le pronostic est simple dans le plus grand nombre des cas, et un traitement insecticide amène rapidement la guérison. Quelquefois cependant la peau présente une couleur bronzée de mauvais aspect, exhale une sueur fétide, et les poux se propagent avec une effrayante rapidité, renaissant à mesure qu'on les détruit. Ces faits ont amené des médecins de l'antiquité et même des temps modernes à penser qu'il y avait génération spontanée d'un très-grand nombre de poux. Cette idée doit être complétement rejetée, et toujours à l'aide de bains sulfureux ou cinabrés ou, dans les cas rebelles, de lotions et de bains de sublimé, on obtiendra une rapide guérison.

Pou du pubis (pediculus pubis, pedicules morpion). — Ces parasites occupent non-seulement les parties sexuelles, mais encore toutes les régions velues à l'exception de la tête ; ils déterminent des démangeaison très-vives, et la peau est parsemée d'un grand nombre de granulations rouges, formées par des gouttelettes de sang concrété. Le pediculus pubis est difficile à trouver à cause de son adhésion aux poils et de son petit volume.

Quelques frictions avec l'onguent napolitain suffisent pour détruire le parasite.

(b) AFFECTIONS PRODUITES PAR LA PUCE COMMUNE.

Après une piqûre de puce, la peau est soulevée, il existe une saillie congestive, arrondie, dure, au centre de laquelle existe un petit point plus rouge, indice du lieu où la piqûre a été faite ; la saillie s'efface graduellement et le point rouge revêt les caractères d'une petite ecchymose occupant le centre d'un cercle rose dont la teinte diminue progressivement et s'éteint bientôt, tandis que la tache ecchymotique persiste plusieurs jours après la disparition du cercle rose qui l'entoure.

Ces caractères distinguent suffisamment l'éruption produite par la puce des pétéchies.

2° Affections cutanées produites par les animaux parasites qui ont leur siége dans l'épaisseur de la peau.

(a) AFFECTIONS PRODUITES PAR LA CHIQUE.

M. Bazin décrit en ces termes les phénomènes produits par

la chique, parasite qui habite les contrées tropicales et que nous n'avons jamais l'occasion d'observer ici. Cet animal attaque particulièrement les pieds et se loge de préférence sous les ongles et dans la peau épaisse du talon ; la démangeaison qu'il provoque, d'abord légère, devient bientôt insupportable et ne tarde pas à être remplacée par une véritable douleur ; à ce moment le corps de l'insecte est à moitié enfoncé dans la peau et ce n'est pas sans difficultés ni précautions qu'on parvient à l'extraire ; si l'on tire trop fort, les parties engagées se rompent et demeurent dans les tissus où quelquefois elles occasionnent le développement d'une inflammation de mauvaise nature. Il est plus petit que la puce commune, mais son corps peut acquérir le volume considérable d'un pois ou d'une fève quand il est gorgé de sang.

(b) AFFECTIONS PROVOQUÉES PAR L'ACARUS SCABIEI, GALE, PSORE.

Définition. — La gale est une affection de la peau, transmissible d'un individu à un autre, due à l'existence de l'*acarus scabiei* ou *sarcopte*, caractérisée par une lésion spécifique — éminence acarienne et sillon — et par des éruptions inflammatoires symptomatiques, variables suivant l'âge de la maladie, celui du sujet et les prédispositions individuelles.

Symptomatologie. — M. Bazin admet trois périodes dans la marche de la gale.

La première période, ou d'incubation, a une durée variable de deux à trois jours à un mois ou six semaines. Pendant ce laps de temps, le malade éprouve seulement quelques démangeaisons plus ou moins vives au niveau des parties que le parasite occupe, et présente uniquement des éruptions fugaces telles que des traînées érythémateuses.

La seconde période, ou d'état, est caractérisée par quatre ordres de symptômes : 1° symptômes fournis par les parasites (sarcoptes) ; 2° symptômes résultant des modifications que les parasites impriment directement à la peau et à ses annexes (sillons); 3° éruptions symptomatiques; 4° phénomènes sympathiques (troubles de l'innervation cutanée).

1° *Symptômes fournis par le parasite.* — M. Bazin donne du sarcopte la description suivante que nous rapportons textuellement :

Le sarcopte doit être considéré non comme un insecte, mais comme une arachnide trachéenne dégradée (Moquin-Tandon); il est probable qu'il respire sur la surface cutanée et non par la bouche, comme le pense M. Bourguignon. Borel, le premier, vers le milieu du XVIIe siècle, signala la ressemblance du ciron de la gale avec la tortue. Cet animalcule est mou, blanchâtre, transparent, luisant; sa forme est arrondie; il a $0^{mm},33$ de long sur $0^{mm},25$ de large. Le dos, plus bombé que le ventre, porte un certain nombre de tubercules cornés (aiguillons), les uns pleins (ce sont les plus petits), les autres creusés d'un canal; l'abdomen présente des rides transversales, irrégulières généralement curvilignes; les bords sont un peu sinueux; en arrière, sur la ligne médiane, on observe une échancrure au niveau de laquelle, sur le dos, se trouve l'anus avec deux paires de longues soies.

Les pattes, au nombre de huit, forment quatre paires, deux antérieures, et deux postérieures fort éloignées des premières. Les pattes antérieures se terminent par une partie très-déliée, raide, tubuleuse, portant à son extrémité une ventouse (*ambulacre*), disposition remarquable qui facilite singulièrement la progression de l'animal. Les pattes postérieures sont abdominales et terminées par une longue soie arquée, sans ventouse.

On donne le nom d'apodèmes aux parties dures qui constituent le squelette. Un apodème médian représente le sternum; les apodèmes latéraux occupent le bas des pattes et représentent les épimères des insectes.

Le rostre du sarcopte, petit, étroit, obtus, de forme ovoïde, offre deux soies à son origine et se compose de deux mandibules, de deux mâchoires et de deux palpes maxillaires énormes formés de trois articles et portant trois poils, le tout entouré d'un rebord mince, membraneux, représentant des joues. Les mandibules, à leur extrémité, sont disposées en crochet et forment une pince avec le prolongement du rostre qui les reçoit. Je mentionne enfin le menton situé sur la convexité des mâchoires, et la lèvre inférieure qui forme le plan le plus inférieur et sur laquelle on distingue une languette lancéolée.

La bouche se continue avec l'œsophage et celui-ci avec l'estomac (Wieger); l'intestin est court; le rectum, à peu près droit (Bourguignon), se dilate avant de s'ouvrir au dehors.

Le système nerveux est représenté par un renflement transversal, situé près de l'œsophage, et d'où partent en avant et en arrière des filaments très-déliés. — Nous avons déjà dit que le sarcope n'avait pas d'yeux.

L'appareil génital de la femelle est constitué par une fente transversale (vulve) située en arrière de l'apodème sternal et communiquant avec un corps glanduleux (ovaire).

L'appareil mâle, très-bien décrit par M. Lanquetin, est situé à la partie postérieure et médiane de l'abdomen; soutenu et protégé par une pièce cornée qui s'articule avec les apodèmes des pattes postérieures, il se compose de deux testicules, de deux prostates, et d'un pénis avec son fourreau.

Ce n'est pas seulement l'appareil génital qui distingue les deux sexes. — Le sarcopte mâle est plus petit (de près de moitié); chez lui, les saillies cutanées du dos sont moins nombreuses, les pattes postérieures moins écartées et leurs apodèmes unis sur la ligne médiane; la troisième paire a des poils plus longs; enfin, et c'est là le principal caractère distinctif, la dernière paire plus courte porte, comme les paires antérieures, des ambulacres terminés par une ventouse.

Les mâles, beaucoup plus rares que les femelles, ne creusent pas de sillons; mais, doués d'une certaine agilité, ils parcourent sans cesse la surface du corps et cherchent habituellement un abri sous les croûtes, sous les saillies épidermiques qui avoisinent les sillons. Au point de vue du diagnostic ils n'ont vraiment pas d'importance.

Après la fécondation, les œufs grossissent dans le corps des femelles et peuvent acquérir un volume considérable avant d'avoir été déposés dans le sillon ; ils sont ovoïdes, lisses et comme nacrés, ressemblant parfaitement aux perles de l'*Unio margaritifer*. Chaque femelle peut, dans un mois, et après une seule fécondation, en pondre une vingtaine.

Il faut une dizaine de jours aux œufs pour se transformer en larves ; celles-ci sont petites (un sixième de millimètre de long), n'ont que six pattes et sont néanmoins fort agiles. Au bout de quelques jours, elles s'engourdissent, perdent leur peau ; les organes sexuels apparaissent avec les dernières pattes et l'animal arrive à l'état parfait.

Au point de vue pathologique, la femelle seule a une grande importance. Après avoir choisi un endroit à sa convenance, elle y creuse, dans l'épaisseur de l'épiderme, une sorte de galerie (sillon) dont elle occupe toujours l'extrémité, sous la forme d'un petit point blanc, brillant, assez saillant pour mériter le nom d'*éminence acarienne* que M. Bazin lui a donné. Il est facile, avec un peu d'habitude, de mettre l'animacule à découvert et de le faire sortir de son gîte. On se sert à cet effet d'une aiguille ou d'une épingle ; on déchire l'épiderme à un millimètre environ du point blanc vers lequel on se dirige avec précaution, et l'on passe l'instrument sous l'animalcule qui s'y cramponne en se tenant immobile pendant quelques instants, il ressemble alors à un grain de fécule. Mais bientôt il exécute des mouvements visibles à l'œil nu. Si l'on place ce point blanc sous le champ du microscope, on constate tous les détails ci-dessus indiqués.

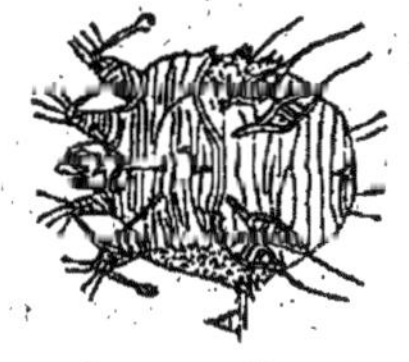

A. Acarus femelle.

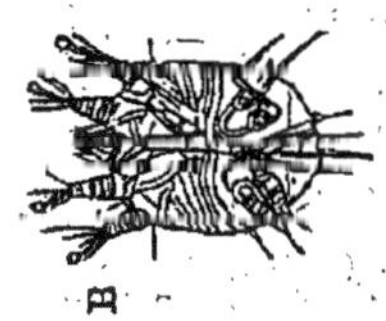

B. Acarus mâle.

2° *Modifications imprimées directement par le parasite à la peau et à ses annexes.*—Les sillons constituent un symptôme pathognomonique de la gale et indiquent le point où on doit trouver le sarcopte. Leur existence suffit pour permettre de diagnostiquer la gale. Ils sont uniquement déterminés par la femelle qui seule creuse avec son rostre des galeries dans l'épaisseur de l'épiderme. Ils ressemblent aux traînées blanchâtres que l'on produit en promenant une épingle sur la peau, sont d'un blanc grisâtre, si les sujets ont la peau fine et propre ; noirâtre, au contraire, si la peau est dure, épaisse et malpropre, enfin présentent une teinte variable suivant les professions exercées par les malades (Lanquetin).

La longueur des sillons varie de quelques millimètres à 1 ou 2 centimètres et leur direction est droite, courbe ou anguleuse. A l'aide d'une loupe, on peut reconnaître que l'aspect grisâtre est dû à une succession de points foncés correspondant à de petites solutions de continuité qui donnent accès à l'air et par lesquelles les larves sortiraient.

La galerie épidermique contient des fèces d'acares, des œufs à diverses périodes de développement, des larves et quelquefois des débris de peau flétrie provenant de la métamorphose de ces dernières.

Chaque sillon présente deux extrémités, l'une par laquelle l'acare a pénétré dans la peau, l'autre fermée, arrondie, où il demeure.

L'une des extrémités du sillon correspond-elle à une vésicule et l'autre à une éminence acarienne? MM. Bazin et Piogey pensent que la vésicule peut se trouver sur quelque point que ce soit du sillon, quelquefois près de l'acarus, et qu'alors il est difficile de ne pas l'ouvrir quand on veut extraire l'animal ; que même le sillon peut passer sur la vésicule qu'il semble traverser ; que l'extraction du sarcopte est alors encore plus difficile ; que dans ce cas le moindre frottement amène la rupture de la vésicule dans le sillon et la mort du parasite ; qu'enfin il peut arriver que le sillon entoure plus ou moins complétement la vésicule.

On observe surtout les sillons dans les intervalles des doigts, à la face antérieure du poignet, à la verge chez l'homme, aux seins chez la femme. Leur nombre est très-variable : tantôt on en découvre un grand nombre, tantôt il en existe très peu. D'après M. Bazin, ces variations ne sont pas en rapport avec l'abondance des phénomènes éruptifs, mais avec des conditions de terrain qui favorisent le développement des acares. Certains malades, couverts de sillons, ne présentent aucune éruption ; alors ils sont atteints de gale, mais n'ont pas la psore qui exige une prédisposition spéciale.

Nous devons ajouter que les sillons sont rares dans la forme pustuleuse de la gale, et fréquents dans la forme papuleuse.

Éruptions symptomatiques. — Pour certains auteurs l'acare n'agirait que comme irritant dans la production des éruptions symptomatiques ; pour d'autres, il inoculerait un virus dont l'absorption déterminerait des éruptions cutanées (Moquin-Tandon). Quoi qu'il en soit, on voit en général apparaître d'abord des vésicules ou des papulo-vésicules acuminées, transparentes au sommet, roses à la base, s'observant principalement dans les intervalles des doigts, et si communes qu'elles étaient considérées, avant la découverte du parasite et du sillon, comme pathognomoniques de la gale. Elles sont dues au parasite et à l'action des ongles. Tantôt elles se dessèchent et disparaissent rapidement, laissant à leur place une petite croûte jaunâtre et mince ; tantôt, irritées par le frottement ou par des applications topiques, elles se transforment en pustules et ont une durée plus longue. Mais on peut aussi observer d'emblée des pustules d'impétigo et plus souvent d'ecthyma, quelquefois des bulles, des furoncles et des adénites sympathiques.

Les papules, suivant M. Hardy, ne manquent qu'une fois sur cent dans la gale, tandis que les vésicules manquent une fois sur dix, et les pustules une fois sur sept.

Phénomènes sympathiques. — Le prurit est intense à la première période, s'accroît à la seconde et devient alors un des symptômes les plus pénibles pour les malades qui ne peuvent quelquefois goûter un seul instant de repos. Il augmente pendant la nuit, et cette exacerbation est due peut-être à l'activité de l'acarus pendant la nuit, mais beaucoup plus sans doute à la chaleur du lit; sous l'influence du prurit, les malades se grattent, se déchirent la peau, et alors apparaissent des traînées noirâtres produites par du sang desséché et tout à fait semblables à celles qu'on observe dans le prurigo. Outre ces lésions mécaniques immédiates, dit M. Bazin, l'action des ongles produit presque inévitablement une irritation plus ou moins vive de la peau, et, sous cette influence, de nouvelles éruptions se montrent et se confondent avec celles que produit le sarcopte.

Lorsqu'à l'aide d'un traitement convenable on détruit les parasites, ou s'ils meurent spontanément, chose rare, les éruptions s'éteignent graduellement, l'épiderme se détache au niveau des sillons dont il ne reste bientôt plus aucune trace; mais les démangeaisons moins vives qu'à la période d'état persistent cependant quelquefois très-longtemps après les autres symptômes.

Sous l'influence des maladies aiguës, les éruptions disparaissent et la peau reprend son état normal, mais au retour de la santé l'acare reparaît et de nouvelles éruptions surviennent. D'après M. Bourguignon, l'acarus sommeillerait pendant le cours des maladies aiguës et redeviendrait vivace au début de la convalescence. D'après M. Lanquetin, il abandonnerait la surface du corps où il ne trouverait plus les éléments de sa nutrition et ce seraient les œufs qui produiraient une nouvelle génération de sarcoptes au retour de la santé.

Complications. — La gale peut être compliquée par une autre affection parasitaire, par des éruptions artificielles développées, en général, par des traitements intempestifs ou enfin par des affections constitutionnelles de nature scrofuleuse ou dartreuse.

Variétés de forme et de siége. — M. Bazin admet une forme papuleuse, caractérisée par l'existence de nombreuses papules, d'un grand nombre de sillons et de parasites; une forme pustulo-vésiculeuse, dans laquelle on ne trouve que peu de sarcoptes et de sillons, caractérisée par la prédominance des pustules et des vésicules, et qui s'observe principalement chez les sujets lymphatiques, tandis que la forme papuleuse existe de préférence chez les sujets nerveux ; enfin une forme cachectique dans laquelle, par suite de grattages ou de traitements intempestifs, les éruptions sont confluentes et tenaces ; ou qui est compliquée d'affections scrofuleuses et dartreuses, éveillées par la présence du parasite.

M. Lanquetin a décrit une forme particulière dans laquelle la peau se transforme en une croûte épaisse, dure, presque entièrement composée de sarcoptes, de leurs œufs et de leurs excréments (*gale de Norvége bien décrite par le professeur Boek*).

Si on envisage le siége, on constate que tantôt l'affection est générale, tantôt elle est partielle.

La gale générale est la plus commune ; elle débute par les mains, les poignets et s'étend bientôt aux autres parties du corps, le malade transportant lui-même l'acarus dans les diverses régions, et principalement aux parties génitales chez l'homme, obligé par le besoin d'uriner, de porter souvent ses mains à la verge. La gale de la verge s'observe huit fois sur dix, d'après Piogey, et est caractérisée par de grosses papules qui deviennent quelquefois purulentes au sommet, et sur lesquelles on distingue ordinairement le sillon sous la forme d'une petite traînée obscure ; à l'extrémité de ce sillon, se trouve le point blanc caractéristique, l'éminence acarienne.

Quelquefois la gale est limitée à la verge ou aux seins, et il est probable que dans ces cas l'acarus a été porté sur le pénis ou les seins par une main étrangère. Le début de la gale par les fesses, le ventre a sans doute lieu de la même manière.

On peut dire, avec M. Bazin, que la gale se développe primitivement sur les points où le contact a eu lieu ; que les nourrices transmetttent le plus souvent la maladie aux cuisses ou aux fesses des enfants qui leur sont confiés ; qu'après des rapports sexuels avec une femme galeuse, la gale se développe au pénis, et que le plus souvent c'est aux seins que le galeux communique la maladie à la femme.

Étiologie. — Les causes prédisposantes n'ont qu'une médiocre importance ; M. Bazin pense que le sexe, le tempérament, l'âge, etc., n'ont pas d'influence sur le développement du parasite, mais seulement sur les éruptions que le parasite produit; que les enfants, les sujets lymphatiques ont plutôt des gales pustuleuses; les galeux robustes, sanguins, des éruptions papuleuses ou furonculaires.

La misère, la malpropreté favorisent singulièrement la contagion; aussi observe-t-on la gale principalement pendant l'hiver et chez les pauvres, parce qu'à cette époque de l'année, les ouvriers couchent souvent plusieurs dans le même lit à cause du froid.

Les sarcoptes mâles, les nymphes, les femelles non fécondées, ne jouent qu'un rôle secondaire; ils peuvent déterminer quelque irritation, mais leur nombre ne pouvant augmenter, il n'y a pas de véritable psore. Au contraire une seule femelle fécondée peut à elle seule produire la gale, puisqu'elle donne naissance à un grand nombre d'œufs, qui éclosent, et produisent de nouveaux acares, origines d'autres générations, etc.

La contagion s'opère, en général, par le contact immédiat, plus rarement par le contact médiat.

D'après les recherches de MM. Bourguignon et Delafond, certains animaux pourraient transmettre à l'homme des sarcoptes, qui, creusant des sillons, produiraient une maladie analogue à celle que nous étudions ici.

Diagnostic. — L'existence d'un ou de plusieurs sillons, et à plus forte raison, la constatation de la présence du sarcopte dans la peau, c'est-à-dire son extraction, permettent d'établir le diagnostic d'une façon positive. Mais quelquefois il n'existe pas de sillons et il est difficile d'extraire l'acarus; alors il faut s'appuyer sur les caractères spéciaux de la gale que M. Bazin a bien résumés en ces termes :

Les éruptions qui couvrent les mains, les poignets, les bras, les pieds ou la partie inférieure des jambes, les mains surtout, sont diverses;

Il existe des papulo-vésicules coniques, peu nombreuses à la face interne des doigts; de grosses papules rouges sur la verge;

Il y a une abondance extrême des phénomènes éruptifs dans

certaines régions, telles que les aisselles, les fesses, où le parasite établit son siége si volontiers;

On ne constate pas d'éruption sur la face;

Le malade éprouve de vives démangeaisons plus marquées la nuit que le jour.

Pronostic. — La gale ne constitue plus aujourd'hui une affection sérieuse; on obtient une guérison complète en quelques heures à l'aide de l'emploi des insecticides.

Toutefois on voit quelquefois l'ecthyma persister après la disparition des acares, chez les enfants et les vieillards, et résister longtemps au traitement le mieux institué.

Traitement. — Le médecin doit s'attacher à détruire les parasites, à combattre les éruptions symptomatiques, à modifier, si besoin est, la constitution des galeux.

M. Bazin a, le premier, démontré d'une manière évidente que pour guérir la gale il fallait que le parasite fût mis partout en contact avec les parasiticides (1850), c'est-à-dire qu'il fallait faire une *friction générale* et une friction assez rude pour ouvrir les sillons et mettre les acares et leurs œufs en contact avec la pommade insecticide.

A dater de 1850, il instituait le traitement suivant, basé sur les principes précédents: Il faisait frictionner un galeux avec la pommade d'Helmerich : Axonge, 200 gr.; soufre sublimé, 50 gr., et sous-carbonate de potasse, 25 gr., renouvelait la friction six heures après, prescrivait un bain le lendemain ou le surlendemain, faisait mettre les vêtements dans une étuve chauffée à 100 degrés, et renvoyait le malade complétement guéri deux jours après son entrée à l'hôpital.

M. Hardy, acceptant les principes généraux de M. Bazin, a réduit à deux heures le traitement de la gale : Il fait d'abord frictionner avec du savon noir pendant une demi-heure, pour nettoyer la peau, fait ensuite prendre un bain d'une demi-heure pour ramollir l'épiderme, et enfin fait faire une friction générale avec la pommade d'Helmerich modifiée. Pendant ce temps les vêtements du malade sont soumis dans une étuve à une température de 80 degrés, et le malade est guéri.

C'est ce mode de traitement qui est suivi à l'hôpital Saint-Louis, et depuis plusieurs années les galeux ne sont plus admis à l'hôpital.

Après ce traitement, persistent souvent pendant un certain temps du prurit et des éruptions secondaires, phénomènes qui disparaissent sous l'influence de bains simples ou amidonnés.

AFFECTIONS PROVOQUÉES INDIRECTES OU PATHOGÉNÉTIQUES.

Définition. — M. Bazin désigne sous le nom d'affection *pathogénétique* toute éruption produite par l'introduction d'une substance dans l'organisme, par voie d'absorption.

Tantôt les affections pathogénétiques sont caractérisées par une seule lésion élémentaire ; tantôt elles sont caractérisées par des lésions élémentaires multiples.

(*a*) Affections caractérisées par une seule lésion élémentaire.

AFFECTIONS ÉRYTHÉMATEUSES.

1° *Érythème belladoné.* — Les préparations belladonées déterminent, surtout chez les enfants, des éruptions cutanées érythémateuses. L'éruption rappelle assez bien l'exanthème scarlatineux et consiste en une rougeur diffuse d'une teinte quelquefois très-animée, mais non suivie d'exfoliation. Quelquefois générale, l'éruption est le plus souvent partielle et souvent localisée à la face ; elle est très-fugitive, apparaît quelques heures après l'ingestion de la belladone, et disparaît quelques heures après.

Souvent existent simultanément avec les phénomènes cutanés, des symptômes congestifs de la gorge, c'est-à-dire de la rougeur, de la tuméfaction et de la douleur.

L'absence de fièvre, la dilatation des pupilles, la prompte disparition des accidents feront toujours facilement différencier l'érythème belladoné de la scarlatine.

La jusquiame, la stramoine, à dose toxique, déterminent aussi de l'érythème et de l'angine.

2° *Érythème produit par les résineux* (*E. copahique*). — Quelquefois l'éruption apparaît quelques jours seulement après l'administration des résineux ; tantôt elle est lente dans son développement et occupe alors des siéges de prédilection : les poignets, les malléoles, les genoux, les mains, les pieds ; tantôt elle se développe rapidement, envahit d'emblée la totalité de la surface tégumentaire et s'accompagne de quelques phénomènes fébriles.

Elle est caractérisée par des taches rosées ou rouges, congestives, c'est-à-dire dont la coloration disparaît sous la pression du doigt, arrondies ou dont les bords sont déchiquetés, ne faisant aucune saillie au-dessus des parties environnantes, séparées les unes des autres par des intervalles de peau saine, ou se réunissant ensemble et formant de larges plaques rouges accompagnées de démangeaisons d'abord légères, mais ensuite plus vives.

Si l'on cesse la médication, l'éruption disparaît rapidement; si, au contraire, on la continue, elle se généralise, et quelquefois les taches se transforment en véritables papules ; enfin, dans des cas plus rares, toute la région devient tuméfiée, douloureuse, gênée dans ses mouvements.

Seul, Rayer a cité un cas où l'administration des résineux avait été suivie de l'apparition de vésicules semblables à celles de l'eczéma.

Souvent on observe simultanément avec l'éruption cutanée des symptômes congestifs du côté des muqueuses des yeux, de la bouche, de la gorge.

Etiologie. — Cet érythème est dû à l'absorption du copahu ou d'autres résineux; mais il ne survient pas fatalement chez tous les individus qui ingèrent ces substances, et il faut expliquer la susceptibilité de certains individus par une idiosyncrasie spéciale.

L'éruption est due à l'élimination du médicament par la peau, et à l'irritation qu'il détermine en traversant cette membrane.

Diagnostic. — La roséole balsamique ne peut être confondue avec la rougeole et la scarlatine, maladies fébriles dont l'éruption est précédée de prodromes spéciaux, a une marche fixe, etc.

La roséole syphilitique a une marche lente, est accompagnée de l'engorgement des ganglions lymphatiques, ne détermine jamais de démangeaisons, ni de picotements, débute par la poitrine, les flancs, le ventre, les cuisses, et non par les poignets, les malléoles, les mains, les pieds...

L'urticaire se différencie de la roséole par l'existence de papules rouges à la circonférence, décolorées au centre, déterminant de vives démangeaisons, et disparaissant après quelques heures de durée.

Traitement. — Il faut faire suspendre l'usage du médicament et conseiller des bains émollients pour calmer le prurit.

Quelques médecins ont signalé l'existence d'une roséole quinique, c'est-à-dire consécutive à l'administration du sulfate de quinine.

3° *De l'érythème pellagreux.* — *Définition.* L'érythème pellagreux est une affection cutanée, due à l'absorption du maïs altéré par un *cryptogame* (verdet).

Symptomatologie. — L'érythème survient après une ou plusieurs expositions aux rayons du soleil ; il occupe les parties découvertes, le dos des mains, le cou-de-pied, le nez, le front, les joues, les oreilles, les parties latérales du cou, la partie antérieure de la poitrine.

Il est quelquefois précédé de picotements, d'une sensation de chaleur ; bientôt les téguments prennent une teinte rosée, occupant le centre de la partie qui a reçu les rayons du soleil ; cette tache rosée s'agrandit chaque jour un peu et finit par occuper toute la surface découverte ; la teinte devient plus intense, plus foncée, et la peau est lisse et tendue.

A ce niveau, le malade éprouve une chaleur plus vive, plus mordante. On peut, à cette période, voir apparaître des vésicules et des bulles, indices de l'intensité de la congestion dermique.

Après un laps de temps, variable suivant la persistance ou la cessation de l'irritation, survient une desquamation sous forme de larges lamelles, au-dessous desquelles la peau est rouge, lisse et devient bientôt brunâtre. Un nouvel épiderme se reproduit et se sépare de nouveau du derme et la desquamation se continue ainsi pendant un temps assez long.

Le derme prend alors une couleur pelure d'oignon, s'amincit, perd sa souplesse et son élasticité; plus rarement, il subit une sorte d'induration chronique. Quelquefois, enfin, l'exfoliation n'a pas lieu, et l'épiderme s'accumule à la surface du derme et forme des plaques noirâtres.

Enfin, la peau devenant moins extensible, les plis cutanés deviennent le siége de crevasses plus ou moins profondes et très-douloureuses.

Cet érythème présente un caractère de périodicité des plus remarquables : il commence à se manifester à l'équinoxe du printemps et disparaît en août et septembre. Ces alternatives peuvent se produire pendant quatre, cinq années, mais chaque récidive laisse une trace plus profonde, et la lésion, à un moment donné, est persistante et ne subit plus l'influence des saisons.

Simultanément avec l'érythème pellagreux existent ordinairement des accidents digestifs et nerveux sur lesquels je ne puis insister.

Etiologie. — La cause de la pellagre est une altération du maïs produite par le développement d'un parasite du genre sporisorium : le verdet ou verderame. Ce parasite se manifeste après la récolte et apparaît dans le sillon oblong du grain, sous forme d'un amas de poussière verdâtre. Il réagit sur l'économie à la manière de l'ergot de seigle.

Mais est-ce là la seule cause de la pellagre? Landouzy a soutenu qu'il avait souvent observé la pellagre chez des personnes qui ne font pas usage de maïs ; que le maïs n'est donc pas la cause intime ou spécifique de la pellagre, et n'agit que comme cause prédisposante et au même titre que la misère, les privations, l'usage d'une alimentation malsaine; qu'en définitive, la cause nous est complétement inconnue.

La question est encore aujourd'hui pendante : y aurait-il des différences entre la pellagre des Pyrénées et celle de la Marne? N'y aurait-il pas quelque altération des substances alimentaires dont se nourrissent les habitants de la Marne? Questions que l'on peut se poser, mais que l'on ne peut résoudre.

Diagnostic. — L'érythème acrodynique se sépare de l'érythème pellagreux par son siége : il occupe, en effet, les faces palmaire et plantaire et non les faces dorsales des mains et des pieds.

L'herpès tonsurant de la face dorsale des mains est caractérisé par des cercles rouges, recouverts de squames minces et sèches, s'étendant d'une manière excentrique par la production de poussées vésiculeuses à la circonférence, occupant le plus ordinairement la face dorsale de la main du côté droit, et est accompagné d'autres cercles siégeant sur le poignet, la face dorsale des avant-bras, le cou et le menton, de pityriasis alba trichophytique, etc.

L'érythème solaire est une lésion fugace qui disparaît dans l'espace de huit à quinze jours.

Pronostic. — L'érythème, considéré en lui-même, ne constitue pas une affection sérieuse; mais, si l'on envisage la cause de l'érythème, le pronostic est très-grave, la pellagre conduisant ordinairement à la mort.

Traitement. — Le traitement de la pellagre est préservatif ou curatif.

Le traitement prophylactique a pour but de soustraire les individus à l'influence pernicieuse qui provoque la maladie. Or, pour empêcher le développement du verdet, il faut passer le maïs au four au moment de la récolte.

Contre les accidents cutanés, il faut ordonner des bains alcalins ou sulfureux, des douches froides, etc., et surtout recommander au malade d'éviter le contact des rayons du soleil.

Simultanément on traitera les troubles digestifs et nerveux.

4° *Erythème acrodynique.* — De 1829 à 1833 régna à Paris une épidémie caractérisée par des douleurs des membres et des articulations, des fourmillements, des engourdissements, etc., et par un érythème qui, au lieu de siéger à la face dorsale des mains et des pieds, comme l'érythème pellagreux, occupait les faces palmaire et plantaire des mains et des pieds, les bourses, les aisselles, quelquefois même la totalité du corps; était caractérisé par une rougeur plus ou moins intense, congestive, disparaissant sous la pression du doigt.

Cette affection fut attribuée à une altération particulière de la farine du froment. On a aussi signalé un érythème consécutif à l'ingestion du seigle ergoté.

5° *Urticaire pathogénique.* — L'ingestion d'un certain nombre de poissons, tels que la carangue, la dorade, le hareng aux gros yeux des Antilles, le poisson armé, la vieille, l'anguille commune, les crabes, les écrevisses, le homard, les crevettes, les moules, etc., déterminent des phénomènes généraux consistant en un malaise général, de la douleur et de l'anxiété épigastrique, des nausées et des vomissements, l'accélération et la petitesse du pouls, etc., et une éruption simulant quelquefois l'éruption scarlatineuse, mais revêtant le plus ordinairement la forme de l'urticaire généralisée, et accompagnée de vives démangeaisons; parfois survient même du délire et la mort.

Tantôt ces phénomènes surviennent accidentellement et à l'occasion d'un repas de poissons que le malade avait toujours pris impunément; tantôt, au contraire, le malade présente une idiosyncrasie en vertu de laquelle il ne peut jamais manger certaines substances sans que l'urticaire apparaisse.

Les moules, après l'ingestion desquelles s'observe surtout l'urticaire pathogénétique, sont principalement nuisibles pendant la saison chaude. On a attribué leur action délétère, soit à une altération particulière des fluides de l'animal, soit à l'ingestion du frai des étoiles de mer, de plantes marines narcotiques, de vert-de-gris provenant des vaisseaux doublés de cuivre.

L'urticaria ob ingestis s'observe encore après l'usage de fraises, de concombres, d'amandes, de viande de porc et de quelques médicaments tels que la valériane, la jusquiame, le baume de copahu, etc.

Traitement. — Contre l'urticaire déterminée par des moules, on ordonne un vomitif, des boissons mucilagineuses et acidulées, 10 à 30 gouttes d'éther ; s'il existe des phénomènes nerveux, des grands bains, etc.

AFFECTIONS VÉSICULEUSES.

Eczéma mercuriel pathogénétique. — On a donné le nom d'*hydrargyrie* aux éruptions produites par le mercure, qu'elles résultent de son application directe ou de son administration interne; comme nous avons étudié les premières dans le groupe des affections provoquées directes, il ne sera question ici que des affections pathogénétiques.

Hydrargyrie. — Elle est très-rare en France; mais fréquente en Angleterre. Alley en admet trois variétés : 1° l'hydrargyria mitis; 2° l'hydrargyria febrilis; 3° l'hydrargyria maligna.

1° *Hydrargyria mitis.* — Elle est caractérisée par une légère efflorescence de la peau localisée à certaines régions, telles que la face interne des cuisses, le scrotum, les aines, la partie inférieure de l'abdomen ; sur ces rougeurs apparaissent bientôt une multitude de petites vésicules remplies de sérosité transparente. Cette éruption n'est pas fébrile, est accompagnée de démangeaisons très-vives, d'un sentiment de chaleur et de cuisson et s'éteint spontanément dès que l'on cesse l'usage du mercure.

2° *Hydrargyria febrilis.* — Cette forme peut apparaître d'emblée ou succéder à la forme précédente; c'est là le cas le plus fréquent. Elle est caractérisée par une rougeur, occupant toute la surface de la peau, intense et comme scarlatineuse, sur laquelle apparaissent aussi bientôt des vésicules volumineuses, entourées d'une auréole rouge, remplies d'un liquide louche et purulent qui, après la rupture des vésicules, se concrète et forme des croûtes humides et jaunâtres, analogues à celles de l'eczéma.

Simultanément existe un prurit intense, de la fièvre, un état saburral des voies digestives, de la rougeur de la gorge et de la muqueuse buccale.

3° *Hydrargyria maligna.* — Les phénomènes sont les mêmes que dans la forme précédente, mais présentent une intensité plus grande; la peau, d'un rouge foncé, est couverte de vésicules confluentes ou même de véritables bulles remplies d'un liquide séro-purulent. L'angine devient parfois gangréneuse et le malade faible, abattu, sans sommeil, éprouve les douleurs les plus vives; la mort peut survenir dans le marasme, par le seul fait de l'administration du mercure. La desquamation a lieu du quatrième au huitième jour, et s'opère par larges plaques, comme dans la scarlatine.

Les circonstances au milieu desquelles apparaît l'éruption, sa forme vésiculeuse, sa marche aiguë, sa courte durée, etc., ne permettront pas de la confondre, soit avec l'eczéma rubrum, soit avec des lésions de nature syphilitique.

Le traitement consiste dans la suppression de l'emploi du mercure, la conspersion des surfaces malades avec de la poudre d'amidon, l'usage de gargarismes et de potions de chlorate de potasse. Si l'éruption s'accompagne d'une fièvre vive, et s'il n'y a pas de contre-indication dans l'état du malade, on pourra pratiquer une saignée générale. Enfin on calmera la douleur par l'administration interne des préparations opiacées. On prescrira un traitement approprié contre chacune des complications.

(b) Éruptions pathogénétiques caractérisées par des lésions élémentaires multiples.

1° *Couperose alcoolique.* — ***Définition.*** — La couperose est une affection érythémateuse à marche chronique, essentiellement caractérisée par la dilatation des vaisseaux capillaires de la peau, et se compliquant, dans un grand nombre de cas, de pustules d'acné rosacea et d'indurations circonscrites.

Symptomatologie. — L'affection siége à la face et particulièrement au nez, aux joues, au front; elle est à peu près symétriquement distribuée des deux côtés du visage, et est caractérisée au début par des taches rosées ou rouges, disparaissant sous la pression du doigt, et dues à l'injection des capillaires sanguins, — ces taches se dessinent surtout au moment de l'excitation produite par l'ingestion des liqueurs alcooliques et reviennent à leur état normal quand l'excitation tombe et s'éteint; — mais chacune de ces excitations laisse sur la face une empreinte de plus en plus profonde et bientôt on constate que les taches congestives sont parcourues par des capillaires dilatés, des veines variqueuses et noirâtres dont la couleur tranche sur celle des plaques.

Quelques individus accusent des picotements, une ardeur incommode; mais c'est là l'exception, et le plus ordinairement ces sensations appartiennent à la couperose arthritique.

Bientôt la peau s'indure et s'hypertrophie; les follicules sébacés s'enflamment et de là résultent des pustules rouges, acuminées, purulentes au sommet, dont la durée est éphémère, mais qui sont bientôt remplacées par de nouvelles pustules.

A son degré extrême la couperose produit des intumescences sur divers points de la face : le nez, rouge violacé, est hérissé de bosselures, de tubercules durs et rugueux, et acquiert ainsi un développement énorme; la peau des joues, du front, présente des engorgements partiels, et de là résultent la destruction de l'harmonie des traits, l'aspect difforme et repoussant du visage.

Nous devons dire toutefois que M. Bazin regarde ces derniers phénomènes comme aussi rares dans la couperose alcoolique qu'ils sont fréquents dans les formes constitutionnelles, et engage à rechercher alors si, en dehors de l'agent pathogénétique, une cause plus puissante n'aurait point participé à leur développement.

L'*étiologie* de la couperose alcoolique résulte de sa définition même; mais selon M. Bazin, il est pour cette affection, comme pour tant d'autres, des prédispositions, que rien n'explique; certains individus en sont atteints dès leur jeunesse, tandis que d'autres conservent, au milieu de leurs excès, un visage qui ne trahit en rien le honteux penchant qui les domine.

Diagnostic. — Il est souvent difficile de distinguer la couperose alcoolique de la couperose constitutionnelle. Nous indiquerons les caractères différentiels lorsque nous ferons l'histoire de la couperose constitutionnelle.

Traitement. — La couperose alcoolique ne guérit presque jamais, l'ivrogne renonçant difficilement à ses mauvaises habitudes. On prescrit toutefois contre l'éruption cutanée quelques modificateurs locaux, telles que l'huile de cade, les pommades mercurielles, la teinture d'iode, etc.

Eruptions produites par l'iode et les iodures alcalins. — L'iode ou les iodures déterminent des éruptions érythémateuses, papuleuses, et pustuleuses. Fischer, de Vienne, a en outre observé de l'eczéma.

(a) *Erythème iodique.* — L'érythème contitue l'éruption la plus simple que détermine l'iode ; l'éruption est ordinairement caractérisée par des taches isolées, irrégulières, disséminées sur la partie antérieure du thorax et sur les membres. Quelquefois, mais exceptionnellement, l'éruption est généralisée et occupe toute la surface du tégument externe.

Il n'existe aucun prurit et l'érythème disparaît dès que le malade n'ingère plus d'iode ou d'iodure.

(b) *Eruption papuleuse iodique.* — Les papules peuvent apparaître d'emblée ou succéder à l'érythème ; elles coïncident souvent aussi avec des pustules. Sur toute la surface du corps, dit Fischer, mais principalement sur les extrémités et sur le bas-ventre, apparaissent des papules très-peu élevées au-dessus de la surface de la peau, régulièrement arrondies, d'un rouge intense, mesurant d'une demi à deux lignes de diamètre, et tout à fait semblables à une violente éruption d'urticaire, dont elles ne se distinguent que par leur rougeur considérable. Les papules les plus larges sont entourées d'une aréole étendue, également colorée en rouge. Ces papules, entourées d'une auréole, se rencontrent quelquefois isolées sur la surface du corps, ce qui, toutefois, est le cas le plus rare, ou bien elles forment de grands groupes dans lesquels les auréoles se confondent les unes avec les autres et ne laissent voir la peau normale qu'en quelques endroits.

Fischer pense que la forme papuleuse est la plus fréquente; au contraire, M. Bazin professe que l'on observe le plus souvent la forme pustuleuse.

(c) *Forme pustuleuse.* — Elle est représentée essentiellement par la pustule d'acné, ou bouton iodique.

L'éruption est disséminée sur la face, les épaules, la poitrine, les fesses et les membres, et caractérisée quelquefois par des pustules petites, comme arrêtées dans leur évolution, et dont il serait difficile de déterminer la nature, n'était leur apparition rapide après l'administration de l'iode.

Mais le plus ordinairement les pustules iodiques consistent en des éminences acuminées ou arrondies, assez volumineuses, rouges à la base, entourées d'une auréole vive, suppurant au sommet seulement dans quelques circonstances, et d'autres fois dans toute la totalité de la pustule; elles offrent alors une certaine analogie avec les pustules varioliques. Les pustules peuvent acquérir un volume assez considérable; à un certain moment, elles s'ouvrent et le liquide qu'elles contenaient se concrète en une croûte jaunâtre qui persiste jusqu'à leur disparition.

Quelquefois elles se transforment en indurations papulo-tuberculeuses d'un rouge intense, sensibles à la pression et profondément implantées dans le tissu de la peau. Fischer a bien décrit ces nodosités : souvent, dit-il, il se développe à leur partie la plus élevée, une vésicule purulente, qui tantôt s'ouvre et laisse écouler son pus, et tantôt se dessèche et forme une croûte qui tombe bientôt, de sorte qu'il ne reste plus que la nodosité formée par l'exsudation. Cette nodosité se distingue à sa coloration produite par un pigment d'un rouge brun et à la lenteur de sa disparition; enfin, rappelons que Fischer a observé des éruptions eczémateuses à la suite de l'administration de l'iode et que des furoncles, des abcès dermiques peuvent aussi apparaître dans ces circonstances.

Marche, durée, terminaison. — La durée des éruptions acnéiques est subordonnée à celle de la médication : mais tandis que l'érythème disparaît rapidement après la cessation de l'ingestion de l'iode, les papules et les pustules ne s'effacent que lentement et laissent à leur suite de petites maculatures cicatricielles.

Pronostic. — Ces éruptions disparaissant dès que le malade cesse la médication iodique, le pronostic ne présente aucune gravité. La forme pustuleuse est la plus sérieuse parce qu'elle a une durée plus longue que les autres et laisse souvent des cicatrices.

Traitement. — Il suffit de suspendre l'ingestion de l'iode pour voir l'éruption disparaître.

3° *Éruption produite par le bromure de potassium.* — A côté de l'acné iodique nous devons placer l'acné produite par l'administration du bromure de potassium. Chez une jeune fille épileptique à laquelle nous avons fait prendre jusqu'à 10 gr. de bromure de potassium, nous avons observé une éruption occupant principalement la face et le thorax et caractérisée par des pustules d'acné indurata et d'acné simplex.

Eruptions produites par les arsenicaux. — M. Devergie a signalé au déclin des affections squameuses traitées par les préparations arsenicales, et notamment au déclin du psoriasis, une teinte brune de la peau, qui ne disparaît qu'après plusieurs mois et qui serait l'indice certaine d'une guérison prochaine. En outre et sous l'influence de la même médication, il se manifesterait sur les taches arsenicales une éruption secondaire, consistant en quelques boutons rouges, isolés, papuleux, se multipliant lentement, mais d'une manière continue, si l'on insiste sur les arsenicaux.

M. Bazin a observé les mêmes faits. Dans quelques cas beaucoup plus rares, on peut constater, à la suite de l'administration interne de l'arsenic, des éruptions pustuleuses, ecthymatiques furonculaires et ulcéreuses.

AFFECTIONS CUTANÉES DE CAUSE INTERNE.

§ 1. ÉRUPTIONS DES PYREXIES.

Nous ne ferons que mentionner les éruptions de la rougeole, de la scarlatine, de la variole, de la suette miliaire, éruptions bien décrites dans les traités de pathologie interne.

Ainsi sera-t-il des taches bleues que l'on rencontre dans la fièvre synoque et la fièvre typhoïde, des taches rosées lenticulaires qui appartiennent en propre à cette dernière maladie, des sudamina et des pétéchies.

§ 2. ÉRUPTIONS PSEUDO-EXANTHÉMATIQUES.

Nous avons indiqué les caractères des pseudo-exanthèmes, page 9. Nous avons dit que M. Bazin décrivait comme éruptions pseudo-exanthématiques idiopathiques l'urticaire aiguë, le zona, l'herpès phlycténode aigu, le pemphigus aigu, le pityriasis rubra aigu. Nous étudierons successivement les éruptions érythémateuses, vésiculeuses, bulleuses, squameuses.

(A) Éruptions pseudo-exanthématiques érythémateuses.

DE L'URTICAIRE.

Définitions. — La fièvre ortiée est une maladie aiguë, fébrile ou non, et caractérisée par des papules rosées ou rouges, décolorées au centre, apparaissant et disparaissant brusquement, et accompagnées de vives démangeaisons.

Symptomatologie. — L'éruption est en général précédée de phénomènes prodromiques consistant en frissons, malaise général, douleurs de tête, troubles digestifs, fièvre, prurit intense, etc.

Bientôt apparaissent des éminences papuleuses, rosées ou rouges, décolorées au centre, discrètes ou confluentes, accompagnées de vives démangeaisons et de tuméfaction des parties où elles siégent, persistant un temps variable de quelques minutes à quelques heures, mais se reproduisant pour disparaître de nouveau.

Etiologie. — La fièvre ortiée naît au printemps et pendant les chaleurs de l'été, principalement chez les enfants, les femmes et les sujets nerveux.

Cette urticaire a une existence indépendante, constitue une entité morbide, et ne dépend pas d'une maladie constitutionnelle.

Diagnostic. — Nous avons établi le diagnostic différentiel du genre urticaire. Il est donc inutile de revenir sur ce sujet; mais comment reconnaître que l'urticaire constitue une entité morbide et ne dépend pas d'une maladie constitutionnelle, ou n'est pas de cause externe — urticaire due au contact des orties, etc., ou à l'ingestion de certains aliments, poissons, fraises, etc.?

La fièvre ortiée idiopathique a une marche régulière, n'est pas accompagnée ou précédée de symptômes propres à une maladie constitutionnelle, n'alterne pas avec des affections cutanées, sèches ou humides, des migraines, des névralgies, etc., n'est pas consécutive à l'ingestion de moules, de fraises, etc.

Pronostic. — L'urticaire ne présente aucune gravité, et disparaît spontanément après une durée de quelques jours.

Traitement. — On ordonnera un émétique ou un éméto-cathartique s'il existe des symptômes d'embarras gastrique bilieux; un purgatif, si le malade est constipé; des lotions de sublimé; des bains d'amidon ou légèrement alcalins pour calmer le prurit.

Rarement il sera nécessaire de prescrire une émission sanguine, indiquée seulement quand la fièvre est intense et le sujet vigoureux.

(B) Affections pseudo-exanthématiques vésiculeuses.

DU ZONA.

Le *zona* est ainsi appelé parce qu'il entoure le tronc ou les membres comme une demi-ceinture; il a successivement porté les noms d'*ignis sacer*, d'*érysipelas zoster*, d'*herpès zoster*, etc.

Définition. — Le zona est une affection herpétique (variété d'herpès) caractérisée à sa période d'état par des plaques rouges, sur lesquelles sont groupées des vésicules plus ou moins nombreuses, plaques séparées les unes des autres par des intervalles de peau saine et dont l'ensemble figure une demi-ceinture qui reste presque toujours limitée à une moitié du corps, que l'éruption occupe le tronc ou la face.

Le zona se développe ordinairement sur le tronc et particulièrement sur la base de la poitrine. Quelquefois, cependant, il commence sur le tronc pour se terminer sur les membres. C'est ainsi qu'un zona peut partir de la ligne médiane de la région lombaire, contourner la fesse et se terminer à la partie interne de la cuisse.

Le zona peut occuper le front, les joues et même le cuir chevelu. M. Rayer cite le cas d'un zona de la face qui s'était propagé aux gencives et à la face interne des joues. Lorsqu'il occupe le tronc, il est transversal ou oblique, tandis qu'il revêt ordinairement la direction verticale quand il siége au front, etc.

La plupart des dermatologistes s'accordent à considérer le zona du côté droit comme plus fréquent que le zona du côté opposé.

Après douze ou vingt-quatre heures de prodromes caractérisés par de la lassitude, de l'anorexie, de la fièvre, des douleurs lancinantes ou tensives et brûlantes sur les parties qui doivent être le siége de l'affection, on voit apparaître successivement ou simultanément des plaques rouges, irrégulièrement arrondies, offrant une étendue qui varie de 2 à 3 centimètres de longueur sur 1 à 2 centimètres de largeur, séparées les unes des autres par des intervalles de peau saine, disposées suivant une ligne oblique et dont l'ensemble représente une demi-ceinture, une zone qui ne dépasse la ligne médiane ni en avant ni en arrière.

Sur ces plaques érythémateuses naissent des vésicules brillantes, transparentes, réunies les unes à côté des autres en nombre variable de cinq à quinze ou vingt, dont la grosseur ne dépasse pas celle d'un grain de millet, et que l'on a comparée, à juste raison, à de petites perles. Mais la sérosité qu'elles contiennent ne tarde pas à devenir lactescente, opaque et souvent noirâtre ; leur volume atteint bientôt celui d'un petit pois, quelquefois même elles se fusionnent les unes avec les autres, de manière à constituer des bulles plus ou moins volumineuses ; enfin, vers le quatrième ou cinquième jour de leur existence, elles s'affaissent et se recouvrent de légères croûtes brunâtres ou jaunâtres qui tombent en laissant des taches rouges et lentes à disparaître.

La marche des vésicules n'est pas toutefois toujours aussi simple, et si l'inflammation a été trop vive, on voit au niveau de la vésicule une petite eschare dont la chute donne lieu à une plaie douloureuse. C'est surtout chez les vieillards, dont la constitution est détériorée par de mauvaises conditions hygiéniques, que ces eschares grisâtres se développent ; elles laissent après leur chute une ulcération douloureuse (*zona gangréneux*).

En général, la durée d'un groupe de vésicules est de huit à dix jours, mais comme les groupes naissent successivement, la durée totale de l'éruption est subordonnée à son étendue ; on peut dire néanmoins qu'elle varie entre deux ou trois septénaires ; nous ne parlons pas du zona gangréneux dont les plaies exigent, pour se cicatriser, un ou deux mois.

Les phénomènes généraux cessent dès l'apparition de l'éruption, à moins que celle-ci ne soit lente et ne mette plusieurs jours à se faire ; dans ce cas, ils persistent quelque temps ; quelquefois même les douleurs névralgiques, ou le sentiment de brûlure se perpétuent pendant toute la durée du zona, persistent après sa disparition pendant plusieurs mois, et résistent à la plupart des agents thérapeutiques mis en usage.

Généralement, mais non toujours comme on l'a prétendu, le zona se développe sur le trajet des filets nerveux; ainsi, au thorax, il suit le trajet des nerfs intercostaux, au cou, celui des nerfs cervicaux, etc.

Étiologie. — Le zona apparaît dans la jeunesse et l'âge adulte, plus rarement dans la vieillesse; chez les garçons plutôt que chez les filles, et principalement au commencement du printemps.

Nous avons dit que M. Bazin avait décrit, dans sa première édition, un zona idiopathique et un zona arthritique ou herpétique, mais que, dans la seconde édition, il décrivait seulement un zona idiopathique, non parce qu'il niait à cette affection toute relation avec l'arthritis ou l'herpétis, mais parce que souvent les caractères distinctifs sont difficiles à reconnaître, et que, d'ailleurs, le zona guérissant toujours spontanément, la distinction entre le zona idiopathique et le zona arthritique ou herpétique est inutile.

Le zona est-il consécutif à une altération, ou à un trouble fonctionnel des nerfs? A l'appui de cette opinion, on a cité des faits de zona consécutifs à une lésion traumatique des nerfs correspondants, et on a prétendu que le zona était toujours consécutif à une névralgie des nerfs de la partie où il siégeait. Évidemment cette dernière proposition est fausse, et très-souvent le zona n'est précédé d'aucune douleur névralgique. D'ailleurs, on observe un grand nombre de névralgies qui ne sont jamais accompagnées d'une éruption vésiculeuse.

Le diagnostic ne présente aucune difficulté, le pronostic aucune gravité, et le traitement consiste seulement à saupoudrer les parties malades de poudre d'amidon, à prendre des tisanes rafraîchissantes, quelquefois même un purgatif salin. Rarement la saignée est utile.

Si le malade est anémique, on ordonnera les toniques et les ferrugineux.

Lorsque des ulcérations existent, on prescrit les pansements avec du cérat simple ou saturné, enfin lorsqu'il existe des douleurs névralgiques, on met en usage tous les moyens recommandés contre les névralgies.

HERPÈS PHLYCTÉNODE PSEUDO-EXANTHÉMATIQUE.

Définition. — L'herpès phlycténode est une maladie aiguë, fébrile ou non, caractérisée par une éruption de vésicules globuleuses, reposant sur une surface plus ou moins rouge, et subissant leur évolution dans l'espace de huit à dix jours.

Symptomatologie. — Après douze ou vingt-quatre heures de malaise général, céphalalgie, fièvre, troubles digestifs, etc., naissent une ou plusieurs taches rouges, irrégulières, légèrement saillantes, siéges de prurit, et sur lesquelles ne tardent pas à se montrer des vésicules d'abord petites, mais ne tardant pas à acquérir le volume d'un grain de chènevis et même celui d'un pois. Ces vésicules sont groupées en plus ou moins grand nombre sur chacune des surfaces enflammées, se confondent même quelquefois par leur base et donnent lieu à de véritables bulles; elles contiennent, au début, un liquide transparent qui leur donne un aspect perlé, mais, après un certain temps, ce liquide devient trouble et opaque, semble même diminuer de quantité, d'où la flétrissure et l'affaissement de la vésicule, et enfin se concrète en une croûte jaunâtre et irrégulière, débordant dans tous les sens la partie dénudée, persistant sept ou huit jours, et laissant après sa chute, ou une simple rougeur qui disparaît lentement, ou une légère ulcération qui ne tarde pas à ce cicatriser.

Rarement l'absorption du liquide a lieu, et est suivie d'exfoliation épidermique.

L'herpès phlycténode a une *marche aiguë* et ne se prolonge pas au delà de sept à quinze jours.

Etiologie. — L'herpès idiopathique apparaît surtout chez les femmes et les enfants, les individus lymphatiques, et naît le plus ordinairement sans que l'on puisse saisir la cause de son développement.

L'éruption peut être généralisée, mais est le plus ordinairement localisée aux lèvres : *herpès labialis* ; aux joues, aux bras ; aux organes génitaux : *herpès vulvaris* et *præputialis*.

Diagnostic. — Nous avons établi le diagnostic différentiel du genre herpès, page 89 ; mais l'herpès phlycténode constitue non-seulement une affection idiopathique, mais encore une affection critique, artificielle ou symptomatique de l'arthritis et de la syphilis. Comment différencier ces diverses espèces ? L'herpès artificiel existe ordinairement au prépuce ; il est dû au contact de la matière sébacée, si abondamment sécrétée en ce point, et dont on peut constater l'existence, disparaît sous l'influence de soins de propreté. L'herpès critique apparaît au déclin des maladies aiguës ; a pour siége ordinaire la région labiale, etc. Les herpès præputialis, vulvaris et labialis successifs et chroniques, de nature arthritique, se différencient de l'herpès phlycténode idiopathique par leur marche chronique, l'existence de poussées successives, se renouvelant au moment où l'une d'elles vient de se terminer, ou empiétant même les unes sur les autres, l'absence de mouvement fébrile, etc. (Voyez *Arthritides*). L'herpès phlyctenode syphilitique ne diffère de l'herpès phlycténode ordinaire que par la coloration cuivrée du corps muqueux, mais est accompagné d'autres phénomènes de nature syphilitique.

Le pronostic est des plus légers, l'affection guérissant spontanément dans l'espace de quelques jours, et le traitement consiste à saupoudrer les parties malades de poudre d'amidon et à donner quelques bains simples ou émollients, lorsque les croûtes sont formées.

(C) Affection pseudo-exanthématique bulleuse.

PEMPHIGUS PSEUDO-EXANTHÉMATIQUE OU ESSENTIEL.

Le pemphigus pseudo-exanthématique est une maladie aiguë, fébrile, caractérisée par une éruption de bulles plus ou moins volumineuses, se développant simultanément ou successivement sur diverses parties de la peau, mais rarement sur toute sa surface.

L'éruption est précédée des phénomènes généraux prodromiques des pseudo-exanthèmes idiopathiques, pendant vingt-quatre à quarante-huit heures; après ce laps de temps apparaissent des taches rouges, arrondies ou ovalaires, séparées les unes des autres ou réunies, taches d'une durée éphémère, et au niveau desquelles le derme enflammé exhale un liquide transparent qui soulève l'épiderme; alors on observe des bulles arrondies, tantôt d'égal volume sur tous les points du corps, tantôt de volume inégal, au contraire, et à contours irréguliers, remplies d'un liquide transparent, entourées d'une auréole plus au moins vive, isolées les unes des autres ou réunies sur une tache érysipélateuse plus ou moins large.

Cette éruption est accompagnée de tension, de prurit, d'élancements et quelquefois d'une sensation de chaleur brûlante; tantôt elle est simultanée et se développe sur tous les points du corps à la fois, tantôt elle est successive et se fait par poussées séparées les unes des autres par des intervalles variables.

Au cinquième et sixième jour de l'éruption, les bulles perdent leur transparence et se flétrissent; à leur place, on observe de petites croûtes foliacées et brunâtres qui tombent après un certain temps et laissent seulement des maculatures rougeâtres qui disparaissent lentement.

L'éruption peut être généralisée ou n'occuper que certaines régions, telles que la face, les membres, les épaules, les parties sexuelles; elle s'étend quelquefois aux membranes muqueuses, et s'observe alors sur la conjonctive, la bouche, le pharynx.

Lorsque toutes les bulles se développent à la fois et en une seule poussée, l'éruption dure sept à dix jours; au contraire, si elle est successive, elle peut se prolonger pendant un mois ou six semaines.

Etiologie. — Très-rare dans l'enfance, la fièvre pemphigoïde se développe principalement dans l'adolescence et l'âge adulte, et s'observe à peu près également dans les deux sexes. Les chaleurs de l'été, par l'excitation qu'elles produisent à la peau, ont aussi une influence incontestable sur leur développement ; il en est de même des émotions morales, de la suppression de la sueur, etc. Elle a paru quelquefois régner d'une manière épidémique.

Pronostic. — Il ne présente aucune gravité dans les cas ordinaires ; quelquefois, la fièvre pemphigoïde se complique à son déclin de la mortification des surfaces dénudées, et alors le pronostic emprunte à cette complication un cachet de gravité plus grand.

Traitement. — On ordonnera un ou plusieurs purgatifs salins s'il existe de l'embarras gastrique ; la diète, des tisanes rafraîchissantes ou diaphorétiques, la saignée chez les individus pléthoriques ; on piquera les bulles pour donner issue au liquide, et on saupoudrera toutes les surfaces malades avec de la poudre d'amidon ou avec des poudres légèrement astringentes.

(D) Affection pseudo-exanthématique squameuse.

PITYRIASIS RUBRA AIGU.

Définition. — Le pityriasis rubra aigu pseudo-exanthématique est une maladie aiguë, fébrile, non contagieuse, caractérisée par des taches rouges, disséminées sur toute la surface du corps, séparées les unes des autres par des intervalles de peau saine, mais se réunissant souvent et formant alors des plaques plus ou moins larges, taches recouvertes de folioles épidermiques.

Symptomatologie. — Le pityriasis rubra aigu est ordinairement précédé de fièvre, de malaise général, de phénomènes d'embarras gastrique, et de démangeaisons assez vives.

Il est constitué par des taches congestives, d'un rouge vif, ne faisant aucune saillie au-dessus des parties environnantes, présentant une forme arrondie et des bords sinueux, offrant des dimensions variables de celle d'une pièce de 20 centimes à celle d'une pièce de 2 francs, et accompagnées d'une exfoliation épidermique constituée au début par des lamelles assez larges et blanchâtres, plus tard par de petites squames.

La rougeur vive des taches s'éteint peu à peu et le pityriasis rubra passe à l'état de pityriasis simple.

Cette affection disparaît quelquefois après une durée de dix à quinze jours, mais persiste dans d'autres cas pendant six semaines ou deux mois. Jamais elle ne passe à l'état chronique.

Etiologie. — Le pityriasis rubra aigu s'observe en général dans la première moitié de la vie, à l'époque du printemps et plus spécialement chez les sujets lymphatiques.

Diagnostic. — Le pityriasis rubra aigu se distinguera facilement : de l'*urticaire* caractérisée par des plaques saillantes, décolorées au centre, ne présentant pas de desquamation à leur surface, apparaissant et disparaissant subitement;

De la *roséole*, constituée par des taches petites, d'un rouge moins foncé, et ne présentant pas une desquamation aussi abondante;

De l'*herpès circiné parasitaire*, constituée par son siège spécial à la face, au dos des mains, l'existence de larges cercles à extension périphérique et à marche chronique;

Du *pityriasis versicolor*, constitué par des taches offrant la couleur du café au lait, recouvertes de squames fines et furfuracées, présentant une marche chronique, etc. Si, d'ailleurs, on conservait quelques doutes, l'examen microscopique démontrerait l'existence du *microsporon furfur* dans le pityriasis versicolor, et son absence dans la squame du pityriasis rubra.

Pronostic. — Il n'a aucune gravité puisque l'affection disparaît spontanément dans l'espace de quelques semaines.

Traitement. — On conseillera une diète légère, des tisanes rafraîchissantes, un purgatif salin, s'il existe des symptômes d'embarras gastriques et quelques bains simples et amidonnés.

Éruptions phlegmasiques et hémorrhagiques.

L'érysipèle, maladie phlegmasique, et le purpura, maladie hémorrhagique, étant bien décrits dans les traités de pathologie interne, nous ne leur consacrerons aucun chapitre.

§ 2. AFFECTIONS SYMPTOMATIQUES DES MALADIES CONSTITUTIONNELLES.

DES ARTHRITIDES.

Nous avons donné, page 10, la définition de l'arthritis, et nous avons indiqué quels étaient les prodromes et les symptômes des quatre périodes de cette maladie ; nous devons maintenant indiquer quels sont les caractères généraux et particuliers des manifestations cutanées de l'arthritis, c'est-à-dire des arthritides.

(A) Caractères communs des arthritides.

M. Bazin a assigné aux arthritides les caractères suivants :

Elles ne sont pas contagieuses, et naissent sous l'influence de variations atmosphériques, des refroidissements ; elles présentent une coloration d'un rouge vineux, due à une congestion intense et quelquefois portée si loin, qu'une hémorrhagie se produit, et que l'on trouve de petites ecchymoses au centre des éléments éruptifs.

Le malade ressent au niveau des parties affectées des picotements et des élancements, et rarement un prurit franc.

Les arthritides occupent les parties découvertes, les mains, les pieds, la face, les parties génitales, etc. ; sont limitées à quelques-unes de ces régions et n'ont pas de tendance à se généraliser. Lorsque, par hasard, cette généralisation a lieu, l'éruption est caractérisée par de petits placards, séparés les uns des autres par des intervalles de peau saine. On constate un défaut de symétrie dans l'éruption qui occupe pendant un certain temps une seule main, un seul côté de la face, et ne s'étend aux autres parties que longtemps après.

Les arthritides sont en général caractérisées par l'existence de plusieurs lésions élémentaires : c'est ainsi qu'on observe des bulles et des vésicules d'eczéma dans le pemphigus, des pustules et de l'érythème dans l'acné rosea, etc.

Dans les arthritides humides, la sécrétion est peu abondante, quelquefois même presque nulle ; aussi les surfaces sont-elles sèches lorsque le malade ne les irrite pas par un traitement intempestif.

Les arthritides présentent des récidives fréquentes, et l'affection se reproduit sur les points qu'elle occupait primitivement ; mais, à un moment donné, elles disparaissent pour faire place à des affections d'une période plus avancée.

Enfin les arthritides ont été précédées ou sont accompagnées d'affections de même nature, et les parents du malade ont présenté, soit des affections cutanées, soit d'autres manifestations de nature arthritique.

M. Bazin divise les arthritides en trois sections :

1° Arthritides pseudo-exanthématiques ou primitives ;

2° Arthritides communes ou secondaires ;

3° Arthritides graves ou tardives.

1° ARTHRITIDES PRIMITIVES.

Cette première section comprend :

A. Des affections érythémateuses : érythème noueux ; érythème papulo-tuberculeux avec ses deux variétés ; érythème marginé et érythème circiné ; urticaire hémorrhagique ;

B. Des affections vésiculeuses : herpès circiné arthritique, hydroa vésiculeux ;

C. Une affection squameuse : pityriasis rubra aigu.

Ces arthritides primitives présentent les caractères suivants :

Elles se montrent dans l'enfance ou la jeunesse ; apparaissent principalement au printemps, revêtent une marche aiguë ou subaiguë, présentent souvent dans leur durée une légère augmentation de la fibrine du sang ;

Elles occupent de préférence le dos des mains et des poignets, les genoux, le cou, les joues, et même la muqueuse buccale ;

Elles sont résolutives et disparaissent spontanément ;

Elles présentent une coloration rouge, vineuse, framboisée, due à une congestion intense de la peau, avec tendance à l'hémorrhagie.

2° ARTHRITIDES SECONDAIRES.

Elles apparaissent après les éruptions pseudo-exanthématiques et avant les arthritides tardives, se rapprochant des premières par leur bénignité relative, et des secondes par leur marche chronique et leurs récidives fréquentes.

Cette section comprend :

A. Des affections érythémateuses : couperose, intertrigo ;

B. Des affections pustuleuses : acné, sycosis ou mentagre ;

C. Des affections vésiculeuses : eczéma circonscrit, herpes successif et chronique, hydroa vacciniforme ;

D. Des affections squameuses : pityriasis, psoriasis ;

E. Des affections papuleuses : prurigo, lichen.

Ces affections présentent les caractères communs suivants :

Elles apparaissent dans l'âge adulte et à la seconde période de l'arthritis, pendant l'été plutôt qu'au printemps, et sont influencées par l'âge critique, la vie sédentaire.

Elles ont pour siége spécial : la paume des mains, la plante des pieds, les parties sexuelles, la face, et, en général, les parties couvertes de poils ;

Elles ont une marche chronique, récidivent facilement, et quelquefois périodiquement ; affectent longtemps dans leurs récidives le même siége, laissent quelquefois des cicatrices (acné, hidrosadénite) ;

Elles sont remarquables par la prédominance de l'élément congestif, l'existence de picotements et de fourmillements, leur l'alternance avec des affections articulaires, enfin elles guérissent sous l'influence des alcalins, aidés de moyens locaux.

3° ARTHRITIDES TARDIVES ET GRAVES.

Elles comprennent :

Une affection érythémateuse : cnidosis ou urticaire chronique ;

Une affection vésiculeuse : eczéma nummulaire ou suintant généralisé ;

Des affections bulleuses : hydroa bulleux, pemphigus chronique ;

Des affections phlegmoneuses : éruptions ecthymato-furonculaires, hidrosadénite.

Ces éruptions apparaissent le plus souvent dans les deux dernières périodes de l'arthritis, mais peuvent naître dans les autres périodes ; de là le nom d'arthritides irrégulières ou tardives qu'on leur a donné ; elles sont mobiles, ont de la tendance à se généraliser et à devenir alors permanentes ; représentent souvent une forme fixe et grave de l'arthritis (arthritides graves) ; sont chroniques, tenaces, difficiles à guérir.

D'ailleurs, il est difficile d'assigner des caractères communs aux diverses affections de cette troisième section, parce que chacune d'elles a sa physionomie propre.

(B) Caractères propres des arthritides.

1° Arthritides pseudo-exanthématiques.

Nous avons dit que ces arthritides étaient érythémateuses, vésiculeuses ou squameuses.

(a) *Arthritides pseudo-exanthématiques érythémateuses.*

Érythème noueux. — Cette variété d'érythème est précédée ordinairement pendant plusieurs jours par un malaise général, de l'anorexie, de la céphalalgie, un mouvement fébrile plus ou moins intense, des picotements sur les parties qui doivent être le siége de l'affection, et souvent aussi des douleurs dans les articulations et la continuité des membres qui persistent quelquefois après l'apparition de l'érythème.

Alors se dessinent sur les membres, et particulièrement sur la partie antérieure des jambes et le pourtour des genoux, siéges habituels de cette affection, des taches rouges, douloureuses à la pression, plus ou moins régulièrement ovales, dont le plus grand diamètre, parallèle à l'axe des membres, varie de quelques millimètres à 4 ou 5 centimètres, offrant à leur centre une saillie du volume d'un pois, d'une noisette et même d'une petite noix, et qui donne au doigt que l'on promène des parties saines sur les parties malades, la sensation d'une véritable nodosité enchâssée dans le tissu cellulaire sous-cutané. La coloration des surfaces malades passe successivement du rouge au rouge foncé, violacé, et bientôt fait place à une teinte ecchymotique bleuâtre et verdâtre, indice de l'infiltration sanguine qui s'est produite dans le tissu cellulaire sous-cutané. A ce moment, enfin, existe souvent une fluctuation obscure, due au ramollissement de la tumeur érythémateuse, mais jamais on n'observe de suppuration ou d'ulcération.

Plus fréquente chez l'homme que chez la femme, cette affection se développe principalement chez les individus doués d'un tempérament sanguin, et sous l'influence du froid humide, de fatigues, d'écarts de régime, coexiste souvent avec le rhumatisme, ainsi que le démontrent les observations de MM. Bouillaud, Rayer, Schœnlein et Bazin, et enfin est accompagnée d'une augmentation de la fibrine du sang.

Diagnostic. — Devant indiquer plus loin les caractères différentiels de l'érythème induré, nous ne les énumérerons pas ici. (V. *Scrofulides.*)

Dans l'urticaire simple, les plaques ortiées, rosées à la périphérie, sont décolorées au centre, n'existent à la surface des téguments que pendant un certain temps de la journée, et enfin déterminent un prurit intense, tandis que l'érythème noueux est permanent, présente une coloration foncée, puis bleuâtre et jaunâtre; une induration centrale, enchâssée dans le tissu cellulaire, est douloureux à la pression et n'occasionne que de faibles démangeaisons. Dans l'urticaire tubéreuse, la saillie est superficielle, intermittente, ne présente pas la teinte ecchymotique de l'érythème noueux, et persiste pendant plusieurs années.

L'érythème produit par les piqûres de punaises est disséminé sur toute la surface du corps, et caractérisée par des saillies oblongues et rosées, superficielles, présentant à leur centre les stigmates de la piqûre, et ne donnant pas au doigt la sensation d'une induration s'enfonçant dans le tissu cellulaire.

L'érythème noueux a pour élément primitif une tache, et constitue une espèce du genre érythème.

Pronostic. — Considéré en lui-même, l'érythème noueux n'est pas grave puisqu'il disparaît spontanément en peu de temps; mais si l'on envisage que l'existence de cette affection indique que le malade est sous l'influence de l'arthritis, maladie constitutionnelle qui peut donner lieu ultérieurement à d'autres manifestations, alors on devra porter un pronostic plus sérieux, au moins quant à ce qui concerne l'avenir.

Traitement. — Quelques purgatifs, une diète légère, des bains amidonnés suffisent pour amener la guérison; rarement il est nécessaire de pratiquer une saignée.

Érythème papulo-tuberculeux. — Le début est généralement brusque, et les seuls phénomènes que l'on constate avant l'apparition de la rougeur des téguments, consistent dans l'existence de picotements à la surface des parties qui doivent être le siége de l'éruption, dans un peu d'anorexie, un léger malaise, etc.

L'éruption est caractérisée par de petites plaques saillantes, nettement circonscrites, offrant des bords plus ou moins festonnés, et relevés au-dessus des parties environnantes, circulaires ou plus ou moins ovalaires, d'un rouge foncé, vineux et même violacé, siéges quelquefois d'une congestion si intense qu'il se produit des hémorrhagies intra-dermiques.

Dans certaines de ces plaques le centre est sain et légèrement déprimé; dans certaines autres on observe au centre, ou sur les bords, de petites saillies irrégulières, arrondies à leur sommet, et formant de *grosses papules*, ou même de véritables *indurations tuberculeuses*. Autour de ces plaques existent souvent des taches dépassant rarement la largeur d'une pièce de 50 centimes, et saillantes en forme de *papules*.

On voit donc que l'érythème papulo-tuberculeux est caractérisé par la réunion de plusieurs éléments éruptifs, et qu'il répond aux érythèmes *simple, papuleux* et *tuberculeux*; il répond aussi aux *érythèmes circiné* et *marginé*, caractérisés, le premier, par des cercles rouges plus ou moins étendus, et dont le centre est sain, et le second, par des taches rouges ou violacées, que circonscrivent nettement des bords relevés au-dessus des parties environnantes.

L'érythème papulo-tuberculeux est quelquefois accompagné de coryza aigu, de bronchite catarrhale, de conjonctivite, d'ecchymose sous-conjonctivale, d'une éruption sur la muqueuse buccale, de petites vésicules qui se rompent et laissent après leur rupture de petites ulcérations arrondies, superficielles et entourées d'une rougeur érythémateuse.

L'érythème papulo-tuberculeux a pour siége d'élection le dos des mains et des avant-bras, la partie antérieure des genoux, le nez, les joues, les lèvres et les paupières; il est souvent accompagné de douleurs dans les membres et dans les articulations, et le sang des individus qui en sont affectés présente une augmentation de la fibrine.

La marche de cette affection est aiguë ou subaiguë; aussi, les phénomènes éruptifs ont-ils généralement disparu au bout de quinze à vingt jours, où ne reste-t-il alors qu'une teinte ecchymotique, témoignant de la congestion intense et de l'hémorrhagie qui ont eu lieu au niveau des taches.

Étiologie. — L'érythème noueux et l'érythème papulo-tuberculeux naissent sous l'influence du froid, et surtout du froid humide, par suite de fatigues, d'écarts de régime, d'excès alcooliques (É. noueux), d'irrégularités de la menstruation (É. papulo-tuberculeux). L'influence du printemps sur le développement de ces deux arthritides est incontestable.

Pronostic et traitement. — Je n'ai rien à ajouter à ce que j'ai dit relativement au pronostic et au traitement de l'érythème.

Urticaire hémorrhagique. — Le genre urticaire présente deux espèces qui se rattachent à l'arthritis; ce sont : l'*urticaire hémorrhagique*, affection pseudo-exanthématique, et le *cnidosis*, ou *urticaire chronique*, arthritide irrégulière.

Symptomatologie. — Après un ou deux jours de prodromes, consistant dans de la fièvre, de la lassitude, de la céphalalgie, des troubles digestifs, du prurit, etc., apparaissent sur les membres, le tronc, la face, des papules ortiées, ordinairement circulaires, de quelques millimètres à 2 centimètres de diamètre, entourées d'une auréole rouge et quelquefois violacée, présentant à leur centre, en général décoloré, une tache noirâtre, constituée par une hémorrhagie capillaire, phénomène qui a fait donner à cette variété d'urticaire le nom d'hémorrhagique, et accompagnées de démangeaisons assez vives.

L'éruption est discrète ou confluente; dans ce dernier cas, les papules se réunissent, et on observe alors de larges plaques nuancées de rouge et de petits points ecchymotiques.

Chaque papule a une durée assez longue, et persiste deux à trois septénaires; de là le nom de *urticaria perstans* donné aussi à cette espèce d'urticaire; la marche intermittente des papules ne s'observe pas dans l'urticaire hémorrhagique : les papules s'effacent peu à peu, laissent à leur place des taches ecchymotiques, lentes à disparaître, et sont remplacées par d'autres papules.

Étiologie. — L'urticaire hémorrhagique naît surtout dans l'adolescence et dans l'âge adulte, chez les personnes du sexe masculin, et chez celles qui sont douées d'un tempérament sanguin. Le froid a une influence incontestable sur son apparition.

Diagnostic. — Nous avons indiqué les caractères distinctifs du genre urticaire (page 42). Le diagnostic de l'espèce urticaire hémorrhagique est très-facile, si l'on se fonde sur l'injection intense de la base, le point central ecchymotique et la durée de chaque papule.

La nature arthritique de cette affection est indiquée, selon M. Bazin, par l'influence du froid sur l'apparition des plaques ortiées, par la congestion intense et l'hémorrhagie de la peau qui les accompagnent, par l'augmentation de la fibrine du sang qu'on retrouve ici comme dans les autres arthritides pseudo-exanthématiques; et enfin par les relations que présente cette espèce d'urticaire avec d'autres affections de nature évidemment arthritique, telles que les érythèmes que nous avons étudiés et le rhumatisme.

Pronostic. — Il n'offre aucune gravité, l'urticaire hémorrhagique guérissant spontanément en deux ou trois septénaires ; mais cette affection récidive assez souvent et indique l'existence d'une maladie constitutionnelle : l'arthritis.

Traitement. — On conseillera des lotions émollientes et tièdes, avec les décoctions de guimauve, de graine de lin ou de pavot ; un régime doux, un purgatif salin, ou une petite saignée si le sujet est sanguin.

(b). *Arthritides pseudo-exanthématiques vésiculeuses.*

Herpès circiné. — On désigne ainsi une espèce du genre herpès, caractérisée par une éruption de vésicules disposées en cercles sur une surface enflammée, cercles quelquefois accolés, le plus souvent séparés les uns des autres par des intervalles de peau saine.

Symptomatologie. — Après un ou deux jours de malaise général, de fièvre, d'anorexie, d'une sensation de picotements et d'élancements sur tous les points qui doivent être affectés, apparaissent sur le tronc, et principalement la partie antérieure de la poitrine, sur le cou, des cercles rouges de la largeur d'une pièce de 1 franc à celle d'une pièce de 5 francs, séparés les uns des autres ou se touchant par leur circonférence, cercles qui présentent bientôt des vésicules de la grosseur d'une tête d'épingle, dont la durée ne dépasse pas vingt-quatre à quarante-huit heures, et laissant à leur place des lamelles fines et d'un gris blanchâtre, stigmates de l'existence antécédente des vésicules ; pendant que cette desquamation se produit, un autre cercle de vésicules naît à la circonférence, de sorte qu'à la période d'état on constate une première zone rouge surmontée de vésicules, en dedans une seconde zone plus large et siége d'une desquamation constituée par des lamelles fines, enfin une partie centrale saine, si ce n'est lorsque des cercles se coupent mutuellement.

Le malade éprouve des picotements légers, qui augmentent sous l'influence de la chaleur du lit; enfin, l'affection n'est accompagnée d'aucun suintement, le liquide des vésicules se résorbant en partie et se transformant en squames légères.

Un septénaire après le début de ces phénomènes, on ne constate plus que l'existence de squames légères, grisâtres, reposant sur une surface érythémateuse qui pâlit également de plus en plus.

Plus tard encore les squames tombent, la rougeur s'efface complétement, et la peau reprend peu à peu sa coloration normale.

Étiologie. — Les causes de l'herpès circiné arthritique sont celles des arthritides aiguës.

Diagnostic. — L'herpès circiné arthritique peut être confondu avec l'herpès circiné parasitaire : mais cette dernière affection siége au niveau des parties velues, à la face en général, au dos des mains où elle est transmise par contagion ; est caractérisée et par des cercles complets et par des arcs de cercle concentriques, revêtus de squames fines, argentées ; a une marche essentiellement chronique ; est accompagnée de l'engaînement des poils par la poussière champignonneuse, ou plus tard par des tubercules de sycosis, etc. Enfin, si l'on examine au microscope les squames argentées qui recouvrent les cercles ou les arcs de cercle, on constate l'existence des spores du trichophyton.

Pronostic et traitement. — L'affection cutanée n'est pas sérieuse et guérit spontanément en quelques jours, mais traduit une maladie constitutionnelle : l'arthritis. Il suffit de conseiller de saupoudrer les parties malades de poudre d'amidon, de prendre de légers purgatifs, des boissons acidulées et diurétiques, et au déclin de l'affection quelques bains amidonnés ou légèrement alcalins.

Hydroa vésiculeux. — Nous transcrivons ici le chapitre sur l'hydroa que nous avons publié dans le premier volume des leçons sur les affections génériques de la peau. Sous le nom d'hydroa, on désigne une affection analogue à l'herpès phlycténode de Willan, caractérisée par des vésicules ou de petites bulles qui se montrent par groupes placés à des intervalles plus ou moins éloignés. Cette affection se présente exclusivement chez les sujets arthritiques, et constitue une affection propre.

M. Bazin distingue trois variétés d'hydroa : l'hydroa vésiculeux, l'hydroa vacciniforme confondu avec l'aphthe chronique (olophlyctide chronique d'Alibert) ; l'hydroa bulleux (pemphigus à petites bulles).

Première variété. — L'hydroa vésiculeux est une affection qui a été confondue généralement par les auteurs avec l'érythema papulatum.

Siége. — L'hydroa vésiculeux se développe sur les téguments cutanés et muqueux. A la peau, il existe ordinairement sur les parties découvertes; nous l'avons vu à la face dorsale des mains et des poignets, à la partie antérieure des genoux. Dans la plupart des cas, la muqueuse buccale a été affectée; l'éruption occupe de préférence la lèvre inférieure et la face interne des joues. Cependant, sur un malade, la base de la luette était entourée par un cercle de vésicules. La conjonctive peut être aussi le siége des éruptions que nous étudions.

Symptômes. — L'affection est quelquefois précédée de malaise, d'anorexie et d'un léger mouvement fébrile; mais ces phénomènes prodromiques peuvent manquer, ou être si peu marqués, que l'attention du malade est d'abord attirée par le développement des vésicules.

L'éruption apparaît en premier lieu sur le dos des mains et sur les genoux; elle ne se montre habituellement sur la muqueuse buccale que vers le deuxième ou troisième jour. Toutefois, chez un malade, M. Bazin observa, comme signe prodromique, une légère angine produite par une éruption vésiculeuse de l'isthme du gosier.

Quel que soit le siége de l'éruption, elle présente les caractères suivants : on aperçoit d'abord des taches d'un rouge foncé, petites, arrondies, un peu saillantes et à bords nettement limités. Ces taches ont des dimensions qui varient depuis la largeur d'une lentille jusqu'à celle d'une pièce de

20 centimes; elles sont quelquefois entourées d'une auréole rosée; elles présentent bientôt à leur centre une petite vésicule remplie d'un liquide jaunâtre et transparent. Cette vésicule naît le jour qui suit l'apparition de la tache rouge; elle se dessèche rapidement au centre qui est occupé par une petite croûte noirâtre, tandis que le liquide est résorbé à la circonférence. Ces phénomènes s'accomplissent vers le deuxième ou le troisième jour de l'éruption.

A cette époque, l'affection prend un aspect particulier : on voit de petits disques rouges supportant à leur centre une croûte noirâtre et entourée d'un liséré blanchâtre, légèrement saillant. Ce liséré est formé par l'épiderme macéré qui, après la résorption partielle du liquide contenu dans la vésicule, est appliqué imparfaitement sur le derme. Au bout de quelques jours, la coloration de la petite tache disparaît, la croûte centrale tombe en laissant une macule violacée qui s'efface lentement. Assez souvent, un cercle de vésicules, reposant sur une surface rouge, se produit au pourtour de la vésicule centrale, subit la même évolution que cette dernière, et est suivie quelquefois d'une troisième poussée de vésicules; de là résultent des nuances concentriques de coloration qui ont fait donner à cette affection le nom d'*herpès iris*. Dans d'autres cas, l'affection suit une marche différente : on aperçoit d'abord une petite vésicule arrondie, et bientôt autour d'elle une auréole rouge, au niveau de laquelle l'épiderme est soulevé par un liquide transparent qui se résorbe, tandis que celui qui occupait la partie centrale se concrète en une croûte brunâtre.

Enfin, il peut arriver, surtout dans les temps froids, que le fluide exhalé dans la vésicule se résorbe promptement. Il n'y aura dès lors qu'une petite macule blanchâtre ou jaunâtre, placée au centre d'un disque rouge et formée par de l'épiderme décollé. C'est dans ce cas que l'affection a pu être confondue avec l'érythema papulatum.

Sur les muqueuses, les vésicules sont blanchâtres et entourées d'une auréole violacée; les croûtes se détachent plus promptement.

Les disques rouges et vésiculeux sont plus ou moins nombreux. Ils sont séparés habituellement par des parties de peau saine ; quelquefois ils sont disposés par groupes de deux ou trois et se touchent par leur circonférence. Ils n'apparaissent pas tous simultanément, mais par poussées successives pendant plusieurs jours. Les parties affectées présentent à peine quelques démangeaisons. Les phénomènes fébriles, qui existent rarement au début, cessent dès que l'éruption se développe.

L'affection se montre successivement sur les genoux et sur le dos des mains, puis sur la muqueuse buccale, et en particulier sur la face interne de la lèvre inférieure. Dans un cas, ainsi que nous l'avons dit, on voyait une couronne de vésicules à la base de la luette.

Durée et terminaison. — La durée de l'hydroa vésiculeux est de deux à quatre septenaires ; chaque élément éruptif pris en particulier parcourt son évolution en quatre ou cinq jours. L'affection ne se prolonge pendant plusieurs semaines que par l'existence des poussées vésiculeuses. La récidive peut avoir lieu ; nous l'avons observée à différentes reprises.

Étiologie. — L'hydroa se montre dans les deux sexes, mais plus souvent dans le sexe masculin ; il se développe chez les adultes vers l'âge de 20 à 30 ans ; est plus fréquent au printemps et à l'automne ; se manifeste chez des sujets qui avaient présenté ou présentent encore des symptômes d'arthritis.

Diagnostic. — Il est facile de reconnaître l'hydroa vésiculeux par les caractères que nous venons de donner. Cependant, cette affection a été confondue et pourrait l'être encore avec l'érythème papuleux et l'herpès.

Dans l'érythème papuleux, on observe parfois une vésicule sur le sommet de quelques-unes des saillies rouges qui constituent l'éruption. Mais dans cette affection, la vésicule n'est qu'un symptôme accessoire ; elle ne présente pas l'évolution de la vésicule de l'hydroa que nous avons décrite avec beaucoup de soin.

L'herpès est caractérisé par des vésicules groupées sur une base enflammée ; il est souvent accompagné de symptômes généraux. Dans l'hydroa, chaque vésicule repose sur une petite tache violacée et parfaitement distincte ; les symptômes généraux font défaut le plus ordinairement.

Nature. — L'hydroa vésiculeux est une affection essentiellement arthritique ; du moins l'avons-nous toujours rencontré chez les sujets arthritiques ; il a présenté constamment des rapports évidents avec des manifestations de l'arthritis.

Pronostic. — Cette affection n'a aucune gravité ; elle disparaît spontanément au bout de quatre ou cinq semaines. On sait qu'elle est sujette à récidiver.

Traitement. — On devra se borner à prescrire des bains alcalins et à employer des moyens hygiéniques : on recommandera aussi le repos, un régime doux et des boissons diurétiques.

(C) *Arthritide pseudo-exanthématique squameuse.*

Pityriasis rubra aigu. — L'arthritis détermine deux espèces de pityriasis, l'une pseudo-exanthémathique, *pityriasis rubra aigu disséminé*, l'autre chronique, *pityriasis circonscrit.* Nous ne devons étudier en ce moment que le *pityriasis rubra aigu, maculé et circiné.*

Définition. — Le pityriasis pseudo-exanthématique arthritique est caractérisé par des taches rouges, petites, mais se réunissant quelquefois et formant alors de larges plaques ; taches couvertes de squames furfuracées blanchâtres et disparaissant spontanément dans l'espace de deux à quatre septénaires.

Symptomatologie. — Après quelques jours de prodromes apparaît une éruption qui se présente sous deux aspects : tantôt, en effet, elle est caractérisée par des taches petites, arrondies et à bords sinueux, disséminées sur toute la surface du corps, présentant une teinte rosée, et sièges d'une desquamation plus ou moins abondante : *pytyriasis maculata ;* tantôt elle est constituée par des taches rouges, se réunissant pour former des cercles plus ou moins complets, ressemblant à ceux de l'herpès circiné et au niveau desquels se fait une desquamation furfuracée : *pityriasis circinata*.

Dans l'une et l'autre de ces variétés existent des démangeaisons, quelquefois assez intenses pour forcer le malade à se gratter ; on peut voir alors apparaître des placards eczémateux.

Cette affection siége ordinairement sur la face, le cuir chevelu et le tronc, quelquefois aussi sur les membres, notamment sur les avant-bras et la partie inférieure des jambes.

Marche, durée et terminaison. — Le pityriasis rubra disparaît quelquefois dans l'espace de dix ou quinze jours, ou se continue pendant quatre et cinq septénaires par des éruptions successives, mais se termine toujours par résolution, et ne passe jamais à l'état chronique.

Étiologie. — Il constitue une affection du jeune âge survenant sous l'influence du froid, des écarts de régime et de la suppression de la transpiration. L'influence printanière peut aussi contribuer à la production de l'affection cutanée.

Diagnostic. — Nous avons déjà indiqué les caractères différentiels du genre pityriasis ; nous ajouterons seulement que le pityriasis rubra pseudo-exanthématique se distingue du pityriasis rubra arthritique par l'existence de plaques d'un rouge vif, foliacées, lamelleuses, jamais circinées.

Pronostic et traitement. — Le pronostic n'est pas grave, puisque l'affection disparaît spontanément. On hâtera la guérison à l'aide de tisanes rafraîchissantes, de bains émollients, de légers purgatifs, etc.

2° ARTHRITIDES VULGAIRES.

Cette section comprend cinq groupes renfermant eux-mêmes des genres distincts ; ce sont : les arthritides érythémateuses, pustuleuses, vésiculeuses, squameuses et papuleuses.

a. *Arthritides érythémateuses ou couperosiques.*

Acné rosée ou couperose arthritique. — On désigne sous ce nom une affection caractérisée par de petites éminences papulo-pustuleuses, à base rouge et à sommet purulent; et par une rougeur érythémateuse accompagnée de dilatation des capillaires de la peau.

Symptomatologie. — La couperose arthritique occupe principalement le nez, les joues, le menton, quelquefois même la partie antérieure de la poitrine. Elle est caractérisée par des taches rosées ou rouges qui disparaissent sous la pression du doigt, sont d'abord passagères et ne surviennent qu'à certains moments, sous l'influence de véritables poussées congestives d'une partie ou de presque tout le visage, poussées accompagnées de tuméfaction et de sensation de chaleur, de pesanteur, etc.

A un moment donné, la rougeur devient habituelle et permanente en certains points, et surtout au nez. Elle est alors principalement constituée par des vaisseaux capillaires dilatés et flexueux, augmente après les repas et l'exposition à la chaleur. Alors aussi on constate, en général, l'existence de saillies papuleuses ou papulo-tuberculeuses, qui ne tardent pas à se convertir en pustules, et sont dues à l'inflammation des glandes sébacées. La dilatation des capillaires existe non-seulement au niveau des taches de couperose, mais aussi à leur circonférence.

Si l'affection continue, la peau s'épaissit, s'indure et se couvre de tubercules rugueux qui atteignent quelquefois le volume d'une noisette et coexistent avec les papulo-pustules précédemment décrites.

Les régions affectées sont le siége de picotements, d'élancements, ou d'une sensation de cuisson et de chaleur.

Marche, durée. La couperose a une marche chronique, offre quelquefois des rémissions, mais passagères, et en définitive ne guérit que rarement et fait le désespoir du médecin et du malade.

Étiologie.— Cette affection apparaît habituellement à l'âge de 30 ou 40 ans, vers l'âge critique, et est rare dans l'adolescence.

L'exposition de la face à la chaleur, l'usage de lotions irritantes sur la figure, les excès de table, etc., jouent seulement le rôle de causes occasionnelles, et ne font qu'éveiller l'arthritis.

Diagnostic. — La couperose arthritique doit être différenciée de la couperose scrofuleuse et de la couperose alcoolique. La couperose scrofuleuse est caractérisée par une rougeur érythémateuse moins vive ; ne présente pas, à la circonférence de la plaque, des capillaires dilatés, et les pustules qui naissent sur les taches couperosiques sont plus rares, mais plus volumineuses et plus purulentes; enfin, il n'existe qu'un prurit modéré.

La couperose alcoolique est difficile à différencier de la couperose arthritique, et pour la reconnaître il faut s'informer si le malade a fait ou non abus des alcooliques; s'il existe ou s'il a existé des manifestations arthritiques, telles que de l'eczéma, des douleurs rhumatismales, des angines, des gastralgies, des migraines.

Pronostic. — Il est sérieux, parce que l'affection siége ordinairement au visage et constitue une difformité désagréable et surtout parce que nous n'obtenons que bien rarement une guérison définitive.

Traitement. — Après avoir recommandé au malade d'éloigner les causes qui ont déterminé l'apparition de l'affection, on conseillera un régime doux, des badigeonnages des parties malades avec de l'huile de cade, avec une solution alcoolique d'acide phénique (acide 1 partie, alcool 9 parties). M. Bazin n'a pas obtenu de succès avec les pommades au biiodure ou à l'iodo-chlorure de mercure, et n'emploie qu'exceptionnellement l'huile de noix d'acajou ou la teinture d'iode. Enfin on ordonnera aussi des douches alcalines ou sulfureuses et surtout des douches pulvérisées.

Mais avant tout il faut instituer un traitement interne et prescrire des tisanes amères, un verre d'eau de Sedlitz, de Pulna, de Friedrichshall tous les deux ou trois jours; le sirop alcalin, et les eaux de Vals, de Vichy, d'Ems.

Intertrigo arthritique. — L'intertrigo arthritique est caractérisé par une rougeur érythémateuse, sur laquelle naissent ordinairement des pustules acnéiques ou furonculaires et qui s'étendent en largeur par un bourrelet analogue à celui de l'herpès circiné.

Symptomatologie. — L'intertrigo siége dans toutes les régions où les surfaces cutanées sont adossées et constitue ordinairement une simple affection artificielle, due au contact de la sueur. Mais si le malade est arthritique, l'éruption érythémateuse, d'abord artificielle, devient une manifestation de la maladie constitutionnelle, qui s'en empare et lui imprime des caractères spéciaux : la rougeur est plus intense, s'étend au delà des parties adossées, par un bourrelet légèrement saillant et se couvre de pustules, de furoncles et d'hidrosadénites, résultats de la propagation de l'inflammation aux bulbes pileux et aux glandes sébacées.

Les surfaces malades sont souvent recouvertes d'une sueur abondante et nauséabonde et sont le siége de démangeaisons, de picotements ou d'élancements.

L'intertrigo arthritique persiste ordinairement des mois et des années, et récidive avec une grande facilité.

Etiologie. — La cause occasionnelle est habituellement le contact de la sueur altérée, aussi, observe-t-on cette affection chez les personnes qui transpirent abondamment; mais la sueur ne fait qu'éveiller la maladie constitutionnelle qui entretient et prolonge l'éruption.

Diagnostic. — L'intertrigo arthritique se distingue de l'intertrigo artificiel par l'existence d'une rougeur plus intense, s'étendant au delà des parties adossées, présentant un bourrelet circonférentiel et recouverte de pustules; par la coïncidence d'affections arthritiques, telles que dyspepsie, acné, etc.

Pronostic. — L'intertrigo est sérieux à cause de sa longue durée et de ses récidives; parce que s'il siége à la partie interne des cuisses ou aux aisselles, les mouvements sont difficiles; parce que s'il existe à la vulve et au vagin, il est accompagné de démangeaisons pénibles et tenaces qui peuvent altérer les fonctions digestives et déterminer des troubles intellectuels.

Traitement. — En outre du traitement local que nous avons

indiqué à l'article *Intertrigo artificiel*, page 146, il faut conseiller le sirop alcalin ou les eaux minérales alcalines.

(B) *Arthritides pustuleuses.*

Ce groupe comprend l'acné et le sycosis.

Acné arthritique. — Trois variétés d'acné se rattachent à l'arthritis, ce sont : l'A. miliaire, l'A. pilaris et l'A. indurata.

1° *Acné miliaire.* — Elle est caractérisée par des pustules très-petites, acuminées, entourées d'une auréole rouge et rosée, et constituées par un mélange de matière sébacée, de lymphe plastique et de sérosité purulente.

Les pustules d'acné miliaire occupent le front, les tempes, le nez, le menton, souvent aussi la région dorsale; quelquefois enfin elles sont disséminées sur toute la surface du corps. Ces pustules se réunissent et forment des arcs de cercle, des ellipses, etc., reposent sur une surface rouge et sont accompagnées de pustules d'acné indurata.

L'acné miliaire arthritique peut être confondu avec l'acné miliaire syphilitique. Selon M. Bazin, les deux affections sont caractérisées par des pustules traversées par un poil et entourées d'une auréole d'un rouge vif, etc., et souvent la teinte cuivrée n'existe pas dans la syphilide miliaire. Pendant les deux premières périodes, le diagnostic ne peut s'appuyer que sur les antécédents; plus tard, on pourra s'appuyer sur les cicatrices. L'acné syphilitique offre des cicatrices arrondies, déprimées, cuivrées, et qui blanchissent du centre à la circonférence; au contraire l'acné arthritique donne lieu à des cicatrices plissées et non cuivrées.

L'acné miliaire ayant lieu par poussées successives, on pourra souvent tirer parti de l'existence des cicatrices résultant de l'évolution des pustules antécédentes.

2° *Acné pilaris.* — Elle est caractérisée par des éléments papuleux à la base, pustuleux au sommet, ombiliqués et traversés par un poil; le liquide de la pustule se dessèche rapidement et se concrète en une croûte jaune reposant alors sur une saillie arrondie, rouge et indurée. Bientôt les poils tombent et il n'existe plus que des papules recouvertes de croûtes légèrement déprimées qui tombent à leur tour et laissent des cicatrices blanches et indélébiles. Cette affection est accompagnée de picotements ou de légères démangeaisons. Les pustules sont souvent réunies et disposées en demi-cercle, partant d'une tempe pour se rendre à l'autre, en suivant la racine des cheveux ; souvent aussi elles occupent simultanément les favoris et la barbe, et encadrent la plus grande partie du visage.

On peut observer aussi des plaques d'acné pilaris à la nuque, dans le cuir chevelu, aux lèvres, etc.

L'acné pilaris consiste dans l'inflammation des glandes sébacées, annexées au follicule pileux.

Diagnostic. — L'acné pilaris peut être confondu avec la syphilide pustulo-crustacée circonscrite, qui débute par de petites pustules acnéiques, occupant la face et le cuir chevelu ; mais dans la syphilide, les pustules n'ont qu'une durée éphémère ; à leur place existent des croûtes noirâtres et plus larges, entourées d'une aréole cuivrée, enfin après la chute des croûtes, on observe des cicatrices offrant une teinte cuivrée et lisse.

3° *Acné indurata.* — Elle est caractérisée pas des éléments papuleux, rouges à la base et purulents au sommet, isolées, mais quelquefois confluents, et constituant alors de petits groupes. Le sommet de ces papulo-pustules s'ouvre bientôt, et par la pression on peut faire sortir une matière analogue au bourbillon du furoncle et constituée par la glande sébacée détruite.

L'acné indurata consiste dans l'inflammation des glandes sébacées, inflammation qui se propage au tissu cellulaire ambiant et n'arrive que lentement à la suppuration.

L'acné indurata arthritique occupe le dos, la partie postérieure des épaules, la partie interne des cuisses, et se montre alors sous la forme de plaques.

Diagnostic. — L'acné indurata scrofuleuse se différencie de l'acné arthritique par les caractères suivants : elle occupe la face aussi bien que le dos, s'accompagne des autres variétés d'acné : acné punctata, pustuleuse, sébacée, etc. ; et d'affections éminemment scrofuleuses, telles que gourmes, ophthalmies.

Etiologie. — L'acné arthritique s'observe dans la jeunesse et l'âge adulte, au moment de la puberté, de l'âge critique, chez les individus doués d'un tempérament sanguin, etc.

Les irritants de toutes espèces, cosmétiques, vinaigres de toilette, etc. ; les excitants, tels que le café, les alcooliques, jouent le rôle de causes provocatrices de l'acné arthritique.

Traitement. — On prescrira les douches de vapeur ou d'eau sulfureuse, les douches d'eau pulvérisée, les applications d'huile de cade, d'une solution de chlorate de potasse, etc., et simultanément on ordonnera les alcalins et les purgatifs légers.

Sycosis ou mentagre arthritique. — Le sycosis est une affection caractérisée par l'inflammation des follicules pileux.

Symptomatologie. — Le sycosis arthritique occupe ordinairement la lèvre supérieure, parce que les arthritiques sont souvent affectés de coryza et que la lèvre supérieure est sans cesse irritée par le fluide nasal, mais on peut l'observer sur la lèvre inférieure, le menton, les joues.

Il est caractérisé par des papulo-pustules jaunâtres et acuminées dont la base est profonde, rouge et indurée, le sommet purulent, papulo-pustules dues à une inflammation limitée au follicule pileux, ne s'étendant pas au tissu cellulaire environnant et ne déterminant pas de nodosités enchâssées dans le tissu sous-cutané, telles que celles que l'on observe dans le sycosis parasitaire.

Le liquide de ces pustules se concrète en croûtes jaunes ou brunâtres, sèches et fragmentées ; quelquefois on observe une croûte unique et épaisse, reposant sur une plaque circonscrite et indurée ; cet état est dû à l'usage de topiques irritants sur les parties malades.

Si le sycosis persiste un certain temps, les poils s'altèrent, s'atrophient, deviennent jaunâtres et s'arrachent très-facilement parce qu'alors l'inflammation a gagné la papille pilifère.

Au niveau des surfaces affectées, le malade éprouve des picotements et des élancements.

Marche, durée, terminaison. — Le sycosis arthritique offre en général une intermittence remarquable, disparaît l'été pour revenir au commencement de l'automne ou de l'hiver suivant; mais à l'aide d'un traitement approprié, on peut obtenir sa guérison.

Etiologie. — Il s'observe, en général, chez les individus du sexe masculin, dans l'âge adulte et la vieillesse, au commencement de l'automne et de l'hiver.

Les irritants, tels que les pommades, les cosmétiques de mauvaise qualité, le fluide âcre du coryza, etc., jouent souvent le rôle de cause provocatrice et éveillent la maladie constitutionnelle, l'arthritis.

Diagnostic. — Nous avons établi le diagnostic du genre sycosis, il nous reste à indiquer les caractères différentiels du sycosis parasitaire et du sycosis arthritique.

Le sycosis parasitaire est précédé de cercles d'herpès circiné et de pityriasis alba, affections dont il est encore possible de constater les vestiges lors de l'existence des tubercules du sycosis; il est caractérisé par des nodosités disséminées dans la région du menton, s'enfonçant dans le tissu cellulaire sous-cutané, et au niveau desquelles les poils s'arrachent très-facilement, etc.

Au contraire, le sycosis arthritique est constitué par une plaque circonscrite, saillante, rouge, siégeant dans la gouttière sous-nasale ou au menton, due à une induration du derme, et couverte de croûtes sèches, fragmentées, ou de pustules jaunâtres et à base rouge et papuleuse. Si l'affection est récente, les poils s'arrachent difficilement et sont sains; si, au contraire, elle est ancienne, ils s'arrachent facilement, sont atrophiés et jaunâtres; l'éruption enfin est accompagnée ou a été précédée de coryza, migraines et autres accidents arthritiques.

La syphilide pustuleuse ou tuberculeuse circonscrite diffère du sycosis parce que les éléments primitifs sont groupés en cercles ou demi-cercles, sont entourés d'une aréole cuivrée et traversés par des poils sains et persistants.

Pronostic.—Le sycosis arthritique est une affection sérieuse, non-seulement parce qu'il indique l'existence d'une maladie constitutionnelle, mais aussi parce qu'il est tenace et récidive facilement.

Traitement. — Au début on pourra obtenir la guérison à l'aide seul de pommades au turbith, au précipité rouge, de lotions alcalines ; mais à une époque ultérieure et s'il existe une inflammation vive des follicules, on conseillera les cataplasmes de fécule, les lotions émollientes, etc. Lorsque l'inflammation sera apaisée, on prescrira l'épilation, qui a pour but d'enlever une épine, en arrachant le poil, et l'huile de cade, agent substitutif.

On pourra aussi ordonner simultanément les bains et douches de vapeur, les bains alcalins.

Enfin, outre ce traitement local le malade suivra un traitement général consistant dans les amers, les purgatifs salins, et les alcalins.

(C) *Arthritides vésico-squameuses.*

Ce groupe comprend deux affections génériques, l'eczéma et l'herpès, et une affection propre, l'hydroa.

Eczéma arthritique circonscrit. — L'arthritis détermine trois formes d'eczéma : l'eczéma circonscrit, l'eczéma nummulaire et l'eczéma généralisé ; mais ces deux dernières formes se rattachent au groupe des arthritides irrégulières ; seul l'eczéma circonscrit appartient au groupe des arthritides vulgaires.

Symptomatologie. — L'eczema circonscrit arthritique offre trois variétés : E. circonscrit, E. orbiculaire et E. centrifuge.

E. circonscrit. — Il occupe les parties génitales, les mamelles, le dos des pieds et des mains, la face dorsale des avant-bras et la partie antérieure des jambes, plus rarement le front, la nuque, la partie antérieure de la poitrine ; siége seulement sur un des côtés du corps, ou s'il existe sur les parties droites et gauches, a débuté par l'une d'elles et ne s'est developpé sur l'autre que longtemps après. Il est caractérisé par des plaques arrondies, rouges, quelquefois même violacées, nettement circonscrites, de petites dimensions et dont le diamètre ne dépasse pas ordinairement celui d'une pièce de 5 francs, et est souvent plus petit, mais qui se réunissent quelquefois, et par cette réunion donnent lieu à des plaques plus grandes et couvrant toute l'étendue d'un membre.

A la surface de ces plaques ne se produit qu'un suintement peu abondant de liquide qui se concrète immédiatement en croutelles ou en squames, aussi les surfaces malades offrent-elles un aspect de sécheresse des plus remarquables. Quelquefois cependant, par suite de l'application de topiques irritants existent un suintement abondant et consécutivement des croûtes épaisses.

Au début, lorsque l'éruption éphémère des vésicules se produit, le malade éprouve des démangeaisons ; plus tard lorsqu'il n'existe qu'une surface légèrement suintante, il ne ressent que des picotements et des élancements.

Si l'eczéma circonscrit occupe la face dorsale des mains, il est remarquable par sa sécheresse et le fendillement de l'épiderme qu'il détermine ; s'il siége à la paume des mains et à la plante des pieds, l'épaisseur de l'épiderme empêche souvent la rupture des vésicules dont le liquide est résorbé, de sorte que l'épiderme se réapplique sur le derme ; de là des taches jaunes au niveau desquelles l'épiderme tombe et laisse à nu une membrane de nouvelle formation rouge ou violette. S'il existe sur les faces latérales des doigts, il est caractérisé par l'existence de 10, 15, 20 cercles rouges, recouverts bientôt de petites vésicules qui se rompent en ne donnant lieu à aucun suintement et sont limités par un liséré épidermique blanchâtre qui a fait suite à la rupture des vésicules. S'il siége à la partie sous-unguéale des doigts (E. unguinum), la sécrétion est peu abondante et se concrète en croûtes jaunâtres et ternes, s'accumulant sous la partie antérieure de l'ongle, la soulevant, la déviant et finissant par la faire tomber. Il peut exister un peu de rougeur autour de l'ongle et même de l'eczéma.

L'*eczéma orbiculaire* siége autour des orifices naturels, tels que la bouche, l'ombilic, l'anus, etc., présente les caractères que nous avons précédemment décrits et détermine des troubles fonctionnels en rapport avec la partie qu'il occupe : gène dans l'ouverture des lèvres à l'orifice buccal par exemple.

L'*eczéma centrifuge* est ainsi appelé parce qu'il se présente sous la forme de disques circulaires ou demi-circulaires plus ou moins étendus, dont la circonférence externe se continue insensiblement avec la peau normale et la circonférence interne, présente des bords déchiquetés, disques qui circonscrivent une surface saine et sont recouverts de petites croûtes ou de squames jaunâtres.

A côté de l'eczéma arthritique M. Bazin décrit une affection qu'il désigne sous le nom d'hidrosadénite ulcérative, affection occupant la paume des mains, la racine et la face palmaire des doigts, quelquefois les parties correspondantes des pieds, intéressant les glandes sudoripares et caractérisée par des exulcérations superficielles, continues entre elles, disposées circulairement ou en fer à cheval, naissant successivement, etc. Cette affection est tenace, récidive fréquemment et s'accompagne d'autres accidents.

Marche, durée, terminaison. — L'eczéma arthritique a une marche chronique, est sujet aux récidives, mais ne se généralise pas comme l'eczéma dartreux, et peut se transformer en pseudo-pityriasis ou pseudo-lichen.

En 1868, un malade du service de M. Bazin présentait, à la suite d'un eczéma unguium étendu aux doigts et au dos du pied, des végétations de la grosseur d'une noisette en moyenne, rougeâtres, peu sensibles au toucher, arrondies, se touchant par leurs côtés, et dont les bases reposaient sur une surface rouge, épaisse et comme lichénoïde. Le moule du pied de ce malade existe au musée de l'hôpital Saint-Louis.

Diagnostic. — L'eczéma circonscrit arthritique se différenciera facilement de l'eczéma scrofuleux, qui a pour siége ordinaire la face, la partie postérieure des oreilles, le cuir chevelu, est accompagné d'un suintement abondant de liquide qui se concrète en croûtes jaunâtres et épaisses, d'engorgements ganglionnaires, d'ophthalmies, ne détermine que peu de prurit, etc.

et de l'eczéma herpétique qui débute par le pli du coude et les jarrets, est caractérisé par des plaques larges, siéges d'un suintement abondant, de démangeaisons vives, ayant une grande tendance à s'étendre, etc.

Étiologie. — L'eczéma arthritique s'observe surtout chez l'adulte pléthorique et sanguin, à la suite d'écarts de régime, d'un usage prolongé d'alcooliques ou d'une nourriture excitante.

Pronostic. — Il présente une certaine gravité, parce que cette espèce d'eczéma siége sur les parties découvertes, et récidive facilement; mais cette gravité est tempérée par cette considération que l'eczéma circonscrit ne se généralise pas et disparaît même après un temps plus ou moins long.

Traitement. — Le traitement local consiste dans l'usage, au début, de cataplasmes de fécule, de poudre et de bains d'amidon, et plus tard dans l'emploi de pommades au calomel, au sulfate de fer; d'huile de cade mêlée à l'huile d'amandes douces, si les surfaces sont bien sèches et squameuses, et aussi de bains alcalins, de douches sulfureuses, de bains et de douches de vapeur. Le traitement interne consiste dans l'administration du sirop alcalin, d'eaux minérales, telles que celles de Royat, Vichy, Ems.

Herpès successif et chronique. — M. Bazin désigne sous ce nom une affection caractérisée par des vésicules d'herpès phlycténoïde, siégeant habituellement sur le prépuce et l'orifice vulvaire, plus rarement à l'orifice buccal, affection chronique et se perpétuant par des poussées successives.

Symptomatologie. — L'éruption est caractérisée par des vésicules réunies et formant de petits groupes plus ou moins isolés, occupant tantôt le bord libre muqueux des lèvres, les commissures et souvent la surface cutanée; tantôt la face muqueuse du prépuce, au niveau de la rainure de sa base, quelquefois le gland ou la peau du prépuce; enfin, la face interne ou externe des grandes lèvres, et même le col de l'utérus.

Les vésicules herpétiques sont remplies d'un liquide d'abord transparent, mais bientôt blanchâtre, se rompent vers le troisième ou quatrième jour, et donnent issue à un liquide qui se concrète en croûtes plus ou moins épaisses, au-dessous desquelles existent des exulcérations qui se cicatrisent bientôt et ne laissent aucune trace de leur existence; mais de nouvelles poussées se succèdent les unes aux autres, et prolongent ainsi l'affection des mois et des années. Au prépuce, à la vulve, il est difficile d'observer les vésicules, et le plus ordinairement on ne constate que l'existence de l'exulcération.

Diagnostic. — Nous avons indiqué les caractères distinctifs du genre herpès; le diagnostic de l'espèce d'herpès est facile à établir : les herpès artificiels ou symptomatiques d'une maladie fébrile surviennent, les premiers après l'action de substances irritantes, les seconds au décours de maladies dont ils constituent une crise; l'herpès idiopathique est caractérisé par l'existence d'un mouvement fébrile, par sa marche aiguë, l'absence de récidive, etc.

Pronostic. — L'herpès successif est tenace, récidive facilement, simule une affection syphilitique lorsqu'il siége aux parties génitales, et, à ces divers points de vue, constitue une affection sérieuse.

Traitement. — Le traitement local consiste dans des applications de charpie imbibée d'une solution légèrement astringente, telle que la solution d'alun, de tannin, d'eau blanche, et si l'affection persiste, dans de légères cautérisations avec le nitrate d'argent.

Comme traitement général, on prescrira le sirop alcalin, les eaux de Royat, de Vals, de Vichy.

Hydroa vacciniforme. — *Symptomatologie.* — Cette affection est caractérisée par des taches rouges, sur lesquelles naissent des vésicules transparentes, ombiliquées à dater du second jour de leur existence, et dont le liquide se trouble bientôt et se concrète ensuite en une croûte que l'on observe d'abord au centre et ensuite à la circonférence. Après la chute de cette croûte existe une cicatrice déprimée.

Quelquefois la sécrétion séro-purulente est abondante, et les croûtes sont épaisses, jaunâtres et semblables à celles de l'impétigo.

L'hydroa vacciniforme se prolonge par des poussées successives pendant plusieurs mois, quatre, cinq, six mois.

Les parties découvertes, le nez, les joues, les poignets, les mains, la muqueuse buccale, constituent des siéges d'élection.

Traitement. — M. Bazin recommande d'éviter les promenades au grand air, le séjour aux bords de la mer, et les transitions de température, et ordonne à l'intérieur le sirop alcalin et les eaux minérales alcalines; à l'extérieur, les douches sulfureuses faibles, les douches alcalines et pulvérisées.

(d). *Arthritides vulgaires squameuses.*

Elles comprennent deux genres : le *pityriasis* et le *psoriasis.*

a. *Pityriasis chronique et circonscrit.* — *Symptomatologie.* — Le pityriasis chronique arthritique est ordinairement circonscrit et s'observe sur les parties découvertes et velues : le cuir chevelu, la nuque, les sourcils, la barbe, la partie antérieure de la poitrine et les aisselles.

Symptomatologie. — Il est caractérisé par des placards rouges, au niveau desquels la peau a conservé sa coloration normale; lorsque les surfaces malades sont rouges, tantôt la rougeur est générale, tantôt elle se présente sous la forme de petits disques arrondis et entourant la base des poils. Les glandes pilifères forment une saillie plus considérable et sont recouvertes de squames minces formant autour des poils une gaîne épidermique, remontant plus ou moins haut sur la tige. Lorsque l'affection est ancienne, les poils sont secs, atrophiés, cassants, et tombent; la calvitie est d'abord temporaire, les cheveux repoussent; mais après un certain temps les altérations de la papille sont si considérables qu'elle devient définitive. Le malade ressent au niveau des surfaces malades des picotements et des élancements.

Sous le nom de *pityriasis acnéique,* M. Bazin décrit une affection caractérisée par des placards irréguliers, le plus souvent arrondis et nettement circonscrits, d'une coloration d'un rouge assez marquée, recouverts de quelques squames blanchâtres, et à la circonférence desquels on observe une série de véritables pustules acnéiques, siégeant à la base des poils, à sommet jaunâtre et acuminé, et qui les séparent nettement des parties saines.

Nous avons plusieurs fois observé cette variété de pityriasis arthritique, dans le service de M. Bazin; elle occupait une grande partie du dos où elle formait un large placard plus ou moins ovalaire et nettement circonscrit.

L'altération des follicules pileux est plus prononcée dans cette variété que dans la variété précédente.

Marche, durée. — Le pityriasis arthritique persiste des mois et même des années, récidive facilement et détermine souvent une calvitie temporaire et même permanente.

Étiologie. — Le sexe masculin, la jeunesse et l'âge adulte sont surtout sujets à cette affection, qui reconnaît pour causes provoquantes les pommades et les lotions irritantes, le contact de la sueur abondante, en général, chez les arthritiques.

Diagnostic. — Le pityriasis herpétique occupe de grandes surfaces, et les parties non velues aussi bien que les parties velues, ne détermine qu'exceptionnellement, et après une longue durée, la chute des cheveux.

Le pseudo-pityriasis scrofuleux a été précédé d'un eczéma qui était le siége d'une sécrétion plus ou moins abondante; les squames, d'ailleurs, sont plus épaisses, plus jaunâtres et offrent un certain degré d'humidité; il occupe non-seulement le cuir chevelu, mais la face postérieure des oreilles, ou le pavillon auriculaire, est accompagné d'autres accidents scrofuleux.

Traitement. — J'ai résumé en ces termes, dans le 1er volume des affections génériques de la peau, le traitement du pityriasis arthritique :

On ordonnera la tisane de saponaire ou de pensée sauvage, édulcorée avec le sirop de fumeterre ou d'orme pyramidal; matin et soir, une cuillerée à soupe de sirop alcalin, et une eau alcaline aux repas; on fera raser ou couper, à quelques millimètres de la peau, les cheveux ou les poils qui recouvrent les parties malades, et tous les trois jours on badigeonnera à l'huile de cade les surfaces affectées; trois ou quatre fois par jour on lotionnera les surfaces malades avec une solution de glycérine ou de saponine, et une faible dose de carbonate de soude (eau de son, 500 grammes; glycérine anglaise, 30 gr.; carbonate de soude, 25 centigr. à 1 gramme), et on fera prendre des bains alcalins ou de vapeur.

Psoriasis arthritique. — Le psoriasis arthritique occupe de préférence les régions découvertes, telles que la tête, la paume des mains, la plante des pieds, etc., mais se rencontre rarement au niveau des coudes et des genoux, régions où siége habituellement le psoriasis herpétique. Il se présente sous l'aspect *scarlatiniforme* et sous la forme *nummulaire.*

a. Le *psoriasis scarlatiniforme* se développe, dans la plupart des cas, simultanément à la plante des pieds, à la paume des mains, à la racine des cheveux et aux organes génitaux; cependant il peut n'occuper que quelques-unes de ces régions.

Il est caractérisé par un sentiment de tension et de brûlure au niveau des parties malades, par une desquamation qui a lieu par larges plaques épidermiques analogues à celles de la scarlatine, par un épaississement et une rougeur scarlatiniforme des téguments sous-jacents aux squames, et enfin lorsque l'affection siége à la paume des mains et à la plante des pieds, par des fissures profondes, desquelles s'écoule une sérosité plastique qui se concrète sous forme de croûtes, ainsi que par la demi-flexion des doigts et des orteils. Cette forme de psoriasis est assez rare.

b. Le psoriasis nummulaire occupe à peu près les mêmes régions que le psoriasis scarlatiniforme. Il est caractérisé par des plaques rouges, arrondies et recouvertes de squames qui ne présentent jamais la couleur blanche et argentée, la sécheresse remarquable des squames du psoriasis herpétique, mais offrent une humidité due à une sécrétion intermittente des surfaces malades; d'où il résulte qu'il est quelquefois difficile de décider si l'on a sous les yeux un eczéma ou un psoriasis.

C'est, du reste, un des principaux caractères du psoriasis arthritique que la tendance qu'il possède à se convertir en affection suintante, en eczéma.

Les surfaces affectées de psoriasis sont ordinairement le siége de picotements et d'élancements.

Le psoriasis scarlatiniforme présente quelquefois une durée très-courte et se termine dans l'espace de quelques semaines, mais souvent il passe à l'état chronique et se perpétue pendant un temps indéterminé. Le psoriasis nummulaire, au contraire, suit toujours une marche chronique, est sujet à récidiver et revient à des saisons ou à des époques fixes. Mais à une certaine époque l'affection disparaît à jamais, soit parce que la maladie qui lui a donné naissance a cédé à un traitement approprié, soit parce qu'elle a fait place à des manifestations d'une période plus avancée.

M. Bazin décrit, à côté du psoriasis arthritique, le *psoriasis buccal*, affection qui occupe la face interne des lèvres, des joues et de la langue, est caractérisée par l'existence de petites plaques blanchâtres, arrondies ou irrégulières, paraissant dues à une altération de l'épithélium et des papilles, déterminant une gêne continuelle.

Le psoriasis buccal a une durée très-longue et persiste pendant des années.

Diagnostic. — Le psoriasis herpétique débute par les coudes et les genoux, envahit rapidement toutes les parties du corps, est caractérisé par des plaques saillantes, rouges, couvertes de squames sèches et nacrées.

La syphilide tuberculeuse de la paume de la main peut être confondue avec le psoriasis palmaire; mais, dans la première affection, les squames reposent sur un groupe de tubercules cuivrés, disposés circulairement, et il n'existe ni cuisson, ni démangeaisons, tandis que dans le psoriasis palmaire on rencontre un mélange de psoriasis, de pityriasis et d'eczéma, de petites fissures, le malade éprouve du prurit, etc.

Pronostic. — Il est benin s'il s'agit du psoriasis scarlatiniforme qui disparaît en quelques semaines; plus sérieux s'il s'agit du psoriasis nummulaire, affection qui persiste longtemps, et récidive après avoir été guéri.

Traitement. — En outre des alcalins, on conseillera l'huile de cade, les douches alcalines et de vapeur, et les bains de même nature. (Voyez *Traitement du psoriasis*, p. 141.)

(e). *Arthritides papuleuses.*

Elles renferment deux genres : le prurigo et le lichen.

Prurigo arthritique. — *Symptomatologie.* — Cette affection occupe surtout la partie antérieure de la poitrine, les parties latérales du cou, le pourtour de l'anus, la face interne des cuisses et les organes génitaux; elle est caractérisée par des papules isolées, peu volumineuses, accompagnées de picotements et d'élancements; persiste longtemps et récidive facilement. Le froid paraît exercer une incontestable influence sur son apparition ou sa récidive.

Pour établir le diagnostic de cette espèce de prurigo, on se fondera sur le siége limité de l'affection, l'existence de picotements et non de démangeaisons, la coïncidence d'autres affections arthritiques, etc.

Lichen arthritique. — Il comprend trois variétés : le lichen circonscrit, le lichen pilaris et le lichen lividus.

Lichen circonscrit. — Le dos des avant-bras et des mains, le côté externe des membres, le front, les parties génitales sont les siéges de prédilection du lichen circonscrit. Cette variété de lichen est caractérisée par des papules nombreuses groupées les unes à côté des autres, et formant ainsi par leur réunion des plaques arrondies qui présentent un diamètre de 3, 4 et 5 centimètres. Ces plaques sont nettement limitées par des bords saillants et offrent une coloration rouge ou violacée ; leur nombre est variable : tantôt il en existe seulement deux ou trois, tantôt on en observe un nombre assez considérable. Elles sont accompagnées de picotements ou d'élancements plutôt que de démangeaisons. Bientôt les papules s'affaissent, se recouvrent à leur sommet de petites squames très-adhérentes, et finissent enfin par disparaître complétement, ne laissant à leur place qu'un épaississement notable et une coloration plus foncée des téguments, phénomènes qui finissent eux-mêmes par s'effacer.

Le lichen circonscrit est une affection très-tenace et sujette à récidiver; cependant il est destiné à disparaître dans un temps plus ou moins long, tandis que le lichen dartreux se généralise à mesure que l'individu avance en âge.

Lichen pilaris (cutis anserina).— Le lichen pilaris est caractérisé par des papules traversées par un poil et plus volumineuses que celles du lichen simple.

Siége. — Il se montre dans la barbe, sur la partie antérieure de la poitrine et sur la face externe des membres, et principalement des jambes.

D'après les différences qu'on peut trouver dans la lésion élémentaire, M. Bazin établit deux variétés de lichen pilaris : 1° *lichen par hypertrophie papillaire,* 2° *lichen par altération fonctionnelle de la papille.*

1° Dans la première variété, on rencontre de grosses papules traversées par un poil, constituées par l'hypertrophie du follicule pileux et de la papille pilifère. La peau présente alors un aspect rugueux qui ressemble à cet état qu'on désigne communément sous le nom de *chair de poule;* c'est de là que vient aussi la dénomination de *cutis anserina.*

Les démangeaisons sont peu vives et habituellement remplacées par des picotements; on n'observe la chute des poils qu'après une longue durée de l'affection.

2° Dans la seconde variété du lichen pilaris, la papille pilifère présente une grave altération fonctionnelle. Elle ne donne plus naissance au poil; elle sécrète une matière glutineuse, qui, examinée au microscope, se montre composée de cellules épidermiques molles, polyédriques et pourvues d'un noyau très-visible. Cette variété de lichen pilaris se rapproche un peu du pityriasis capitis caractérisé par une hypersécrétion épidermique qui se fait aux dépens des parois du follicule pileux. Mais, dans la première affection, on trouve une sécrétion d'épiderme muqueux qui a lieu dans la papille elle-même;

dans la seconde, on observe de véritables cellules épidermiques aplaties, déformées et disposées sous la forme de lamelles ou furfurs.

Le lichen pilaris par altération fonctionnelle de la papille offre des symptômes qui lui sont propres. Il est caractérisé par des papules petites, déprimées à leur centre, d'une couleur jaunâtre ou brunâtre, et disposées en plaques ressemblant à une croûte de pain légèrement brûlée et superficiellement râpée.

Les éléments du poil cessent d'être sécrétés de bonne heure; aussi les papules ne sont pas traversées par un poil comme celles du lichen par hypertrophie papillaire.

Lichen à papules déprimées, lichen lividus. — M. Bazin décrit sous ce nom une variété de lichen, caractérisée par des papules plus volumineuses que celles des autres variétés de lichen, aplaties, se réunissant par groupes de deux, trois, quatre ou en plus grand nombre, pour former des plaques et non accompagnées de prurit.

Dans quelques circonstances, l'éruption revêt une teinte violacée ; les papules sont mélangées de taches hémorrhagiques et entourées d'une coloration livide.

Diagnostic. — Le lichen arthritique peut être confondu avec les lichens herpétique, scrofuleux, syphilitique et parasitaire ; mais le lichen herpétique est caractérisé par des groupes de papules peu volumineuses, groupes disséminés sur toutes les parties du corps et occupant principalement la partie interne des membres ; est accompagné de vives démangeaisons, etc. Au contraire, le lichen circonscrit occupe la partie externe des membres, n'est pas généralisé et détermine seulement des picotements.

Le lichen scrofuleux est caractérisé par de grosses papules disséminées sur de larges surfaces, ne détermine, pour ainsi dire pas de prurit et s'observe dans la jeunesse.

Le lichen syphilitique est caractérisé par des papules cuivrées, disséminées sur toute la surface du corps et n'est pas accompagné de démangeaisons.

Enfin, le lichen parasitaire des régions velues est caractérisé par des altérations des poils qui occupent la plaque de lichen ; ces poils sont cassés et engaînés par la matière champignonneuse blanche. Enfin, simultanément, existent des anneaux et des cercles herpétiques.

Pronostic. — La ténacité, les récidives fréquentes de l'éruption rendent le pronostic assez sérieux.

Traitement. — On prescrira, contre les arthritides papuleuses, les bains alcalins ou de vapeur, les douches de vapeur et les douches pulvérisées.

Pour calmer le prurit qui existe dans le prurigo, on ordonnera une solution d'acide phénique au millième, les lotions avec l'eau blanche, l'eau aluminée ou vinaigrée, les lotions de sublimé : eau, 300 gr., sublimé, 0,10, les pommades opiacées ou à l'oxyde de zinc, l'huide de cade pure ou mitigée.

Enfin, le sirop alcalin, les eaux minérales alcalines, de légers purgatifs tous les deux ou trois jours seront conseillés simultanément.

3° ARTHRITIDES IRRÉGULIÈRES.

(A) *Arthritide irrégulière érythémateuse.*

Urticaire chronique ou cnidosis. — Dans la dernière édition de ses leçons sur les arthritides, M. Bazin a admis deux variétés de cnidosis arthritique : le cnidosis tuberosa et le cnidosis simplex.

Symptomatologie. — Le cnidosis arthritique occupe les parties découvertes, la face, les mains, les avant-bras, se développe souvent le jour sous l'influence du froid. Nous avons observé un malade à l'hôpital Saint-Louis, et une malade de la ville qui ne pouvaient sortir dehors sans présenter l'un des tubérosités d'urticaire tubéreuse, l'autre des papules d'urticaire simple.

Le cnidosis tuberosa est caractérisé par des tubérosités du volume d'un pois, d'un rouge foncé, violacé, présentant quelquefois à leur intérieur de petites hémorrhagies, accompagnées de tension et de gonflement des parties voisines et laissant à leur place des dépressions profondes et quelquefois des taches purpuriques.

Le cnidosis simplex est caractérisé par de légères saillies arrondies, décolorées au centre, et siéges de démangeaisons ou de picotements et d'élancements.

Marche, durée, terminaison. — Le cnidosis arthritique se prolonge ordinairement pendant des mois et même des années ; il se manifeste par poussées, apparaissant à intervalles variables, quelquefois, ainsi que je l'ai dit, dès que le malade s'expose au froid. S'il persiste longtemps, il peut déterminer une cachexie plus ou moins intense.

Étiologie. — L'exposition au froid, les excès de régime sont les causes déterminantes de l'urticaire arthritique.

Diagnostic. — A l'inverse du cnidosis arthritique, le cnidosis herpétique se développe sur toutes les parties du corps, est déterminé par des émotions morales, apparaît la nuit et disparaît le jour, se présente sous la forme dite : *urticaria evanida* (voyez *Herpétides*).

Traitement. — Les eaux minérales alcalines, le sirop alcalin, les bains alcalins forment la base du traitement du cnidosis ; malheureusement cette affection résiste souvent des mois et des années.

(B) *Arthritide irrégulière vésiculeuse.*

Ce groupe comprend un seul genre : l'*eczéma*, affection qui offre deux variétés, l'*eczéma nummulaire* et l'*eczéma suintant généralisé.*

Eczéma nummulaire et *eczéma suintant généralisé.* — *Symptomatologie.* — L'eczéma nummulaire présente tous les caractères que nous avons assignés à l'eczéma circonscrit (page 279) ; sous l'influence des applications irritantes, des excès alcooliques, les surfaces affectées s'étendent et deviennent le siége d'un suintement abondant.

L'eczéma suintant généralisé est caractérisé par de larges

plaques ovalaires, rouges ou violacées, occupant la partie externe des membres et le tronc, entourés de petits placards circonscrits et arrondis, témoignant de la forme primitive de l'affection, plaques qui sont le siége d'un suintement assez abondant ou sont recouvertes de croûtes minces et foliacées.

L'affection est d'abord limitée à un membre, asymétrique, et ne s'étend que consécutivement aux autres parties du corps.

Marche, durée, terminaison. — L'eczéma nummulaire et l'eczéma suintant présentent une marche chronique, sont tenaces et récidivent facilement jusqu'à ce qu'ils fassent place aux affections de la troisième période de l'arthritis. Rarement ils persistent indéfiniment et déterminent un état cachectique.

Diagnostic, pronostic et traitement. — Nous avons établi le diagnostic, et le pronostic de l'eczéma arthritique, page 282. Quant au traitement, il doit consister, pour cette variété, d'après M. Bazin, dans l'administration prolongée du perchlorure de fer à petites doses, soit seul, soit combiné aux alcalins, en ayant soin de donner ce sel séparément et à des intervalles assez éloignés pour éviter sa décomposition; dans l'usage d'eaux minérales, d'eaux douces chargées de barégine, comme celle de Molitz, de Saint-Gervais, de Schlangenbad, etc., et dans l'emploi des purgatifs salins. L'arsenic ne détermine qu'une aggravation de l'affection.

Le traitement local est le même que celui que nous avons indiqué à propos de l'eczéma circonscrit.

Hydroa bulleux. — L'hydroa bulleux (pemphigus à petites bulles) est une affection arthritique, généralement peu connue. Aussi reproduirons-nous le chapitre que nous lui avons consacré dans le premier volume des affections génériques.

Siége. — L'affection s'est montrée sur les bras, le tronc et la partie interne des cuisses; elle s'est manifestée une fois sur la muqueuse buccale.

Symptômes. — L'éruption est quelquefois précédée par du malaise, la perte d'appétit, un léger mouvement fébrile, de la fièvre et de l'angine, mais le seul phénomène prodromique qui soit constant est un prurit très-intense.

L'éruption se manifeste par des bulles inégales, dont les unes ont la grosseur d'une lentille, et les plus considérables ne dépassent pas le volume d'un pois. Ces bulles sont arrondies, disposées d'une manière irrégulière, par groupes de trois ou quatre; elles sont remplies d'un liquide transparent qui se trouble rapidement et prend une couleur jaunâtre; enfin, elles reposent sur une surface rouge qui s'étend à leur base sous la forme d'une auréole. Pendant que de nouvelles bulles se développent, les anciennes se dessèchent et sont remplacées par une croûte jaunâtre; si l'une d'elles vient à être déchirée par le grattage, on trouve une surface violacée et légèrement excoriée. Dans l'intervalle des poussées, on n'observe aucun phénomène morbide, si ce n'est un prurit ordinairement très-marqué.

Le malade conserve l'appétit, et la nutrition n'est point altérée.

Marche, durée et terminaison. — L'hydroa bulleux présente une marche chronique, se manifeste par des poussées successives, et a une durée qui est en général de cinq à six mois.

Étiologie. — Cette affection est plus fréquente chez l'homme que chez la femme.

Elle se manifeste chez les adultes de vingt à quarante ans. Les saisons et les variations de température ont une influence marquée sur le développement de l'hydroa bulleux; c'est au printemps qu'il a été observé un plus grand nombre de fois.

Enfin, je ne ferai que rappeler les différentes causes occasionnelles, telles que régime, agents irritants, etc., qui agissent en éveillant la diathèse arthritique, sans laquelle elles resteraient impuissantes.

Diagnostic. — L'hydroa bulleux ne saurait être confondu avec le pemphigus.

Dans l'hydroa bulleux, les bulles sont petites, ne dépassent pas le volume d'un pois, sont remarquables par l'inégalité de leur volume, et occupent des régions assez bien circonscrites. Les bulles du pemphigus sont plus considérables, peuvent atteindre le volume d'une noix et même d'un œuf de poule, existent sur des régions variées et s'étendent quelquefois sur la plus grande partie de la peau. Enfin, l'hydroa bulleux se termine par la guérison après une durée de quatre à six mois; la mort est la terminaison du pemphigus dans la très-grande majorité des cas.

Pronostic. — Le pemphigus à petites bulles guérit constamment, tandis que le pemphigus proprement dit est presque toujours mortel.

Traitement. — On administre à l'intérieur les amers et le sirop alcalin, et on saupoudre les surfaces malades avec les poudres d'amidon et de tan. Les bains ne seront prescrits que pour détacher les croûtes. On ordonnera de préférence des bains alcalins, contenant 100 à 120 grammes de carbonate de potasse.

(C) *Arthritide irrégulière bulleuse.*

Du pemphigus arthritique. — *Symptomatologie.* — Le pemphigus débute quelquefois par les muqueuses buccale, pharyngée, vaginale, etc., et il est alors caractérisé par de petites bulles qui se rompent immédiatement, échappent à l'observation et laissent après elles de petits lambeaux d'épithélium très-minces, se déchirant en partie et prenant une coloration blanchâtre.

Si le pemphigus débute par la peau, il est souvent caractérisé par des placards eczémateux, à la surface desquels naissent, après un certain temps, de véritables bulles. Mais l'éruption bulleuse peut naître d'emblée; elle est alors précédée d'un érythème érysipélateux à la surface duquel naissent des bulles disposées ordinairement de façon à représenter un cercle ou un arc de cercle.

Les bulles sont remarquables par l'inégalité de leur volume, qui excède rarement celui d'une noisette ou d'une noix; par l'enveloppe résistante qui les entoure, la rapidité avec laquelle le liquide perd sa transparence, devient opaque et purulent, et se concrète en croûtes jaunes et brunâtres; par sa circonscription à certaines parties, telles que les coudes, les avant-bras, les cuisses, et sa généralisation tardive; par la coexistence de plaques eczémateuses, d'éruptions d'hydroa-bulleux, de furoncles, par l'existence d'abcès ou d'angioleucites, etc.

Marche, durée, terminaison. — Les bulles de pemphigus naissent par poussées successives qui d'abord sont séparées les unes des autres par des intervalles de plusieurs jours, qui, ensuite, se produisent chaque vingt-quatre heures, et en général la nuit, de sorte que chaque matin, à sa visite, le médecin constate l'existence de 20, 30, 50 bulles. La durée est tout à fait indéterminée et se prolonge parfois pendant des années, mais guérit souvent à l'inverse du pemphigus cachectique qui se termine par la mort. J'ai observé deux cas de guérison de pemphigus arthritique.

M. Bazin professe que la guérison est ordinairement annoncée par l'apparition de placards eczémateux et de bulles d'hydroa ; quelquefois cependant, le pemphigus arthritique est suivi de cachexie et de mort.

Diagnostic. — On établira la nature arthritique du pemphigus en se fondant sur les caractères précédemment indiqués.

Pronostic. — Le pemphigus arthritique est l'espèce de pemphigus la moins grave, puisqu'il peut guérir, mais constitue cependant une affection sérieuse, puisque, s'il se généralise, la mort peut en être la conséquence.

Étiologie. — On l'observe principalement chez les individus du sexe masculin, au printemps et à l'automne, à la suite d'excès de travail ou d'abus alcooliques.

Traitement. — Les alcalins à petites doses, les eaux de Saint-Christau, la teinture de cantharides à la dose de 1 à 4 gouttes dans une potion ont donné quelques succès. Comme pour toute espèce de pemphigus, on saupoudrera les surfaces malades de poudre absorbante et astringente : amidon, tan, etc.

(D) *Arthritides irrégulières phlegmoneuses.*

Hidrosadénite arthritique. — Nous avons décrit le genre hidrosadénite, page 104, et nous avons dit que cette affection était caractérisée par de petites tumeurs inflammatoires et suppuratives qui avaient pour siéges les glandes sudoripares : nous devons indiquer ici les caractères spéciaux de l'hidrosadénite arthritique.

Symptomatologie. — L'hidrosadénite arthritique s'observe aux régions velues, telles que la face, le cuir chevelu, les parties génitales, les aisselles, etc., aux mamelles pendant la lactation, etc.; elle est caractérisée par des tumeurs isolées, présentant une coloration d'un rouge sombre ou violacé, entourées d'une auréole rouge qui est parcourue par des arborisations vasculaires, visibles à l'œil nu ; indolentes au début, mais devenant bientôt le siége de douleurs pulsatiles ; s'ouvrant à un moment donné et donnant issue à un pus bien lié d'abord, mais bientôt séro-purulent. Tantôt les ouvertures de ces petites tumeurs se cicatrisent rapidement, tantôt ils se convertissent en ulcérations qui se cicatrisent seulement après plusieurs jours d'existence et laissent à leur place une tache blanche et déprimée qui ne disparaît jamais complétement.

Le *traitement* consiste dans l'application de cataplasmes de fécule, l'évacuation artificielle du liquide et ultérieurement des pansements avec un linge enduit de cérat simple ou saturné ; simultanément avec ce traitement externe, on conseillera les alcalins, l'abstinence d'alcooliques, d'excitants de toute nature, etc.

Ecthyma, furoncles. — Certains arthritiques présentent, à des intervalles variables, des poussées aiguës de furoncles ou des pustules d'ecthyma, alternant avec d'autres affections arthritiques ou leur succédant ; mais furoncles et ecthyma ne présentent pas de caractères objectifs qui permettent de reconnaître leur nature, et on n'arrive à la connaissance de l'espèce que par la considération des éruptions préexistantes ou concomitantes, etc.

DES HERPÉTIDES.

On désigne sous le nom d'*herpétides* les affections qui sont sous la dépendance de la dartre ou herpétis ; elles présentent des caractères communs et des caractères propres.

(a) Caractères communs des herpétides.

Les herpétides ne sont pas contagieuses, naissent souvent après des émotions morales qui jouent vis-à-vis d'elles le rôle de causes occasionnelles; si elles sont humides, elles ont une coloration rosée et non livide et violacée (arthritides) ; si elles sont sèches, les squames sont blanches et quelquefois d'un blanc argenté, tandis que, dans les arthritides, les squames sont d'un blanc mat et grisâtre.

Jamais les herpétides ne sont accompaguées de la dilatation et de la congestion des capillaires que l'on constate au pourtour des affections arthritiques.

Les herpétides sont précédées ou accompagnées d'un intolérable prurit, moins intense toutefois dans les affections humides que dans les affections sèches.

Chez l'enfant, elles débutent par la tête, siége de toutes les affections cutanées de cet âge, et apparaissent ensuite sur les autres parties du corps ; chez l'adulte, elles occupent d'abord les plis des jarrets et du coude, et se propagent de là aux parties environnantes.

Les herpétides naissent simultanément sur divers points du corps, quelquefois même sont généralisées dès le début de la maladie constitutionnelle ; elles offrent une symétrie remarquable, occupent les faces internes des deux membres inférieurs ou supérieurs, les deux parties latérales du cou, etc. Lorsqu'au début elles sont disséminées, elles ne tardent pas à se réunir, de sorte qu'à un moment donné toute la surface du corps est envahi par l'affection.

Les herpétides sont caractérisées chacune par une seule lésion primitive, tandis qu'il existe souvent plusieurs éléments éruptifs dans une arthritide.

Nous devons ajouter cependant qu'à la quatrième période de la dartre les affections sont variées et confondues, et qu'il est difficile de reconnaître quelle est la lésion primitive.

Les herpétides humides sont le siége d'une sécrétion abondante de liquide, et les affections sèches sont accompagnées d'une production abondante de squames.

Au début, les herpétides sont très-mobiles et se métastasent facilement avec les affections des muqueuses de même nature : bronchite, entérite, etc.

Nous admettons avec M. Bazin trois sections d'herpétides :

Les herpétides pseudo-exanthématiques ou primitives, vulgaires ou secondaires, irrégulières et malignes ou tardives.

1° HERPÉTIDES PRIMITIVES.

Ce groupe comprend la roséole pseudo-exanthématique et l'eczéma rubrum généralisé.

Ces affections sont généralisées et n'occupent pas des siéges d'élection, tels que la face, les poignets, les genoux, comme les arthritides.

2° HERPÉTIDES VULGAIRES.

Ce groupe comprend : une affection pustuleuse : mélitagre ou impétigo herpétique ;

Une affection vésiculeuse : eczéma symétrique ;

Deux affections squameuses : pityriasis, psoriasis ;

Deux affections papuleuses : prurigo, lichen.

Ces affections présentent tous les caractères que nous avons assignés aux herpétides en général, caractères qui les distinguent des arthritides.

3° HERPÉTIDES IRRÉGULIÈRES, MALIGNES.

Ce groupe comprend :

Deux affections érythémateuses : cnidosis et épinyctide ;

Une affection bulleuse : pemphigus chronique ;

Une affection mixte : herpétide exfoliatrice.

M. Bazin partage ces éruptions en deux ordres : les unes irrégulières et malignes, les autres tardives.

Les premières, dit-il, correspondant aux arthritides de même nom, sont, comme ces dernières, variables dans leur apparition et leur marche, graves par leur ténacité et les troubles généraux qu'elles déterminent.

Elles se distinguent des herpétides vulgaires par leur influence beaucoup plus grande sur l'état général des malades, leur résistance beaucoup plus marquée au traitement, leur généralisation plus rapide, une mobilité plus grande et des démangeaisons plus vives.

Les secondes (tardives) affectent une forme particulière, et méritent d'être désignées sous le nom d'*herpétide exfoliatrice*, en raison de l'abondance extrême des produits épidermiques qu'elle entraîne. C'est là une forme mixte à laquelle viennent souvent aboutir certaines herpétides vulgaires ou malignes, telles que l'eczéma, le psoriasis, affections qui perdent peu à peu leurs caractères propres pour revêtir des caractères incertains qui ne permettent plus de reconnaître l'élément primitif (voyez *Herpétide exfoliatrice*).

(b) Caractères propres des herpétides.

1° HERPÉTIDES PSEUDO-EXANTHÉMATIQUES.

Herpétide pseudo-exanthématique érythémateuse.

Roséole miliaire. — La roséole pseudo-exanthématique est caractérisée par de petites taches rosées ou rouges, dont la coloration disparaît sous la pression du doigt, non saillantes, et se terminant par résolution, avec ou sans desquamation épidermique.

Symptomatologie. — Après deux ou trois jours de phénomènes prodromiques apparaît une éruption disséminée sur la face, le tronc, les membres, etc., caractérisée par des taches rosées ou rouges offrant les dimensions d'une lentille, mais se réunissant quelquefois et formant des taches plus grandes, taches dont la couleur disparaît sous la pression du doigt, et qui se recouvrent de petites saillies vésiculeuses du volume des vésicules de la miliaire sudorale et donnant un aspect granuleux à l'éruption.

Après quatre ou cinq jours de durée, la teinte de l'éruption s'éteint, la sérosité de la vésicule se résorbe, l'épiderme se flétrit et se déchire, et une desquamation légère se produit.

Une démangeaison plus ou moins vive précède et accompagne l'éruption.

Marche, durée, terminaison. — La roséole herpétique dure de huit à dix jours à deux septénaires ; quelquefois il se fait des poussées éruptives qui prolongent l'affection.

Étiologie. — Cette affection naît principalement dans l'été et l'automne, sous l'influence des émotions morales et des excès alcooliques, chez les individus impressionnables, etc.

Diagnostic. — La roséole idiopathique apparaît dans l'enfance, revêt rarement la forme miliaire de la roséole herpétique, n'est accompagnée que d'un léger prurit et ne dure que quatre ou cinq jours.

La roséole syphilitique s'accompagne de l'engorgement des ganglions et des vaisseaux lymphatiques, procède par poussées, et a une durée de un à plusieurs mois.

La roséole copahique est limitée et occupe les coudes, les genoux, etc., ne présente pas de vésicules miliaires à la surface des taches, etc.

Pronostic. — Il n'est grave que parce que la roséole herpétique indique l'existence d'une maladie constitutionnelle : l'herpétis.

Traitement. — Des boissons rafraîchissantes, un léger purgatif, et plus tard des bains d'amidon ou de son, favorisent la guérison de l'affection.

Herpétide pseudo-exanthématique vésiculaire.

Eczéma rubrum généralisé. — Cette affection est caractérisée par une éruption vésiculeuse, reposant sur une surface rouge, précédée de phénomènes prodromiques et se terminant spontanément après une durée de quinze à vingt et un jours.

Symptomatologie. — Comme tous les exanthèmes, l'eczéma rubrum est précédé de phénomènes prodromiques consistant en un malaise général, de l'anorexie, un mouvement fébrile plus ou moins intense, des démangeaisons sur les surfaces qui doivent être le siége de l'éruption, et même, dans certains cas, de l'agitation et du délire.

Bientôt apparaissent des plaques arrondies, d'un rouge vif, et dont les dimensions ne dépassent pas 2 à 4 centimètres, mais qui peuvent occuper toute une région en se réunissant les unes aux autres. Sur ces surfaces ne tardent pas à naître des vésicules ordinairement isolées et distinctes, quelquefois cependant agglomérées, vésicules plus volumineuses que celles de l'eczéma chronique, et visibles pour la plupart. Les unes s'affaissent après la résorption du liquide qu'elles contiennent, et sont remplacées par une desquamation furfuracée; d'autres se rompent et donnent naissance à des croûtes jaunâtres qui recouvrent des surfaces enflammées et légèrement ulcérées. Ces croûtes se détachent bientôt, et l'on voit à leur place des squames qui durent quelque temps. Rarement cette éruption est limitée, parfois même elle envahit toute la surface du corps.

Cette affection offre une marche essentiellement aiguë, et se termine dans l'espace de deux à trois septénaires.

Pendant la durée de l'éruption, on observe une ou deux poussées vésiculeuses.

L'eczéma rubrum récidive avec une grande facilité; mais, à une certaine époque, une nouvelle éruption survient qui présente une durée plus longue et finit par se fixer d'une manière définitive dans quelques régions.

Traitement. — Si le sujet est vigoureux, on pourra pratiquer une ou deux saignées, sinon on prescrira des boissons acidules, de légers purgatifs, et on fera saupoudrer les parties malades de poudre d'amidon. Plus tard on prescrira des bains d'amidon ou très-légèrement alcalins.

2° DES HERPÉTIDES VULGAIRES.

Herpétide vulgaire pustuleuse.

Mélitagre ou impétigo herpétique. — Le mélitagre est une affection cutanée herpétique caractérisée par des pustules psydraciées, dont le liquide se concrète rapidement en croûtes épaisses jaunâtres et ressemblant à du miel.

Symptomatologie. — Après quelques légers phénomènes généraux tels que malaise, lassitude, anorexie, etc., naissent symétriquement sur les deux membres supérieurs ou inférieurs, et principalement aux creux poplités, aux plis du coude, aux parties internes des cuisses et des bras, quelquefois au devant de la poitrine, sur les épaules, rarement enfin sur le cuir chevelu, siége habituel de l'impétigo scrofuleux, naissent des taches irrégulières, rouges, isolées les unes des autres ou se réunissant et formant de larges plaques rouges à bords irréguliers, accompagnées quelquefois d'un gonflement de la peau (*impetigo erysipelatodes*), taches sur lesquelles apparaissent des vésico-pustules qui se convertissent rapidement en pustules, dont le liquide se concrète et forme des croûtes épaisses et jaunâtres ou verdâtres, comparées à de petites masses de miel desséché; au-dessous des croûtes se fait une sécrétion séro-purulente se concrétant aussi et se convertissant en croûtes qui repoussent les premières et augmentent leur épaisseur. On observe souvent au pourtour de l'affection les éléments primitifs de l'affection, c'est-à-dire un plus ou moins grand nombre de pustules isolées.

Lorsque les croûtes se sont détachées par suite d'applications topiques ou spontanément, on observe une masse rouge, exulcérée et sécrétant une quantité considérable de liquide séreux, empesant le linge et se concrétant aussi, formant alors de nouvelles croûtes qui tombent à leur tour, et ainsi de suite, jusqu'à ce que la sécrétion se tarisse et disparaisse.

L'impétigo herpétique est accompagné d'un prurit intense qui ne se rencontre jamais dans l'impétigo scrofuleux.

Lorsque l'impétigo est caractérisé par des groupes de pustules, isolés les uns des autres et disséminés dans diverses régions, il prend le nom d'*impetigo sparsa*; s'il est caractérisé par de larges surfaces recouvertes de croûtes jaunâtres ou brunâtres, comparées à l'écorce rugueuse des arbres, il prend le nom d'*impetigo scabida*.

Marche, durée, terminaison. — Après une durée de quelques septénaires, quelquefois de quelques mois ou de quelques années, l'impétigo guérit sans laisser aucune trace de son existence; mais trop souvent la guérison n'est que temporaire et l'affection récidive.

La mort pourrait être la conséquence de l'épuisement produit par une sécrétion trop abondante, mais survient plutôt par suite de complications de l'impétigo par d'autres affections herpétiques.

Diagnostic. — L'impétigo herpétique peut être confondu avec l'impétigo scrofuleux; mais ce dernier est caractérisé par des plaques arrondies ou ovalaires, assez larges, occupant le visage ou le cuir chevelu (*impetigo figurata*), recouvertes de croûtes foncées, abondantes, parce que le suintement *purulent* est considérable; accompagnées d'engorgements ganglionnaires et ne déterminant que de faibles démangeaisons. Autres sont les caractères de l'impétigo herpétique.

La syphilide pustuleuse miliaire est généralisée et diffère complétement de l'impétigo herpétique. Quant à la syphilide pustuleuse circonscrite, son siége aux ailes du nez, aux commissures labiales, au cuir chevelu; la disposition des pustules en cercles, ellipses, etc., l'auréole cuivrée qui entoure les croûtes brunâtres et verdâtres; l'existence de cicatrices blanches au centre, rougeâtres à la circonférence, etc., tous ces caractères permettront facilement de distinguer cet impétigo de l'impétigo herpétique.

Pronostic. — La durée de cette affection est en général longue, et ses récidives sont assez fréquentes, aussi le pronostic est-il assez sérieux, soit que l'on envisage l'affection, soit que l'on envisage la maladie qui lui a donné naissance.

Étiologie. — L'impétigo herpétique naît surtout chez les adultes et les hommes, et reconnaît pour causes provoquantes les excès alcooliques, l'abus des excitants et les émotions morales prolongées.

Traitement. — Au début, on conseillera les cataplasmes de fécule; les lotions émollientes de guimauve, de sureau, les purgatifs et les tisanes rafraîchissantes. Plus tard, on prescrira les pommades astringentes au calomel, au tannin, au goudron, l'huile de cade mélangée à l'huile d'amandes douces, etc., et simultanément, avec ces moyens locaux, on conseillera un traitement général arsenical.

M. Bazin emploie soit la liqueur de Fowler (arsénite de potasse), qu'il donne à la dose de 5 gouttes d'abord, et dont il élève la dose à 20 et 40 gouttes; soit la liqueur de Pearson (arséniate de soude) qui doit être ordonnée à dose double; soit des pilules d'arséniate de fer aux sujets anémiques, (2 à 25 à 30 pilules de 5 milligr. chacune); soit enfin une cuillerée à bouche, matin et soir, et progressivement, de 3 à 5 cuillerées par jour d'une solution contenant 5 centigr. d'arséniate d'ammoniaque pour 100 gr. d'eau.

Herpétide vulgaire vésiculeuse.

Eczéma symétrique. — Cette variété comprend deux formes : 1° une forme inflammatoire subaiguë à laquelle succède souvent l'état chronique, et qui correspond à l'eczéma rubrum des auteurs (eczéma aigu rubrum non pseudo-exanthématique); 2° une forme sécrétante tantôt existant d'emblée, tantôt consécutive à la forme inflammatoire (eczéma chronique, simplex des auteurs).

Nous avons décrit en ces termes les formes inflammatoire et sécrétante dans le *Traité des affections génériques :*

1° *Forme inflammatoire.* — Quelquefois, mais non constamment, existent des phénomènes prodromiques, consistant en des démangeaisons et un sentiment de chaleur sur les parties qui doivent être le siége de l'éruption. Bientôt apparaît une rougeur diffuse et plus au moins étendue sur laquelle on ne tarde pas à observer un grand nombre de vésicules si petites qu'elles passent le plus ordinairement inaperçues. Ces vésicules durent vingt-quatre à quarante-huit heures, s'affaissent lorsque le liquide qu'elles contiennent est résorbé, ou se rompent et laissent à leur place de petites ulcérations qui fournissent un liquide abondant, clair et visqueux. Ce liquide tache le linge en gris, l'empèse et renferme une grande quantité de lymphe plastique, de globules pyoïdes et souvent des globules de pus. Cette sécrétion se perpétue pendant un temps variable de quelques jours à trois ou quatre semaines. Lorsque cette sécrétion vient à diminuer, le liquide se dessèche et se transforme en squames minces, humides et jaunâtres qui se détachent et sont remplacées par une tache rouge des téguments qui persiste pendant un temps plus ou moins long. Les démangeaisons et le prurit diminuent quand la sécrétion apparaît, et cessent quand commence la période squameuse. Aussi doit-on considérer comme d'excellents signes la diminution et la disparition de la chaleur cutanée et des démangeaisons.

Quelquefois l'inflammation du derme offre un degré d'acuité plus intense ; alors le liquide contenu dans les vésicules devient purulent, et l'on a sous les yeux l'eczéma impétiginode des auteurs.

Cette forme inflammatoire se termine par résolution au bout de trois ou quatre semaines, ou passe à l'état chronique ; mais lorsque l'eczéma inflammatoire a disparu, le malade n'est pas à l'abri des récidives, et le plus souvent cette affection reparaît à des intervalles plus ou moins éloignés, jusqu'à ce que la forme chronique s'établisse définitivement. On voit quelquefois apparaître comme complication des furoncles ou des pustules d'ecthyma.

2° *Forme sécrétante.* — Cette forme est tantôt consécutive à la forme inflammatoire, tantôt primitive ; dans ce dernier cas, les phénomènes que l'on observe sont identiques avec ceux de l'eczéma aigu, mais offrent une intensité moindre et présentent une marche moins rapide. La rougeur est en effet moins vive, les vésicules plus discrètes que dans l'eczéma aigu et les périodes d'exhalation et de desquamation épidermiques se prolongent pendant un temps très-long.

Cet eczéma herpétique est caractérisé par l'abondance de la sécrétion, par les caractères du liquide exhalé qui est clair et visqueux, par l'intensité du prurit, qui est, en général, plus prononcé quand la sécrétion devient moins intense et pendant la nuit que pendant le jour, par l'étendue des surfaces malades, par la tendance que possède cette affection à envahir la plus grande partie de la membrane tégumentaire, et enfin par la disposition symétrique des plaques eczémateuses. Ces phénomènes constituent en effet les signes distinctifs de l'eczéma. C'est principalement aussi dans cette espèce que l'on observe les métastases dont j'ai parlé en faisant l'histoire générale de l'eczéma. L'affection cutanée disparaît souvent, et un catarrhe bronchique ou intestinal apparaît, un asthme ou une hydropisie se déclare. Pendant longtemps existe une sorte de balancement entre l'affection cutanée et les affections viscérales; mais par les progrès de la maladie constitutionnelle, les affections des muqueuses prennent droit de domicile dans l'économie, coexistent avec l'eczéma. Cette affection finit d'ailleurs par déterminer une cachexie très-prononcée et caractérisée par de la diarrhée, de l'amaigrissement et la fièvre hectique.

L'eczéma herpétique occupe préférablement les parties où la peau présente une grande finesse, et a pour siége de prédilection les plis des jarrets et des coudes, ainsi que les régions qui offrent un développement considérable des follicules sudoripares, les aisselles, le scrotum, l'anus; de ces divers points, l'eczéma s'étend rapidement aux autres parties du corps, en affectant une symétrie remarquable.

Marche, durée, terminaison. — L'eczéma herpétique offre une marche, tantôt aiguë ou subaiguë, tantôt chronique. Dans ce dernier cas, il persiste longtemps, offre souvent dans son cours des poussées aiguës qui surviennent sous l'influence de la plus petite cause occasionnelle et récidivent souvent. A chacune des récidives, l'affection s'étend davantage, et présente une ténacité plus grande, de sorte qu'à un moment donné elle ne disparait plus, couvre presque toute la surface du corps et revêt les caractères de l'herpétide exfoliatrice.

Étiologie. — L'eczéma herpétique s'observe dans l'âge adulte et la vieillesse, plus souvent chez la femme que chez l'homme, est héréditaire et trouve dans la puberté, l'âge critique, la grossesse, la lactation, l'existence de parasites, une nourriture trop excitante, des émotions morales, etc., autant de causes occasionnelles ou provocantes.

Diagnostic. — Nous avons indiqué les caractères qui séparent l'eczéma arthritique de l'eczéma herpétique, il est donc inutile de revenir sur ce point.

Pronostic. — L'eczéma dartreux constitue l'espèce la plus grave d'eczéma ; il est, en effet, rebelle au traitement mis en usage, récidive facilement, se métastase avec des affections internes sérieuses et enfin se généralise et occupe toute la surface du corps.

Traitement. — La forme inflammatoire réclame le même traitement que l'eczéma rubrum pseudo-exanthématique c'est-à-dire une ou deux saignées, de légers purgatifs, des tisanes rafraîchissantes, des conspersions de poudre d'amidon, etc.

Dans la forme sécrétante on emploiera, au début, les poudres absorbantes ou astringentes, telles que poudre de fécule, d'amidon, de vieux bois, de tan ; les lotions émollientes de guimauve, de sureau, les cataplasmes de fécule. Lorsque la sécrétion a diminué, on peut conseiller alternativement un bain d'amidon et un bain très-légèrement sulfureux ou alcalin.

A la fin de cette période et pendant la période squameuse de l'eczéma on emploiera les pommades astringentes au calomel, au tannin, etc., et surtout un mélange d'huile de cade et d'huile d'amande douce, à parties égales ou au tiers, mélange dont on n'applique qu'une faible quantité sur la peau, que l'on recouvre ensuite d'une compresse de linge fin. On doit du reste employer ce médicament avec beaucoup de précautions, afin de ne pas déterminer de nouvelles poussées aiguës.

Simultanément on conseillera les préparations arsenicales que nous avons indiquées plus haut, et une ou deux saisons aux eaux minérales arsenicales de la Bourboule ou de Plombières, du Mont-Dore, d'Avène, de la source Dominique de Vals, de Bussang, etc.

M. Bazin prescrit les eaux arsenicales et bicarbonatées sodiques (Mont-Dore) aux sujets qui offrent des symptômes arthritiques avec l'eczéma dartreux ; les eaux arsenicales et en même temps sulfureuses et chlorurées (la Bourboule, Vals) aux sujets scrofuleux ; enfin les eaux arsenicales et ferrugineuses (Bussang, Plombières) aux sujets anémiques.

Herpétides vulgaires squameuses.

Ce groupe comprend deux genres ; le *pityriasis* et le *psoriasis.*

Pityriasis. — Le pityriasis herpétique est une affection cutanée, caractérisée par une légère congestion des couches superficielles du derme, d'où résulte une exfoliation consistant en petites squames furfuracées se reproduisant à mesure qu'elles se détachent.

Le pityriasis herpétique comprend les deux variétés décrites par les auteurs sous les noms de *pityriasis alba* et de *pityriasis inflammatoire.* M. Bazin décrivant un pityriasis alba parasitaire, deuxième période de la teigne tonsurante, et un pityriasis rubra pseudo-exanthématique, a dénommé, afin d'éviter toute confusion, le *pityriasis alba* sous le nom de *pityriasis simple* et le *pityriasis rubra* sous celui de pityriasis inflammatoire.

Symptomatologie. — 1° *Pityriasis simple.* — Le pityriasis simple (*alba* des auteurs) est caractérisé par des plaques irrégulières, disséminées à la surface de tout le corps, offrant à leur début la largeur d'une pièce de cinquante centimes, ou celle d'une pièce d'un franc, se réunissant quelquefois, après une certaine durée, et occupant alors une large surface, ne faisant habituellement aucune saillie au-dessus des téguments voisins, et déterminant des démangeaisons vives, qui augmentent sous l'influence de la chaleur, des excès de table, etc.

Loin d'occuper exclusivement les parties velues, comme le pityriasis arthritique, il se développe sur toutes les régions de l'économie, et s'il apparaît primitivement sur des parties recouvertes de poils, du moins se propage-t-il aux surfaces voisines. D'ailleurs, dans ce pityriasis, l'inflammation reste limitée longtemps au réseau papillaire du derme et n'envahit qu'accidentellement le follicule pileux. Aussi la chute des poils n'a-t-elle lieu qu'après une longue durée de l'affection.

Comme toutes les affections herpétiques, le pityriasis présente des récidives fréquentes et tend à s'invétérer.

2° Le pityriasis inflammatoire est caractérisé par des surfaces rouges, irrégulières et parfois un peu saillantes, et par des squames plus larges et plus adhérentes que celles du pityriasis simple. Les parties malades sont le siége de cuissons et de vives démangeaisons.

Le pityriasis inflammatoire occupe des régions étendues; quelquefois il se propage à toute la surface du corps. Il se prolonge ordinairement pendant plusieurs mois et présente de temps en temps des exacerbations.

Marche, durée. — Le pityriasis herpétique revêt une marche chronique, récidive facilement, peut s'invétérer et prendre droit de domicile, aussi constitue-t-il une affection sérieuse et fâcheuse, surtout pour les femmes qu'il peut priver de leur chevelure, s'il dure longtemps.

Diagnostic. — Le pityriasis inflammatoire peut être confondu avec le psoriasis herpétique ; mais ce dernier est caractérisé par des plaques saillantes au-dessus des parties environnantes, recouvertes de squames épaisses, d'une couleur blanche ou nacrée, et au-dessous desquelles la plaque offre une coloration rouge, débordant en général les squames et leur formant une auréole. Le psoriasis herpétique débute par les coudes et les genoux, et s'étend de là aux autres parties du corps ; le pityriasis inflammatoire, au contraire, est caractérisé par des surfaces rouges, non saillantes, recouvertes de squames minces, foliacées et grisâtres, et est accompagné de prurit assez intense.

Le pityriasis rubra aigu pseudo-exanthématique ou arthritique ne saurait être confondu avec le pityriasis inflammatoire par un médecin exercé ; en effet, le premier est généralisé, caractérisé par de petites taches séparées les unes des autres par des intervalles de peau saine, et recouvertes de squames épidermiques plus ou moins larges et foliacées, est précédé de quelques phénomènes généraux et se termine spontanément par résolution en un court espace de temps. Or le pityriasis inflammatoire ne présente pas cette généralisation, ces phénomènes généraux prodromiques, cette marche rapide, cette guérison spontanée.

Le pityriasis arthritique est circonscrit, occupe les régions velues et est caractérisé par de petits placards rouges ou sans changement de coloration de la peau, et au niveau desquels les glandes pilifères font une légère saillie et sont recouvertes de squames minces, qui entourent les poils et leur forment une gaîne, etc. Ses caractères sont donc tout à fait différents de ceux du pityriasis herpétique.

Le pityriasis artificiel, c'est-à-dire dû à des irritants, et le pityriasis versicolor, dû au microsporon furfur, se distingueront également facilement du pityriasis herpétique.

Traitement. — Il consiste dans l'usage interne des arsenicaux, dans l'emploi des moyens externes que nous avons recommandés en faisant l'histoire du pityriasis arthritique, et de bains renfermant de la gélatine et une petite quantité de sulfure de potasse.

Psoriasis. — *Symptomatologie*. — Le psoriasis herpétique présente tous les caractères que nous avons assignés au genre psoriasis (page 134). Il débute par les coudes et les genoux et envahit ensuite les autres régions du corps, et principalement les régions où la peau est rude et épaisse. Il est caractérisé par des plaques, plus ou moins larges, saillantes au-dessus des parties environnantes, recouvertes de squames épaisses, blanches, argentées ou nacrées, quelquefois ternes et grisâtres, et formées par des lamelles épidermiques adhérentes à la surface de la peau. Si l'on détache ces squames on constate que la surface de la saillie sur laquelle elles reposent est hérissée de petites aspérités, est rouge, violacée ou cuivrée. M. Bazin pense que cette dernière coloration (cuivrée) est due à l'existence du psoriasis chez des sujets bruns ou sanguins et ne se rencontre jamais chez des sujets blonds.

Le psoriasis herpétique est le siége de démangeaisons plus marquées la nuit que le jour et augmentant sous l'influence des causes qui accélèrent la circulation. Le prurit, selon M. Bazin, serait toutefois moins accusé dans le psoriasis dartreux que dans le psoriasis arthritique. Le psoriasis herpétique débute, avons-nous dit, par les coudes et les genoux; il s'étend de là progressivement et symétriquement aux diverses autres parties du corps, et se généralise de plus en plus à mesure que le malade avance en âge. Il guérit assez facilement à l'aide des moyens indiqués plus haut (Voyez : *Affections génériques, psoriasis*) ; mais récidive sous l'influence de la moindre cause occasionnelle et souvent spontanément. La guérison définitive n'a guère lieu que s'il fait place à d'autres manifestations herpétiques.

Au début de cette affection, on constate, en général, l'intégrité parfaite de toutes les fonctions; mais plus tard des migraines, des névralgies ou viscéralgies, des diarrhées rebelles, des affections organiques, etc., peuvent survenir et déterminer des troubles de l'organisme. Quelquefois même le psoriasis se convertit en herpétide exfoliatrice (Voyez plus loin). Toutefois tous les dermatologistes reconnaissent que le psoriasis est l'affection la plus bénigne de la dartre.

Dans la dernière édition de ses leçons sur la dartre, M. Bazin a admis trois variétés importantes de psoriasis herpétique: le psoriasis classique, le psoriasis ichthyosique et le psoriasis pseudo-arthritique. Le *psoriasis classique* présente tous les caractères que nous venons d'énumérer ; le *psoriasis ichthyosique* se rapproche de l'ichthyose par l'absence de rougeur et de saillie sur laquelle reposent les squames blanches ; le *psoriasis pseudo-arthritique* est un psoriasis développé chez un sujet arthritique et présentant des manifestations arthritiques. Dans ces cas, on trouve réunies sur le même individu deux maladies constitutionnelles.

M. Bazin attribue à cette dernière variété de psoriasis herpétique les caractères suivants : elle siége sur la ligne médiane, à la région sternale, autour de l'ombilic, à la région lombaire, et en même temps à la région externe des membres. Dans ces différents points, elle se présente tantôt en larges placards nummulaires, et tantôt, plus souvent même, en petites plaques disposées circulairement, circonscrivant dans leur centre des surfaces cutanées intactes, et qui répondent soit à l'orifice ombilical, soit à la partie saillante des coudes, soit à toute autre région. Ces cercles sporiasiques présentent des dimensions variables ; souvent plusieurs se confondent ensemble par un point et embrassent ainsi de larges surfaces. Chacune des plaques isolées qui les composent présente, du reste, exactement le même aspect que le psoriasis classique ; quelquefois, cependant, on observe une coloration rouge plus intense ; la marche est progressivement extensive ; les cercles psoriasiques, en effet, s'étendent et se multiplent sans cesse sur les différents points du corps, voisins de ceux que nons avons signalés ; l'affection persiste lorsque des manifestations évidemment de nature arthritique, telles que les arthropathies, viennent à se produire, et les manifestations n'exercent aucune influence sur l'affection, qui poursuit sa marche envahissante ; elle guérit par le traitement arsenical, impuissant contre les manifestations arthritiques.

Étiologie. — Le psoriasis herpétique est héréditaire, s'observe chez les sujets jeunes ou adultes et présentant un tempérament nervoso-sanguin, mais peut apparaître dans l'enfance. Les hommes y sont plus disposés que les femmes. Les émotions morales, les excès de table ou de boissons, l'usage d'aliments épicés, l'action prolongée du calorique, etc., jouent le rôle de causes provocantes.

Diagnostic. — Le psoriasis herpétique peut être confondu avec le psoriasis arthritique, mais ce dernier est limité à certaines régions, telles que la paume des mains, la plante des pieds, le cuir chevelu, la partie antérieure de la poitrine. Il est caractérisé par des plaques nummulaires qui revêtent facilement le caractère eczémateux et sont le siége de picotements et d'élancements; il n'a pas de tendance à s'étendre et à envahir la presque totalité de la surface du corps, comme le psoriasis herpétique; il coïncide avec des altérations de même nature, etc.

Pronostic. — Le psoriasis est une des formes les plus bénignes de la dartre et persiste pendant très-longtemps sans être accompagné d'aucun phénomène général et sérieux; cependant, à un moment donné, il peut se transformer en herpétide exfoliatrice dont l'élément primitif n'est plus reconnaissable, et on voit alors survenir une cachexie prononcée et la mort.

Traitement. — M. Bazin conseille contre le psoriasis herpétique : deux ou trois verres de tisane de saponaire en vingt-quatre heures; chaque soir, une pilule de 5 milligrammes d'arséniate de fer et ultérieurement 2 et 3 pilules; des frictions avec l'huile de cade jusqu'à production du sycosis cadique; un bain alcalin ou de vapeur tous les deux jours; enfin, envoie les malades aux eaux arsenicales de la Bourboule, si leur position de fortune le leur permet. Le traitement interne doit être continué pendant deux à trois mois, et repris à la moindre réapparition de l'éruption.

Herpétides papuleuses.

Les herpétides papuleuses comprennent deux genres, le prurigo et le lichen.

Prurigo herpétique. — *Symptomatologie.* — Le prurigo herpétique est en général précédé de prurit au niveau des parties qui doivent être le siége de l'affection. Après un temps plus ou moins long apparaissent sur les épaules et le cou, sur la face externe des membres, des papules petites, isolées les unes des autres, présentant la couleur normale de la peau, recouvertes à leur sommet d'une croûte noirâtre, formée par une gouttelette de sang desséché, et due aux grattages que le prurit a forcé le malade d'exercer. Ce prurit est en effet considérable, et détermine un besoin irrésistible de se gratter; souvent même le grattage avec les ongles est insuffisant, et le malade se sert de corps durs, tels que brosses, étrilles, etc., avec lesquels il se déchire la peau. Le soir, et sous l'influence de la chaleur du lit, ses souffrances augmentent, il est obligé de se lever, de s'exposer à l'air frais, et même de s'étendre sur le sol.

Le prurit ne présente pas le même caractère chez tous les malades; il est caractérisé chez celui-ci par des sensations de brûlure ou de chaleur cuisante, chez celui-là par des sensations de picotements, etc.

J'ai déjà dit que l'intensité du prurit pouvait déterminer une excitation cérébrale, et partant la folie ou le suicide.

L'éruption papuleuse est quelquefois très-peu accusée, et cependant le malade éprouve un prurit considérable : prurigo latent ou sans papules de Devergie. Pour M. Bazin, le prurit et les papules constituent deux symptômes d'une même maladie constitutionnelle : l'herpétis ; l'un peut prédominer tandis que l'autre fait défaut, mais ils sont toujours une manifestation de l'herpétis.

Lorsque le prurigo occupe les grandes et les petites lèvres, les démangeaisons sont souvent intolérables et ne présentent pas de rapport avec les altérations locales, alors peu accusées, et deviennent une cause de nymphomanie et d'onanisme ; s'il siége au pourtour de l'anus ou au scrotum, il est caractérisé par un épaississement et une coloration brunâtre de la peau, des stries blanches, parsemées au milieu de la surface brunâtre, et de temps à autre par un suintement séreux qui calme le prurit. Dans ces variétés, les papules sont également peu volumineuses et échappent même à l'examen.

Marche, durée. — Le prurigo herpétique revêt une marche chronique, persiste des mois et des années, récidive après la guérison, et finit par prendre droit de domicile et exister d'une manière permanente ; alors la peau est épaissie, présente des taches brunâtres dues à l'accumulation de la matière pigmentaire, et au milieu de ces taches, de petites cicatrices blanchâtres, consécutives aux ulcérations que le malade a produites en se grattant immodérément. Souvent elle est recouverte de stries et de croûtes noires formées par du sang desséché.

Lorsque l'affection est arrivée à ce degré, il est difficile de reconnaître si c'est un prurigo ou un lichen que l'on a sous les yeux, puisqu'elle est caractérisée par les deux principaux symptômes du lichen, l'épaississement de la peau et l'existence de papules ; du reste, le prurigo se transforme assez souvent en lichen.

Le prurigo herpétique est quelquefois suivi de mort ; il la détermine alors, non par lui-même, mais par les troubles fonctionnels qu'il entraîne : insomnie, altération des fonctions digestives, etc. Cette terminaison est d'ailleurs heureusement rare.

Étiologie. — Le prurigo herpétique (*formicans* des auteurs) se développe principalement dans l'âge adulte, mais affecte aussi la vieillesse ; il naît principalement chez les individus à tempérament nerveux, et reconnaît pour causes occasionnelles les émotions morales, l'usage de poissons salés et d'alcooliques, la malpropreté, etc.

Diagnostic. — Le prurigo herpétique peut être confondu avec les espèces parasitaire, arthritique, herpétique et scrofuleux.

Mais le prurigo psorique occupe l'abdomen, les parties génitales, les mamelles et la partie interne des cuisses. La face est toujours indemne de toute éruption ; tandis que le prurigo herpétique existe au cou, aux épaules, à la partie externe des membres et au visage.

Le prurigo de la gale disparaît sous l'influence d'une friction parasiticide, tandis que le prurigo herpétique résiste à tous les traitements mis en usage. Nous devons toutefois ajouter que la gale éveille quelquefois l'herpétis jusqu'alors à l'état latent, et que cette maladie prolonge alors le prurigo et lui imprime des caractères spéciaux.

Le prurigo pédiculaire existe principalement chez les vieillards de la classe pauvre, est caractérisé par de vives démangeaisons, des papules et papulo-vésicules rares, disséminées çà et là sur toutes les parties du corps, et de préférence à la nuque, sur le dos, la poitrine, les bras, les cuisses et accompagnées de stries noirâtres, indice de grattages; enfin, on peut trouver les pédiculi.

Le prurigo arthritique est circonscrit, ne s'accompagne pas de démangeaisons aussi vives que le prurigo herpétique, et coïncide avec d'autres manifestations arthritiques.

Le prurigo scrofuleux est caractérisé par des papules volumineuses et ne détermine que peu de démangeaisons.

Pronostic. — Le prurigo herpétique constitue une affection sérieuse par sa ténacité, ses récidives fréquentes, le prurit intense qui l'accompagne, etc.

Traitement. — Pour calmer le prurit si intense du prurigo herpétique, on conseillera l'une ou l'autre des diverses lotions ou pommades que nous avons indiquées, page 119.

On prescrira à l'intérieur des pilules de belladone ou d'opium, etc.; d'autre part, on ordonnera l'usage interne des préparations arsenicales (liqueur de Fowler, de Pearson, etc.), et l'emploi d'eaux minérales arsenicales, telles que celles de la Bourboule, de Plombières, du Mont-Dore, etc.

Les eaux de Louèches, préconisées par M. Hardy, n'exercent qu'une action locale substitutive en déterminant du côté de la peau des éruptions papuleuses ou pustuleuses (Bazin).

Lichen herpétique. — *Symptomatologie.* — Le lichen herpétique répond aux variétés décrites par les auteurs sous les noms de lichen agrius et de lichen invétéré; il revêt plus souvent la forme chronique que la forme aiguë; dans ce dernier cas, l'affection est précédée quelquefois par de la fièvre, de l'inappétence et de la céphalalgie, et est caractérisée par de petites papules de la grosseur d'un grain de millet, rosées et reposant sur une surface également rosée. Cette coloration s'éteint rapidement et l'affection se termine par une légère desquamation furfuracée; mais souvent le lichen passe à l'état chronique.

Que l'affection soit primitivement ou secondairement chronique, elle est caractérisée par les symptômes qui appartiennent à tout lichen, c'est-à-dire l'existence de papules, l'épaississement et l'absence de souplesse de la peau, l'état rugueux et chagriné de cette membrane, l'exagération de ses plis, la présence de crevasses aux parties mobiles, telles que les creux poplités, les coudes et les mains, etc.; mais aussi par des signes spéciaux et à lui appartenant, savoir : la dissémination de l'éruption sur de larges surfaces, sur la figure, le cou, la partie interne des bras et des avant-bras, où elle se présente sous la forme de plaques irrégulières; la petitesse des papules; l'intensité du prurit qui parfois atteint pendant la nuit un tel degré que le malade est obligé de se lever, de se promener, de se coucher sur le sol et d'exercer des grattages continuels qui déterminent l'excoriation des papules et un léger suintement séreux; par l'existence au sommet des papules de petites squames adhérentes en un point, et libres par le reste de leur étendue, donnant à l'affection l'aspect des lichens qui recouvrent les vieux arbres (*lichen agrius* des auteurs).

Dans la variété qu'on désigne sous le nom de lichen invétéré, les principaux symptômes sont : le prurit, l'épaississement de la peau, à la surface de laquelle on ne constate que peu de papules, et qui est recouverte d'une quantité plus ou moins grande de squames analogues à celles de l'eczéma.

Le lichen herpétique coïncide en général avec d'autres affections de même nature, telles que : gastralgies, migraines, névralgies intercostales, etc.; a de la tendance à envahir des surfaces de plus en plus étendues à mesure que le malade avance en âge ou à récidiver quand il a disparu.

Étiologie. — Le lichen herpétique naît principalement chez les individus d'un tempérament nerveux, dans l'âge adulte ou dans l'âge mûr, au commencement du printemps ou de l'automne, à la suite d'émotions morales, de veilles, d'excès de table, etc.

Diagnostic. — Le lichen herpétique peut être confondu avec les lichens arthritique, scrofuleux, syphilitique et artificiel. Nous avons déjà établi le diagnostic différentiel du lichen herpétique et du lichen arthritique. Le lichen scrofuleux est caractérisé par des papules plus grosses que celles du lichen herpétique, et accompagnées de vésicules et de pustules; ne détermine que peu de démangeaisons, apparaît chez les enfants et les adolescents doués d'un tempérament lymphatique, etc.

Le lichen syphilitique se distingue du lichen herpétique par la coloration cuivrée de ses papules et l'absence de prurit.

Le lichen artificiel, c'est-à-dire déterminé par des agents irritants, est limité et caractérisé par des papules excoriées, rouges et reposant sur une surface également injectée. Le malade éprouve plutôt une sensation de cuisson qu'une véritable démangeaison.

Pronostic et traitement. — Les considérations que nous avons émises au sujet du prurigo herpétique sont applicables au lichen de même nature.

3° DES HERPÉTIDES MALIGNES.

Herpétide érythémateuse.

Cnidosis ou *urticaire chronique.* — *Symptomatologie.* — Le cnidosis herpétique se développe sur la face, le tronc, les membres et occupe un siége différent à chaque poussée; il est caractérisé, soit par des papules rosées ou blanchâtres, soit par des plaques arrondies, pâles, ou blanchâtres au centre et entourées d'une auréole rouge; soit enfin par des lignes ou bandes rosées ou rouges, d'une largeur souvent très-grande et qui semblent produites par des coups de lanière.

Lorsque l'éruption est papuleuse, les éléments éruptifs sont quelquefois réunis les uns à côté des autres sur des surfaces plus ou moins étendues, se touchent par leurs bords et se confondent, *urticaria conferta* ou urticaire confluent.

L'urticaire herpétique est précédée et accompagnée d'un prurit qui persiste ordinairement après la disparition de l'éruption et est souvent si intense qu'il prive le malade de sommeil.

Cette affection apparaît au commencement de la nuit et sous l'influence de la chaleur du lit, disparaît après quelques heures de durée et n'existe que rarement le matin. Lorsqu'elle persiste dans le jour, elle n'est plus caractérisée que par des papules rosées ou des taches érythémateuses. L'éruption se reproduit ordinairement chaque nuit avec une opiniâtreté désespérante pendant des mois et même des années et est sujette à récidiver lorsqu'on a obtenu sa guérison.

Etiologie. — L'urticaire herpétique se développe dans l'âge adulte, plus souvent chez la femme que chez l'homme, et à la suite d'émotions morales, d'abus alcooliques, d'une nourriture excitante, d'excès de table, etc.

Diagnostic. — Il est toujours facile de reconnaître le genre urticaire caractérisé par une éruption de papules rosées apparaissant et disparaissant brusquement, accompagnées d'un prurit intense, etc.

On différenciera le cnidosis herpétique du cnidosis arthritique en se fondant sur le siége de cette dernière affection sur les parties découvertes, son apparition sous l'influence du froid et sa disparition pendant la nuit, l'existence dans certains cas de tubérosités du volume d'un pois et d'un rouge violacé, voyez page 291.

Pronostic. — Par sa ténacité, sa tendance à récidiver, le prurit qui l'accompagne et qui détermine de l'insomnie, et d'autres troubles généraux, l'urticaire herpétique constitue une affection sérieuse.

Traitement. — On prescrira les arsenicaux, une alimentation douce, l'abstinence d'alcooliques, de café, etc., et on combattra le prurit à l'aide de lotions d'eau blanche, de sublimé, etc., de bains de sublimé ou de bains légèrement sulfureux.

Epinyctide. — *Définition.* — L'épinyctide est une affection rare, caractérisée par des démangeaisons nocturnes et accompagnées seulement d'une éruption érythémateuse extrêmement fugace.

Symptomatologie.— Les malades accusent des démangeaisons nocturnes qui les privent de sommeil, ou des sensations bizarres qui exaltent leur imagination et troublent leur vie. L'un se croit atteint de la gale, l'autre pense que sa peau est parcourue par une multitude d'insectes, et de ces sensations résultent des grattages et des recherches incessantes pour trouver le parasite imaginaire.

La peau ne présente dans le jour qu'un aspect plus ou moins rugueux, et dans la nuit que des taches érythémateuses disséminées, ou quelques papules rosées.

Le prurit est plus intense la nuit que le jour et quelquefois si intolérable que les malades ne peuvent rester dans leur lit. Alors le malade ne goûte pas un seul moment de sommeil, maigrit, devient triste, quelquefois aliéné ou met, par le suicide, un terme à ses souffrances. Aussi l'épinyctide est-elle une affection grave.

L'ensemble des phénomènes précédents suffit pour la différencier de l'urticaire.

Traitement. — On aura recours aux arsenicaux et aux moyens employés contre le prurit, mais souvent on n'obtiendra à l'aide de ces moyens aucun succès ou seulement une amélioration légère et momentanée.

Herpétide maligne bulleuse.

Pemphigus herpétique. — *Symptomatologie.* — Le pemphigus herpétique est caractérisé au début par des taches érythémateuses séparées les unes des autres et sur chacune desquelles s'élève une bulle qui la recouvre presque complétement; cette bulle est entourée d'une légère auréole, est volumineuse et présente une grosseur qui varie de celle d'une noisette ou d'une noix à celle d'un œuf de poule, est remplie par un liquide clair, alcalin, peu plastique et empesant à peine le linge.

Les bulles de pemphigus herpétique naissent quelquefois

sans être précédées d'une rougeur érythémateuse. Quoi qu'il en soit, elles s'affaissent par suite de leur rupture ou de la résorption du liquide qu'elles contiennent, et se recouvrent alors de croûtes foliacées et brunâtres, qui tombent et sont remplacées par d'autres squames foliacées de moins en moins humides. Cette exfoliation se continue longtemps, et souvent persiste en l'absence de toute poussée bulleuse.

Cette affection se perpétue par des poussées successives de bulles qui n'occupent d'abord que quelques parties du corps, mais ensuite se développent sur toute la surface des muqueuses; toutefois les muqueuses sont plus rarement le siége d'une éruption bulleuse dans le pemphigus herpétique que dans le pemphigus arthritique.

A un moment donné l'éruption est généralisée, le malade est forcé de garder le lit, et ordinairement la mort survient par suite de l'apparition de complications métastatiques ou consécutivement au passage de l'affection à l'état d'herpétide exfoliatrice. La mort est plus tardive dans ce dernier cas que dans le premier.

Etiologie. — Le pemphigus herpétique s'observe ordinairement dans l'âge adulte, chez la femme plus souvent que chez l'homme, à la suite d'excès, de veilles, d'émotions morales, etc.

Diagnostic. — Le pemphigus herpétique peut être confondu avec le pemphigus arthritique, mais ce dernier est caractérisé par des bulles plus petites que celles du pemphigus herpétique, de volume inégal, groupées en nombre variable sur une plaque rouge et se touchant par leur circonférence, remplies par un liquide plastique, séro-purulent ou purulent.

Traitement. —Les arsenicaux ont souvent échoué dans le traitement du pemphigus herpétique, ou ont déterminé des phénomènes cutanés qui ont obligé de les suspendre; aussi ne doit-on les employer qu'avec ménagement. M. Bazin a obtenu quelques succès du perchlorure de fer et du quinquina. En outre on saupoudre les surfaces malades de poudre d'amidon, de fécule, de tan, de lycopode ou de vieux bois...

Herpétide tardive et maligne.

Herpétide exfoliatrice. — M. Bazin désigne sous le nom d'herpétide exfoliatrice une forme d'éruption cutanée de nature herpétique, remarquable par sa généralisation et par l'abondance des squames sécrétées à la surface de la peau, et dont les caractères ne permettent pas de reconnaître la lésion primitive de l'affection.

Quelquefois l'herpétide exfoliatrice apparaît d'emblée, mais le plus souvent elle succède à des herpétides vulgaires ou graves, à l'eczéma, au pityriasis, au psoriasis ou au pemphigus, affections d'abord faciles à distinguer, mais qui envahissent ensuite toute la surface cutanée et perdent leurs caractères primitifs.

Symptomatologie. — M. Bazin a décrit en ces termes les modifications que subissent les affections précédentes pour arriver à l'herpétide exfoliatrice :

La transition des genres primitifs à l'herpétide exfoliatrice se fait d'une manière insensible. Dans le pemphigus, elle a lieu par suite de la prolongation de la période squameuse; dans l'eczéma, la sécrétion devient moins abondante, tandis que les squames persistent et se multiplient en prenant quelques-uns des caractères de celles du psoriasis ou du pityriasis. Dans le psoriasis, la rougeur et le soulèvement de la peau, qu'on observe ordinairement au début de l'affection, s'effacent peu à peu, et les squames deviennent plus minces en même temps que plus abondantes. Dans le pityriasis, enfin, les squames, de minces et légères, deviennent plus étendues et plus confluentes. Dans l'un ou l'autre cas, la desquamation épidermique est le seul phénomène objectif et organique qui persiste, et c'est elle qui parvient à dominer la scène.

Lorsque l'herpétide exfoliatrice est établie, l'éruption couvre presque toute la surface du corps; à peine la face, la paume des mains, la plante des pieds sont parfois épargnées. Des squames se produisent et se succèdent incessamment, et sont tellement abondantes qu'elles se détachent sans cesse de la surface cutanée; le matin, on les trouve amoncelées pour ainsi dire sous les flancs et sous les membres des malades. Ces squames sont minces et légères, transparentes comme des pelures d'oignon, petites et analogues aux écailles de son, ou plus larges et plus irrégulières.

La peau présente de la sécheresse et est le siége de prurit, lorsque l'herpétide exfoliatrice est primitive; si elle est secondaire, les démangeaisons sont faibles ou complétement nulles, et cette insensibilité relative contraste avec l'intensité du prurit avant que l'affection générique parvienne à la forme exfoliatrice. Après quelques mois de lutte, les forces s'épuisent et le malade tombe dans un marasme de plus en plus profond; alors on voit quelquefois la desquamation devenir moins abondante, tandis que de nouvelles affections se déclarent et viennent hâter la terminaison funeste. (Hydropisies permanentes et générales, diarrhée colliquative ou affection viscérale cancéreuse ou autre.)

Diagnostic. — On se fondera, pour établir le diagnostic de l'herpétide exfoliatrice, sur la généralisation extrême de l'éruption, les caractères incertains de la lésion élémentaire, l'amaigrissement et la cachexie du malade.

On peut même, à l'aide des commémoratifs, reconnaître, lorsqu'elle est secondaire, à quelle affection générique elle a succédé.

Traitement. — Le traitement est le plus ordinairement impuissant; on peut toutefois employer les arsenicaux, lorsque l'herpétide a revêtu d'emblée les caractères de la forme exfoliatrice et que les malades n'ont subi aucun traitement. Si l'herpétide exfoliatrice est secondaire, et si les malades ont été soumis à une médication arsenicale, on doit se borner à soutenir les forces du malade, à combattre les symptômes qui se présentent.

Des frictions d'huile de cade, des bains simples ou médicamenteux pourront être prescrits si les forces du malade sont conservées.

DES SCROFULIDES.

La scrofule se traduit par des manifestations de la peau, des muqueuses, des os et des viscères. Nous ne nous occuperons que des manifestations cutanées ou *scrofulides*.

Les scrofulides apparaissent dans la première et dans la deuxième période de la scrofule; les unes sont *primitives*, *superficielles* et *bénignes*; les autres peuvent apparaître d'emblée, mais sont plus souvent secondaires et succèdent en général aux affections primitives; elles envahissent les couches profondes de la peau, et sont graves : *scrofulides profondes, secondaires et malignes*.

(*a*) **Scrofulides cutanées bénignes.**

La scrofule détermine des affections cutanées *érythémateuses;* des affections accompagnées d'exsudation séro-purulente, épithéliale ou sébacée, *scrofulides exsudatives;* enfin, des éruptions *boutonneuses*.

1° SCROFULIDES ÉRYTHÉMATEUSES.

Ce groupe comprend trois formes : l'engelure, l'érythème induré et la couperose scrofuleuse.

Engelure. — Nous avons vu que cette affection pouvait constituer une éruption de cause physique, survenait alors chez les enfants, sous l'influence du froid, et disparaissait pendant l'été; mais elle peut être aussi une manifestation scrofuleuse : dans ce cas elle persiste l'été, en l'absence de sa cause provoquante, et est caractérisée par de la tuméfaction et une coloration bleuâtre des doigts et des mains.

Érythème induré. — Il est caractérisé par des plaques indurées, rouges ou violacées, dont la coloration plus foncée au centre se fond insensiblement avec la couleur normale de la peau, et disparaît sous la pression du doigt, plaques enchâssées dans le tissu cellulaire sous-cutané, non douloureuses à la pression, et non accompagnées de prurit.

Cette affection s'observe, en général, sur la partie externe et inférieure de la jambe, le long du tendon d'Achille, quelquefois sur la face, et peut-être plus souvent chez les filles que chez les jeunes garçons.

L'érythème induré ne saurait être confondu avec l'érythème noueux, affection pseudo-exanthématique arthritique, précédée de phénomènes généraux, caractérisée par des saillies ovalaires, douloureuses à la pression, dont la coloration, violacée d'abord, présente ensuite toutes les teintes de l'ecchymose, saillies qui disparaissent spontanément dans l'espace de trois semaines environ.

Couperose. — Elle est caractérisée, comme la couperose arthritique, par une tache rosée ou violacée, occupant le nez et les joues, tache dont la coloration est produite par la présence de capillaires dilatés, et qui disparaît sous la pression du doigt; sur ces taches apparaissent bientôt des papulo-pustules et des pustules à base rouge et à sommet jaunâtre et purulent.

Cette couperose scrofuleuse se distingue de la couperose arthritique par la coloration moins vive de la rougeur; par une dilatation variqueuse moins prononcée des vaisseaux capillaires à la circonférence de la plaque; par la présence de pustules plus volumineuses, plus purulentes, mais plus rares; enfin, par l'existence d'une démangeaison très-légère.

La couperose arthritique est d'ailleurs accompagnée d'autres manifestations de même nature, telles que : douleurs rhumatismales, eczéma, angines, etc.; au contraire, la couperose scrofuleuse est accompagnée de gourmes, d'adénopathie, et s'observe chez des individus lymphatiques.

L'absence de toute manifestation arthritique ou scrofuleuse, l'existence d'abus alcooliques, feront penser à la couperose alcoolique.

2° SCROFULIDES EXSUDATIVES.

Les scrofulides, dites exsudatives par M. Bazin, ont pour élément primitif une vésicule, une vésico-pustule, ou une pustule, et sont constituées tantôt par de l'eczéma, ou de l'eczéma impétigineux, tantôt par de l'impétigo. M. Bazin a cru devoir réunir ces affections sous une même dénomination, parce qu'il est ordinairement difficile de reconnaître l'élément primitif dont la durée est éphémère, et partant de décider si l'affection générique est un eczéma ou un impétigo, et parce que eczéma impétigineux et impétigo sont souvent réunis chez un même scrofuleux.

La scrofulide exsudative (gourmes) occupe d'abord le cuir chevelu, envahit ensuite les oreilles, le cou, la face où on l'observe aux ouvertures nasales, sur la pituitaire, les commissures des lèvres, les joues; elle peut même se répandre sur une partie plus ou moins étendue du corps.

Au cuir chevelu, et au début, elle est caractérisée par des vésico-pustules, ou des pustules dont la durée est si courte qu'on ne les observe jamais, qui se rompent, donnent issue au liquide qu'elles contiennent, liquide qui se concrète et se convertit en croûtes. C'est à ce moment que le malade se présente à l'observateur; alors on constate qu'une partie ou la totalité de la surface crânienne est recouverte de croûtes jaunâtres ou verdâtres, humides, molles et exhalant une odeur fade. Çà et là ces croûtes sont le siége de fissures desquelles s'écoule un liquide purulent ou séro-purulent, qui se concrète à son tour en croûtes jaunes ou verdâtres; les cheveux sont collés et agglutinés entre eux par le produit de la sécrétion, et forment souvent des faisceaux recouverts eux-mêmes de croûtes jaunâtres ou brunâtres.

Si l'on détache les croûtes à l'aide des cataplasmes, ou si on soulève leurs bords à l'aide d'une spatule, on trouve les surfaces sous-jacentes rouges, exulcérées et quelquefois même fongueuses.

Le plus ordinairement cette inflammation se propage au

tissu cellulaire sous-jacent et aux ganglions qui reçoivent leurs lymphatiques de la partie affectée; de là résultent de petits abcès et des adénites. Simultanément avec l'eczéma impétigineux du cuir chevelu existe de l'eczéma suintant à la face postérieure des oreilles, et souvent de l'impétigo de la figure.

A la face, la scrofulide exsudative se présente fréquemment sous la forme de plaques arrondies ou ovalaires (*impetigo figurata*), occupant la partie médiane d'une joue, le front, et recouvertes de croûtes également jaunâtres et humides; au pourtour du nez et à l'entrée des narines, elle est caractérisée par des concrétions jaunâtres allongées, qu'Alibert comparait à des stalactites.

Quelquefois toute la face est recouverte d'une enveloppe crustacée plus ou moins épaisse (*impetigo larvalis*), jaunâtre, exhalant une odeur fétide et nauséabonde, masquant complétement les traits du visage.

Si le malade, ennuyé par les tiraillements qu'exercent les croûtes, se gratte incessamment, les surfaces irritées sont le siége d'un écoulement sanguin qui se mêle au liquide séro-purulent, et de là résultent des croûtes noirâtres plus ou moins épaisses qui donnent à la physionomie un aspect tout à fait repoussant.

La scrofulide exsudative n'est jamais accompagnée de vives démangeaisons ou de fortes douleurs lorsqu'elle se complique d'abcès.

Lorsque cette affection est passée à l'état chronique, elle est souvent caractérisée par de petites croûtes rugueuses, jaunâtres ou brunâtres (galons), traversées par un faisceau de cheveux, adhérentes au cuir chevelu, ou séparées de lui par les ongles du malade, et glissant alors sur les cheveux qui en sont hérissés. — *Impetigo granulata*. Cette forme est ordinairement accompagnée de *pediculi*. Dans d'autres circonstances la scrofulide exsudative chronique est caractérisée par des croûtes sèches, farineuses, blanchâtres ou d'un blanc jaunâtre, et formées de lamelles épidermiques.—*Pseudo-teigne furfuracée*. Enfin quelquefois les cheveux sont agglutinés, réunis en faisceaux et enveloppés d'une gaîne chatoyeuse (*pseudo-teigne amiantacée*).

Après une durée en général assez longue, la scrofulide exsudative disparaît définitivement, mais en laissant souvent des places dégarnies de cheveux ou de l'acné sébacée.

Diagnostic. — La scrofulide exsudative peut être confondue avec l'impétigo herpétique ou avec le favus.

Mais l'impétigo scrofuleux occupe primitivement le cuir chevelu, la face, tandis que la mélitagre herpétique débute par les membres et la poitrine. L'éruption dartreuse est symétrique et caractérisée par des croûtes flavescentes, entourées d'une auréole rosée; est accompagnée de vives démangeaisons; ne détermine que rarement des engorgements ganglionnaires, et s'observe dans l'âge adulte ou la vieillesse; tandis que la scrofulide impétigineuse est asymétrique, caractérisée par des croûtes verdâtres, accompagnée d'un prurit très-léger et d'engorgements ganglionnaires, s'observe dans l'enfance, etc.

Nous avons établi le diagnostic différentiel de la scrofulide bénigne exsudative et du favus, page 183; il est donc inutile de revenir sur ce sujet.

3° SCROFULIDES BOUTONNEUSES.

Ce groupe comprend des affections essentiellement papuleuses : *strophulus, prurigo* et *lichen;* une affection papulo érythémateuse : *l'erythema papulatum*, des affections papulo-pustuleuses, diverses formes *d'acné*.

La scrofulide boutonneuse apparaît souvent dès l'âge le plus tendre et sous la forme de lichen aigu. — *Strophulus*. Cette affection survient, en général, chez les enfants à la mamelle, à l'occasion du développement des dents. Elle est quelquefois accompagnée d'un léger mouvement fébrile, et est caractérisée par des papules apparaissant d'abord sur la face et les parties supérieures du corps et envahissant successivement les autres parties de la peau.

Ces papules sont volumineuses, isolées les unes des autres, présentent la même couleur que la peau environnante, ou sont rouges ou rosées et alors reposent sur des surfaces érythémateuses ; elles ne sont pas accompagnées de vives démangeaisons, et se terminent par desquamation dans l'espace de trois à quatre jours.

Quelquefois les papules du strophulus présentent à leur sommet un soulèvement de l'épiderme par de la sérosité transparente, et constituent alors des papulo-vésicules dont la durée est plus longue que celle des simples papules.

Le strophulus peut récidiver plusieurs fois, se compliquer d'eczéma, se transformer en lichen ou lichen eczémateux.

Il naît de préférence chez les enfants lymphatiques.

Lorsque le strophulus naît à l'occasion du travail de la dentition, disparaît après lui, il constitue seulement une éruption symptomatique d'un travail physiologique ; mais s'il persiste après l'éruption des dents, il constitue alors l'effet d'un état pathologique : *de la scrofule*, qui a été éveillé par la sortie des dents et a converti le strophulus en une une manifestation scrofuleuse.

Le *lichen* de nature scrofuleuse apparaît, en général, vers l'âge de 12 à 15 ans, est caractérisé par des papules plus volumineuses que celles des lichens herpétique et arthritique, est accompagné de vésicules et de pustules ; ne détermine que de faibles démangeaisons ; débute par la face et les parties supérieures du corps et se répand ensuite sur les diverses autres parties de la peau ; coïncide avec des adénites cervicales, la scrofulide exsudative du cuir chevelu, etc.

Le lichen scrofuleux a une longue durée, lorsque le malade n'est pas soumis à un traitement rationnel.

Cette espèce de lichen se différenciera facilement du lichen herpétique caractérisé par un prurit intense, des papules peu volumineuses et recouvertes de vésicules ou de légères croûtes, etc. ; du lichen arthritique constitué par des plaques circonscrites de papules, plaques occupant le dos des mains, des avant-bras, le front, siége de démangeaisons, de picotements et d'élancements, et survenant chez les adultes et non à l'âge de 12 à 15 ans.

Le lichen syphilitique est caractérisé par des papules offrant une couleur cuivrée, et recouvertes de squames épidermiques; est exempt de démangeaisons, accompagné d'autres accidents syphilitiques et a été précédé de chancre induré, etc.

Toutes les considérations que nous venons de donner au sujet du lichen scrofuleux sont applicables au prurigo scrofuleux.

Erythema papulatum. — Cette affection apparaît aussi chez les jeunes enfants, mais non dans la première enfance, occupe le dos des mains et des joues, alterne avec l'engelure et est caractérisée par une rougeur érythémateuse indolente, disparaissant sous la pression du doigt et sur laquelle on aperçoit quelques papules proéminentes.

Cet érythème scrofuleux a une marche lente qui le différencie de l'érythème papulo-tuberculeux arthritique.

Acné scrofuleuse. — Les formes d'acné qui dépendent de la scrofule sont : l'acné punctata, l'acné sebacea, l'acné varioliforme, l'acné miliaris, l'acné indurata et l'acné rosea.

L'acné punctata est caractérisée par de petites saillies au centre desquelles on aperçoit de petits points noirs. (Tannes.)

L'acné varioliforme est une variété qui était décrite sous le nom de moluscum avant que M. Bazin ait fait paraître son mémoire sur cette affection (1851). Depuis cette époque elle a été bien étudiée par le Dr Magnan, ancien interne de M. Bazin, et rattachée par tous les dermatologistes au genre acné.

L'acné varioliforme siége habituellement à la face, au cou, au devant de la poitrine, mais peut s'observer sur les diverses autres régions du corps ; elle est caractérisée par de petites saillies dont la grosseur varie de celle d'un grain de mil à celle d'un pois ou d'une petite cerise, saillies indolentes, ombiliquées au centre, présentant une couleur qui se rapproche de celle de la cire, et demi-transparentes sur les bords de l'ombilic.

M. Bazin a démontré que cette affection était précédée ou accompagnée d'autres manifestations scrofuleuses.

Ce même médecin place au nombre des scrofulides acnéiques, l'acné sébacée et l'acné éléphantiasique caractérisée par l'hypertrophie générale des glandes de la peau, et dont une observation recueillie par M. Lutz est insérée dans le *Traité de la scrofule* de M. Bazin.

L'acné *miliaris* occupe principalement le front et est caractérisée par de petites pustules analogues à des papules pseudo-vésiculeuses et produites par l'occlusion de l'orifice du canal de la glande sébacée et son soulèvement par la sécrétion glandulaire mêlée à un peu de lymphe ou de sérosité purulente. Ces pustules sont discrètes et séparées par des intervalles de peau saine, ou cohérentes réunies les unes à côté des autres de manière à former des groupes dont la forme souvent régulière représente des figures géométriques, celle d'un anneau, d'un demi ou d'un quart de cercle, etc. Il est en général facile de reconnaître que ces groupes sont constitués par une réunion de pustules; quelquefois cependant on n'arrive qu'avec peine à diagnostiquer cet élément primitif, parce que les pustules s'étant rompues, il n'existe plus que des plaques saillantes, régulières ou irrégulières, rouges et recouvertes de squames blanches et peu épaisses, plaques offrant quelque analogie avec celles du *lichen lividus*. Tantôt l'acné miliaire scrofuleuse n'occupe que le front; tantôt, au contraire, elle est disséminée à la surface de tout le corps.

L'acné *indurata* est caractérisée par des pustules dures et rouges à la base, purulentes au sommet, le plus ordinairement isolées et discrètes, quelquefois cependant cohérentes. Ces pustules s'ouvrent à leur sommet, donnent issue au pus qu'elles contiennent, et disparaissent en laissant une petite cicatrice blanche, oblongue et plissée.

Elles sont le résultat d'un travail inflammatoire qui s'empare de la glande sébacée, se propage ensuite au tissu cellulaire ambiant et ne détermine que lentement la suppuration qui a lieu d'abord au sommet de la papulo-pustule.

Nous avons décrit précédemment l'acné rosée de nature scrofuleuse.

La scrofulide acnéique n'apparaît ordinairement que vers l'époque de la puberté et se perpétue souvent pendant un temps fort long, par suite de l'existence de poussées successives. Elle disparaît, en général, quand surviennent les périodes ultérieures de la scrofule. Nous devons ajouter que l'acné varioliforme se rencontre souvent vers l'âge de 4 ou 5 ans.

On voit quelquefois la scrofule débuter, par la couperose, chez les femmes arrivées à l'âge critique. Cette affection persiste alors longtemps et ne disparaît que lors de l'apparition de la scrofule viscérale.

L'acné scrofuleuse pourrait être confondue avec l'acné syphilitique; mais la première espèce occupe presque exclusivement la face, le dos, les épaules, le devant de la poitrine, est caractérisée par diverses variétés d'acné : de l'acné punctata, de l'acné miliaire, de l'acné indurata, et les éléments n'affectent aucune disposition spéciale; au contraire l'acné syphilitique occupe toute la surface du corps et est caractérisée par des pustules discrètes ou réunies en petits groupes, entourées d'une petite auréole cuivrée et laissant à leur place une petite cicatrice déprimée qui blanchit du centre à la circonférence.

L'acné miliaire et l'acné indurata de nature scrofuleuse, pourraient être confondues avec les mêmes variétés de nature arthritique; mais l'acné miliaire scrofuleuse siége ordinairement sur le visage et les épaules, est associée à l'acné punctata, l'acné indurata n'est pas accompagnée de picotements et coïncide souvent avec d'autres manifestations scrofuleuses.

L'acné indurata arthritique se développe par plaques sur le dos, la partie interne des cuisses et coïncide avec d'autres manifestations arthritiques.

Marche, durée, terminaison de la scrofule cutanée bénigne. — La scrofule cutanée sécrétante est celle que l'on observe, en général, la première; elle apparaît dès la plus tendre enfance, et disparaît, selon M. Bazin, vers l'âge de 3 ou 4 ans, mais peut aussi se continuer dans l'âge adulte sous forme d'eczéma chronique, de pityriasis ou d'acné sébacée, quelquefois même elle n'apparaît que dans l'âge adulte.

Le lichen généralisé précédé de strophulus peut naître aussi dans les premiers temps de la vie et coexister avec la gourme, tandis que l'acné n'apparaît qu'à l'âge de la puberté (l'acné varioliforme excepté) et la couperose à l'âge critique.

La scrofulide cutanée peut se propager de la peau aux muqueuses ou se transformer *in situ* en scrofulides malignes. — Un impetigo simple du nez ou de la lèvre peut ainsi se transformer en scrofulide rongeante ou même en lupus fibroplastique.

Étiologie. — Nous ne pouvons pas étudier ici les causes de la scrofule, mais seulement indiquer les circonstances qui déterminent l'apparition des éruptions cutanées scrofuleuses.

La dentition, la puberté, la grossesse, etc., peuvent constituer autant de causes provoquantes de la scrofule et éveiller cette maladie constitutionnelle. La dentition est accompagnée de feux de dents, c'est-à-dire de congestions, d'érythèmes de la face, de strophulus, d'éruptions eczémateuses, tous phénomènes qui disparaissent lorsque la dent a percé la gencive, si l'enfant n'est pas scrofuleux; mais, s'il est atteint de cette maladie constitutionnelle, alors l'éruption éveille la maladie jusque là latente, et celle-ci, s'emparant de l'éruption provoquée par la dentition, la perpétue et la transforme en manifestation scrofuleuse (*lichen scrofuleux*, *eczéma scrofuleux*, etc.)

A la puberté, les congestions qui se produisent du côté des mamelles déterminent des érythèmes, passagers ordinairement, mais qui chez les jeunes filles scrofuleuses se transforment en eczémas scrofuleux. Le tempérament lymphatique prédispose aux éruptions sécrétantes, le tempérament bilieux aux éruptions acnéiques, le tempérament bilioso-nerveux aux éruptions papuleuses.

Les maladies fébriles exanthématiques, la chlorose, jouent souvent aussi le rôle de causes provoquantes de la scrofule. Il en est de même des parasites végétaux ou animaux, etc.

Traitement. — On doit conseiller un traitement interne dirigé contre la cause des affections cutanées, c'est-à-dire contre la scrofule, et un traitement externe dirigé contre l'éruption de la peau elle-même.

On satisfera à la première indication en ordonnant des tisanes amères, telles que : celles de houblon, de pensée sauvage, de gentiane, etc.; un léger laxatif tous les jours; une cuillerée de sirop d'iodure de fer chaque matin et une cuillerée de sirop antiscorbutique chaque soir. M. Bazin réserve l'huile de morue pour les scrofulides malignes et les accidents de la scrofule osseuse.

Toutefois, dans les cas de scrofulides bénignes rebelles, il conseille l'association du sirop de fer et de l'huile de morue.

Le traitement local doit être différent, suivant que l'affection est humide ou sèche.

S'il s'agit d'une scrofulide exsudative non compliquée de parasites et présentant des symptômes inflammatoires, on fera des lotions émollientes sur les parties malades; on saupoudrera de poudre d'amidon ou de fécule de pommes de terre les surfaces affectées; on détachera les croûtes à l'aide de cataplasmes de fécule, et on fera prendre un bain d'amidon tous les jours ou tous les deux jours. Si la gourme est compliquée de parasites, il faut détruire ces êtres à l'aide d'onguent napolitain ou d'une solution de sublimé.

Lorsque les symptômes inflammatoires sont apaisés, on badigeonne les surfaces malades avec de l'huile de cade pure; une minute ou deux après le badigeonnage, on essuie avec un linge fin et par pression la partie imbibée d'huile de cade. Il convient de répéter cette application tous les trois ou quatre jours.

Si l'huile de cade déterminait de l'irritation, on la mélangerait à l'huile d'amandes douces ou on la remplacerait par des pommades au calomel, à l'oxyde de zinc, etc.

Ce traitement local convient aussi aux scrofulides boutonneuses et acnéiques; s'il s'agit d'acné sébacée, on prescrira les glycérolés d'ammoniaque, de carbonate de soude, les bains gélatino-sulfureux ou sulfureux.

(*b*) Scrofulides malignes.

M. Bazin assigne les six caractères suivants à ce groupe d'affections scrofuleuses : 1° l'extension aux couches profondes de la peau; 2° la circonscription plus limitée, plus restreinte, des parties affectées; 3° l'absence de douleur; 4° l'hypertrophie, suivie plus tard d'une atrophie remarquable des parties atteintes; 5° la coloration d'un rouge violacé ou livide; 6° les cicatrices indélébiles, et trop souvent hideuses que laissent après elles les scrofulides profondes.

1° SCROFULIDE ÉRYTHÉMATEUSE.

Ce groupe renferme les affections où il semble qu'il n'y ait que de l'érythème sur les surfaces malades. M. Bazin en admet deux variétés : le lupus érythémateux et le lupus acnéique.

Lupus érythémateux. — Il siége presque constamment à la face, aux tempes ou au cuir chevelu, quelquefois sur le dos des mains et des doigts, et est caractérisé par des plaques ordinairement arrondies ou ovalaires, indolentes, non saillantes, offrant une rougeur congestive tantôt analogue à celle de l'érysipèle, tantôt livide ou jaunâtre, rougeur disparaissant sous la pression du doigt, permanente et fixe ; après avoir persisté un certain temps, la rougeur disparaît et laisse à sa place une véritable cicatrice semblable à celle d'une brûlure, et qui s'est produite sans que l'épiderme ait été détruit. Les couches superficielles du derme disparaissent par suite d'une absorption interstitielle.

Quelquefois le lupus érythémateux offre une marche centrifuge (*érythème centrifuge* de Biett). Il débute par une rougeur qui s'exfolie, se transforme en cicatrice, tandis qu'à la circonférence apparaît une rougeur circulaire qui subit la même évolution, et ainsi de suite.

Lupus acnéique ; herpès crétacé du bout du nez, de M. Devergie. — Cette affection ne s'observe guère qu'à la figure, sur les joues et le nez ; elle est caractérisée par une ou plusieurs taches arrondies ou ovalaires limitées par un bourrelet rouge qui s'étend progressivement vers les parties saines à mesure que le mal fait des progrès. Au niveau de ces taches, on observe que les conduits des glandes sébacées sont élargis et remplis d'une matière blanchâtre, comme crayeuse, et composée d'un mélange d'épiderme et de matière sébacée altérés ; de l'existence de cette substance au niveau des glandes sébacées résultent de petites aspérités à la surface.

Lorsque cette affection est guérie, les parties du nez qui en étaient affectées sont couvertes de petites dépressions semi-circulaires et cicatricielles correspondant aux ouvertures des glandes sébacées.

Diagnostic. — La *couperose érythémateuse* peut être confondue avec le lupus érythémateux ; cependant la couperose est caractérisée par des taches moins régulièrement arrondies, présentant des capillaires dilatés à leur surface et à leur pourtour, ordinairement recouvertes de papulo-pustules et de pustules.

L'*érythème marginé arthritique* est caractérisé par des plaques d'un rouge inflammatoire, nettement limitées par des bords relevés, et présente une marche aiguë.

L'*erythema papulatum scrofuleux* est constitué par des surfaces rouges recouvertes d'éléments papuleux, et n'offre jamais de tissu cicatriciel.

2o SCROFULIDE TUBERCULEUSE.

M. Bazin admet trois variétés de scrofulide tuberculeuse : le lupus tuberculeux, la scrofulide tuberculeuse inflammatoire et une variété rare du molluscum des auteurs.

(*a*) *Lupus tuberculeux.* — Il présente une forme simple et une forme hypertrophique.

La *forme simple* s'observe le plus ordinairement sur la face, plus rarement sur le tronc et les membres, et est caractérisée par des tubercules disposés en groupes affectant les formes les plus variées, celles d'un arc de cercle, d'une demi-lune, d'un anneau complet ou incomplet, etc. Ces tubercules présentent un volume variable de celui d'un grain de mil à celui d'un gros pois, sont demi-transparents, et offrent une coloration rougeâtre, d'un rouge livide ou jaunâtre, que l'on a comparée avec raison à la couleur du sucre d'orge. Ils sont en général indolents, et donnent au doigt qui les presse la sensation d'une rénitence élastique.

Si on examine au microscope le tissu qui les compose, on constate qu'il est constitué par des cellules et des noyaux libres renfermant au milieu d'eux des follicules pileux ou des glandes sébacées dégénérées et remplies de couches concentriques d'épithélium provenant de ces glandes.

Ce néoplasme est résorbé après avoir subi sans doute la transformation graisseuse, et alors le tubercule devient plus mou, perd sa rénitence, se ride et s'affaisse, et finit par disparaître en laissant une cicatrice enfoncée qui n'a pas été précédée d'ulcération (*lupus non exedens*), et ressemble à celle d'une brûlure.

Le lupus tuberculeux a une marche très-lente, et s'étend en surface tantôt par de nouvelles poussées tuberculeuses et tantôt par un bourrelet tuberculeux circonférentiel qui apparaît dès que les tubercules du centre sont affaissés. La durée est très-longue, et cette affection persiste pendant une grande partie de l'existence.

La *forme tuberculeuse hypertrophique* s'observe aussi principalement sur la face, mais existe également sur les membres et les organes sexuels.

La face acquiert un volume considérable, d'où le nom de léontiasis qui lui a été donné. Les traits ont alors disparu, les joues sont tuméfiées et pendantes, et donnent au doigt une sensation de rénitence élastique analogue à celle que produit la pression des tubercules du lupus non hypertrophique. Les lèvres sont énormes, les paupières recouvrent presque complétement les yeux que l'on aperçoit à peine; les oreilles sont également le siége d'une tuméfaction considérable.

Aux membres, le volume des parties affectées est double ou triple du volume normal. Tous les éléments de la peau sont affectés d'hypertrophie, les papilles sont saillantes et donnent aux téguments un aspect de peau de chagrin; sur les limites des parties hypertrophiées existent des tubercules exfoliés ou recouverts d'une croûte noirâtre.

Les parties génitales peuvent aussi présenter cette hypertrophie, et on constate alors que le pénis a un volume double ou triple de son volume normal et que les glandes sébacées de cette partie et les follicules pileux du scrotum sont hypertrophiés, ou que les grandes et les petites lèvres forment des masses volumineuses et pendantes.

Cette affection persiste pendant de longues années, s'étendant, comme la forme simple, soit par l'apparition de nouveaux groupes, soit par la naissance d'un bourrelet circonférentiel.

Chaque tubercule individuel peut se terminer par résorption ou ulcération.

(b) *Scrofulide tuberculeuse inflammatoire.* — Cette affection n'est pas commune; elle peut occuper toutes les régions du corps et se présente ordinairement sous forme de plaques constituées par des tubercules réunis en groupes, tubercules opaques, rouges, indurés, peu sensibles à la pression, quelquefois purulents ou croûteux à leur sommet.

(c) *Molluscum.* — C'est une affection très-rare, dont M. Bazin n'a observé qu'un exemple. Elle consiste, dit ce médecin, en une éruption de petites tumeurs variables en volume, depuis celui d'un pois jusqu'à celui d'une cerise. Le contenu de ces tumeurs n'est autre chose que du tubercule tout à fait analogue, pour la composition, au tubercule pulmonaire. Au bout d'un certain temps, les tumeurs se ramollissent par suite de la formation d'une matière caséeuse et de véritable pus. L'abcès tuberculeux se perfore, s'ouvre au dehors, le kyste se vide, et ses parois se cicatrisent un peu plus vite et mieux que celles des cavernes pulmonaires.

Dans le cas observé par M. Bazin, les parois de la tumeur étaient formées d'une double enveloppe : de la peau amincie et presque réduite à sa couche épidermique et d'une tunique profonde; c'était un véritable kyste dans lequel se trouvait renfermée la matière tuberculeuse.

Diagnostic du lupus non ulcéreux. — La scrofulide maligne tuberculeuse non ulcéreuse pourraît être confondue, à la rigueur, avec la couperose pustuleuse, le lichen à papules déprimées, le psoriasis circiné. Cependant, un examen attentif permettra toujours de distinguer ces diverses affections. En effet, la couperose est caractérisée par une surface rouge, sur laquelle existent des papulo-pustules d'un rouge inflammatoire; le lichen à papules déprimées est disséminé et ses éléments présentent une couleur toute différente de celle des tubercules du lupus. Enfin le psoriasis est caractérisé par des saillies recouvertes de squames blanches, argentées, bien différentes des légers furfures qui recouvrent quelquefois les tubercules.

La syphilide tuberculeuse circonscrite pourrait plutôt prêter à l'erreur; en effet, elle est caractérisée par des tubercules groupés, indolents, etc.; cependant, les tubercules syphilitiques offrent une teinte cuivrée, sont plus durs que les tubercules du lupus, disposés de manière à former un croissant ou un fer à cheval, et présentent une marche rapide; ils ont été précédés d'ailleurs d'autres phénomènes de même nature.

Le lupus hypertrophique a pu être pris pour l'éléphantiasis des Arabes, mais jamais on observe, dans cette dernière affection, un fond cicatriciel et l'existence de tubercules, phénomènes habituels au lupus.

3° SCROFULIDE CRUSTACÉE ULCÉREUSE.

Cette scrofulide se divise en scrofulide ulcéreuse tuberculeuse et en scrofulide ulcéreuse inflammatoire.

Scrofulide ulcéreuse tuberculeuse (*lupus ulcéreux*). Elle débute par des tubercules identiques à ceux que nous avons décrits en faisant l'histoire de la scrofulide tuberculeuse simple, mais, toutefois, moins saillants, plus indurés et plus rouges. Ces tubercules sont bientôt le siége d'une ulcération qui s'étend en largeur et en profondeur. Quelquefois, cependant, l'ulcération s'étend principalement en largeur, et se présente sous la forme d'une ulcération irrégulière, superficielle, recouverte de croûtes noirâtres et adhérentes, à bords rouges, gonflés, un peu douloureux et semés de tubercules, ulcération sécrétant un pus mal lié, de mauvaise nature, que la pression fait sourdre à sa circonférence, et qui se propage à de vastes surfaces, de la face au cou et à la région sous-maxillaire.

Dans quelques circonstances, l'ulcération se guérit à la place primitivement atteinte, laissant des cicatrices rougeâtres ou d'un blanc rosé, luisantes, coupées de brides entre-croisées ou de végétations produites par des lambeaux de téguments qu'elles ont compris dans leur épaisseur, et qui peuvent devenir le siége de nouveaux tubercules, et envahit simultanément les parties qui entourent la surface cicatrisée (*lupus serpigineux*).

Dans d'autres cas, l'ulcération s'étend en profondeur et détruit tous les tissus qu'elle rencontre. Cette forme débute ordinairement au niveau des ailes ou de la pointe du nez, par un tubercule qui s'ulcère, perfore l'aile du nez ou l'échancre sur son bord libre (*lupus terébrant*). L'ulcération est recouverte d'une croûte brunâtre ou noirâtre formée par le dessèchement d'une suppuration sanieuse, s'étend progressivement par la destruction des parties voisines, et ne respecte ni les cartilages, ni les os du nez.

Quelquefois l'ulcération se fait par la muqueuse, détruit la cloison ou la voûte palatine, et fait communiquer soit les deux fosses nasales, soit la fosse nasale et la cavité buccale. Si la scrofulide ulcéreuse débute par la commissure des lèvres ou les paupières, elle détruit ces parties, agrandit les ouvertures buccale et palpébrale, gêne la mastication ou amène le renversement des lèvres, l'ectropion et l'ophthalmie.

En général, cette scrofulide a une marche très-lente, quelquefois, cependant, elle détruit tous les tissus avec une rapidité désespérante et mérite le nom de *luxus vorax* : « En moins d'un mois, six semaines, dit M. Bazin, le nez est complétement rongé, les lèvres sont détruites. On voit entre les ouvertures nasales, le vomer et la lame perpendiculaire de l'ethmoïde se raccourcir de jour en jour sous l'influence du travail destructeur des os. La langue se détruit par parties, et bientôt se trouve réduite à un moignon informe placé au fond de l'antre qui représente la bouche et les fosses nasales réunies, par suite de la chute des dents et de la destruction de la voûte palatine. Le plancher de l'orbite ne tarde pas à s'écrouler, et les globes oculaires tombent, retenus seulement par les nerfs optiques, auxquels ils se trouvent appendus comme à deux cordes. — Les malades parvenus à ce degré de la scrofulide maligne sont ordinairement enlevés par une phlegmasie ultime. »

Scrofulide ulcéreuse inflammatoire. — Elle débute par des pustules, des papulo-pustules, des bulles de rupia, etc., ou par des tubercules inflammatoires réunis en groupes, rouges, indurés, peu sensibles à la pression, purulents et croûteux à leur sommet, etc. Que la scrofulide ait présenté à son origine l'un ou l'autre de ces éléments primitifs, elle aboutit en définitive à la formation d'une croûte épaisse, brunâtre, enchâssée profondément dans la peau, et au-dessous de laquelle existe une ulcération irrégulière et anfractueuse, sécrétant une humeur sanieuse qui se concrète et forme une nouvelle croûte ; les bords de cette ulcération sont rouges, légèrement tuméfiés et parsemés souvent de tubercules inflammatoires ou de pustules indiquant l'élément primitif de l'affection. Cette scrofulide présente une marche plus lente que la scrofulide tuberculeuse fibro-plastique (lupus) ; trouve dans les os une barrière presque infranchissable, et laisse à sa suite des cicatrices bridées, enfoncées, adhérentes aux os.

Tandis qu'à la face et aux membres on observe, à peu près indistinctement, les deux variétés de scrofulides ulcéreuses ; au tronc, selon M. Bazin, on constaterait plus souvent l'existence de la scrofulide inflammatoire.

Étiologie. — La scrofulide maligne débute d'emblée ou succède à la scrofulide bénigne, apparaît ordinairement entre 16 et 25 ans, et à peu près également dans les deux sexes; quelquefois elle est consécutive à la transformation *in situ* de scrofulides bénignes en scrofulides malignes; de *couperose*, d'*érythema papulatum* en scrofulides fibro-plastiques.

Diagnostic. — Nous devons indiquer les moyens de reconnaître l'élément primitif de la scrofulide ulcéreuse; l'espèce de scrofulide, scrofulide inflammatoire ou tuberculeuse fibro-plastique, et enfin la nature scrofuleuse de l'affection cutanée.

Il n'est pas toujours facile de reconnaître l'élément primitif, l'affection n'étant caractérisée que par une ulcération recouverte d'une croûte plus ou moins épaisse, et autour de laquelle n'existe aucune trace de l'élément primitif; cependant, on constate quelquefois sur les bords de la partie malade l'existence d'indurations profondes, aplaties, peu saillantes et indiquant que l'affection a débuté par un tubercule qui a suppuré et qui s'est transformé en croûtes.

De même, selon M. Bazin, si les bords de la croûte sont profondément enchâssés dans la peau et semblent situés sur le même plan que les parties environnantes; si la croûte semble se continuer avec le bord rouge induré de la peau, faire en quelque sorte corps avec lui, l'élément primitif a été un tubercule cutané ou sous-cutané.

Si la croûte a la forme d'une écaille d'huître, elle indique la présence, au début, de la bulle de rupia ou de la pustule de l'ecthyma.

Si la croûte est jaunâtre, saillante, détachée du fond de l'ulcère, elle indique la préexistence de la pustule d'impétigo.

Si la croûte est humide, suintante, imprégnée d'un pus séro-sanguinolent, elle démontre que l'affection a débuté par la vésico-pustule.

La scrofulide ulcéreuse ne peut être confondue qu'avec la scrofulide exsudative ou les ulcérations consécutives aux scrofules ganglionnaires ou cellulaires. Mais la scrofulide exsudative est caractérisée par des croûtes jaunâtres, superficielles, non enchâssées dans la peau, autour desquelles on observe souvent l'élément primitif vésiculeux ou pustuleux, et qui ne laisse à sa suite qu'une simple maculature s'effaçant peu à peu et non une cicatrice bridée.

Les ulcères ganglionnaires ont des bords sinueux, bleuâtres et décollés, et ont été précédés pendant longtemps par une tumeur fluctuante.

Mais, la scrofule ulcéreuse étant reconnue, quelle en est la variété? Est-ce un lupus? Est-ce une affection inflammatoire?

Dans le lupus, on observe sur les bords de l'ulcère, soit des tubercules fibro-plastiques, soit des traces de tubercules.

Dans la scrofule inflammatoire, au contraire, on constate l'existence de grosses papulo-pustules rouges et inflammatoires.

La scrofulide ulcéreuse doit enfin être distinguée de la syphilide cutanée ulcéreuse.

Or, les tubercules syphilitiques sont saillants, volumineux, offrent un reflet obscur, de couleur brune ou cuivrée, sont disposés en groupes circulaires, tandis que les tubercules scrofluleux sont livides, rougeâtres, demi-transparents.

A la période ulcérative, s'il s'agit d'une affection syphilitique, on constate que les croûtes qui recouvrent les surfaces malades sont entourées d'une auréole cuivrée, sont affaissées, brunâtres ou noirâtres, et laissent à leur place des surfaces ulcérées à bords taillés a pic et baignées d'un pus qui se concrète rapidement au contact de l'air; tandis que s'il s'agit d'une affection scrofuleuse, les croûtes sont entourées d'une auréole rougeâtre et bleuâtre, sont saillantes, d'un brun jaunâtre et laissent à leur place des ulcères couverts de granulations et de fongosités.

Enfin la marche de l'ulcère scrofuleux est très-lente, tandis que celle de l'ulcère syphilitique est très-rapide.

Quelquefois cependant la scrofulide ulcéreuse s'étend rapidement en superficie ou en profondeur; mais, dans le premier cas, l'ulcération n'offre jamais de contours irréguliers, en forme d'arcs de cercle, de spirales, comme cela s'observe dans l'ulcère syphilitique serpigineux; les bords sont violacés et décollés, le fond de l'ulcère est recouvert d'un pus peu consistant et les surfaces cicatrisées sont bridées.

Il est plus difficile de décider si le lupus qui détruit en profondeur, appartient à la syphilis ou à la scrofule, surtout lorsqu'il siége au nez : toutefois on pourra s'appuyer sur les caractères suivants : la scrofulide débute par la peau, naît dans la jeunesse, s'accompagne de caries et de tumeurs blanches, tandis que la syphilide débute par la muqueuse et coïncide avec des douleurs ostéocopes, des exostoses, etc., et guérit rapidement sous l'influence d'un traitement spécifique.

Pronostic.— Il est sérieux, les scrofulides malignes présentant une longue durée, étant difficiles à guérir, laissant, après la guérison, des cicatrices difformes et désagréables, pouvant déterminer des pertes de substance considérable et même entraîner la mort.

Les scrofulides malignes non ulcéreuses sont moins graves que les ulcéreuses, et les scrofulides fibro-plastiques ulcéreuses sont plus graves que les affections ulcéreuses inflammatoires, le système osseux ne constituant pas pour elles une barrière, une limite à leurs progrès.

Traitement. — On doit conseiller un traitement interne, dirigé contre la scrofule, et un traitement externe, dirigé contre l'affection cutanée.

On satisfera à la première indication, en prescrivant l'huile de morue et le sirop d'iodure de fer, les tisanes amères, une nourriture tonique, etc.

M. Bazin a fait prendre aux scrofuleux jusqu'à 200 et 300 grammes d'huile de morue chaque jour en hiver. En été, l'huile de morue n'est pas aussi bien supportée, et il ne faut guère en ordonner qu'une ou deux cuillerées chaque jour.

M. Bazin professe que l'on doit suspendre l'usage de l'huile de morue lorsque les ulcères scrofuleux sont blafards et se couvrent d'une couche comme couenneuse, et comme putrilagineuse, parce que dans ce cas le mauvais état de la lésion augmente sous l'influence de l'absorption de l'huile.

En résumé, on conseillera de prendre matin et soir une tasse de tisane amère; avant chaque repas une dose convenable d'un mélange de sirop d'iodure de fer et d'huile de morue.

Le *traitement local* varie avec la variété de scrofulide maligne que l'on observe. Les scrofulides érythémateuses et tuberculeuses simples réclament les mêmes modificateurs, c'est-à-dire l'huile de cade et l'huile de noix d'acajou. On applique sur la surface malade une très-légère couche d'huile de noix d'acajou et vingt-quatre heures après on trouve la partie imbibée d'huile couverte d'une eschare analogue à une feuille de parchemin. Cette eschare se détache quelques jours après son application, sans laisser aucune plaie. On répète l'application d'huile de noix d'acajou tous les huit et dix jours jusqu'à ce que l'érythème, les tubercules aient disparu.

Dans le lupus hypertrophique, M. Bazin a employé avec avantage la pommade de ciguë sur les empâtements cellulaires et les applications d'huile de noix d'acajou sur les tubercules circonférentiels.

Le traitement local des scrofulides ulcéreuses varie suivant les circonstances : Si l'ulcère est superficiel, on se contentera d'en modifier la surface à l'aide de légers modificateurs, tels que la teinture d'iode, le coaltar saponiné, et on réprimera les fongosités à l'aide de la poudre d'alun ou du nitrate d'argent.

Si l'ulcération est profonde, il faut la modifier à l'aide de la teinture d'iode caustique (iode 1 partie, iodure de potassium 2 parties et eau 2 parties), après avoir préalablement détaché la croûte. L'application de teinture d'iode doit être répétée tous les quatre ou cinq jours.

M. Bazin met quelquefois aussi en usage une pommade au bi iodure de mercure, composée de une portion de sel pour deux parties ou une partie seulement d'excipient, mais il proscrit les caustiques énergiques, tels que la pâte arsenicale, le caustique de Canquoin ou de Vienne, etc., et pose en axiomes, que plus la scrofulide maligne est généralisée, plus elle a de tendance à s'étendre, moins elle réclame de caustiques énergiques; que plus elle est limitée, circonscrite, stationnaire, plus on est en droit de l'attaquer par des agents destructeurs; que l'on ne doit jamais appliquer un caustique dangereux ou par son action cautérisante, ou par ses propriétés toxiques, sur une surface ayant plus de 5 à 6 centimètres de diamètre; que dans les cas de scrofulides malignes très-étendues ou très-nombreuses, les cautérisations doivent être partielles et successives.

DES SYPHILIDES.

On désigne sous le nom de *syphilides* les éruptions cutanées déterminées par la *syphilis*.

CARACTÈRES GÉNÉRAUX DES ÉRUPTIONS SYPHILITIQUES.

Parmi les affections de la peau de nature syphilitique, il en est une, la plaque muqueuse, dont la contagion et l'inoculabilité ne sauraient être mises en doute; or, ni les affections scrofuleuses, ni les affections arthritiques ou herpétiques ne sont contagieuses ou inoculables.

Les syphilides ne sont pas stationnaires, mais ont de la tendance vers la résolution ou l'ulcération; dans ce dernier cas, elles laissent à leur suite des cicatrices indélébiles, cuivrées, et dont la rougeur disparaît du centre à la circonférence.

Les syphilides sont fixes et ne se déplacent pas comme les affections herpétiques; si elles récidivent, elles n'offrent plus la même forme, tandis que les herpétides se reproduisent en gardant leur forme éruptive primitive; elles sont accompagnées de l'engorgement des vaisseaux et des ganglions lymphatiques lorsqu'elles sont exanthématiques.

Les syphilides ne déterminent pas, en général, de prurit; cependant les syphilides du cuir chevelu, les syphilides exanthématiques, sont quelquefois accompagnées de démangeaisons, mais très-légères et impressionnant à peine le malade.

La coloration des syphilides a été comparée à la couleur du maigre de jambon, ou à la coloration du cuivre jaune ou rouge; cette dernière comparaison a prévalu.

Enfin, les syphilides disparaissent rapidement sous l'influence d'un traitement mercuriel, ou mercuriel et ioduré (iodure de potassium et biiodure de mercure).

Parmi les syphilides, il en est qui n'appartiennent qu'à la syphilis et sont par conséquent des *affections propres*, tandis que d'autres sont des *affections communes*, c'est-à-dire peuvent constituer les manifestations de plusieurs maladies.

1° Affections propres.

Les affections propres à la syphilis sont les plaques syphilitiques; à côté d'elles, nous décrirons les végétations et le vitiligo syphilitique, qui constituent non des affections syphilitiques, mais des accidents spéciaux survenant dans le cours de la syphilis.

Plaques syphilitiques.—La plaque syphilitique est caractérisée par une élevure de la peau ou des muqueuses, à bords nettement circonscrits, et dont le centre est en général déprimé (Bazin).

Les plaques syphilitiques siégent, par ordre de fréquence, à la région génito-anale, à l'ouverture des narines, aux commissures des lèvres, sur les amygdales, et ensuite sur la partie postérieure du cou, la paume des mains et la plante des pieds, le front, le tronc et les membres.

Ordinairement circonscrites et limitées à une de ces régions, les plaques syphilitiques sont quelquefois généralisées.

Leur aspect diffère suivant qu'on les considère au niveau des membranes muqueuses et des parties avoisinantes, ou au niveau de la peau du cou, du front, du tronc.

A la surface des muqueuses, les plaques se présentent sous la forme d'élevures plates, dont les bords sont nettement circonscrits, dont la surface est plus ou moins humide et blanchâtre, quelquefois même recouvertes d'une pellicule blanchâtre semblable à l'eschare légère que l'on produit à l'aide du nitrate d'argent.— Ces élevures sont entourées d'une muqueuse saine ou d'un rouge foncé qui leur forme une auréole inflammatoire. Si les plaques syphilitiques sont le siége de frottements, la pellicule disparaît, et leur surface devient saignante, s'érode et s'ulcère.

Les plaques syphilitiques de la peau sont constituées par des élevures aplaties, offrant une teinte rosée et non cuivrée comme celle des syphilides, limitées par des bords nettement circonscrits, recouvertes à leur centre d'une croûte jaune transparente, quelquefois déprimée en godet et entourée d'un bourrelet circonférentiel dans lequel elle paraît enchâssée. Les plaques syphilitiques de la peau, admises et décrites par Legendre, ont surtout été étudiées par M. Bazin, et, grâce à l'enseignement de ce médecin, sont aujourd'hui généralement acceptées.

Le développement des plaques syphilitiques a lieu à la surface des tissus sains ou est consécutif à la transformation *in situ* d'un ulcère chancreux. — Dans le premier cas apparaît une petite tache rouge, au niveau de laquelle l'épiderme est soulevé par de la sérosité et se déchire bientôt, laissant une surface d'un rouge vif, entourée d'une collerette blanchâtre, et ne tardant pas à se couvrir d'une matière plastique blanchâtre.

Dans le second cas, la surface déprimée du chancre devient rouge, granulée, se couvre de bourgeons charnus qui font croire que la cicatrice va se former; mais à ce moment ces bourgeons se couvrent de la sécrétion plastique blanche qui caractérise la plaque humide. — Cette transformation a principalement lieu quand l'ulcère est dans un état d'humidité continuelle, et qu'il existe un frottement entre la partie qui est le siége de l'ulcère et la partie voisine.

Les plaques syphilitiques persistent pendant plusieurs mois et se succèdent par le fait d'éruptions successives. Elles se terminent par résolution et ne laissent à leur place aucune cicatrice; elles sont sujettes à récidiver.

Étiologie. — Les plaques syphilitiques sont plus fréquentes chez les femmes et chez les enfants que chez les hommes; s'observent chez les personnes blondes ou d'un tempérament lymphatique, et trouvent dans la malpropreté une condition favorable à leur développement.

Diagnostic et pronostic. — Si la plaque muqueuse n'est pas ulcérée, elle ne peut être confondue avec un chancre caractérisé par une perte de substance à bords taillés à pic; mais si elle est ulcérée, elle présente quelque analogie avec le chancre; cependant ce dernier n'est pas saillant, est taillé à l'évidoir et repose sur une base indurée.

L'herpès præputialis ulcéré diffère du chancre parce que les ulcères sont, en général, disposés en groupes et précédés de vésicules n'offrant pas de bords soulevés autour de l'ulcération.

La plaque syphilitique de la peau est souvent confondue avec une syphilide papuleuse; mais, dans cette dernière, les éléments sont plus consistants, offrent une teinte cuivrée et non rosée comme celle des plaques, sont entourés d'un liséré épidermique caractéristique, et ne présentent pas à leur centre une croûte jaunâtre, entourée par un bourrelet circonférentiel dans lequel elle paraît enchâssée. Or, le bourrelet et la dépression centrale, recouverte ou non par une croûte, sont les deux caractères importants de la plaque.

Envisagée en elle-même, la plaque ne présente pas un pronostic grave; elle guérit, en effet, très-rapidement sous l'influence des soins de propreté, de l'isolement des surfaces contiguës, de cautérisations légères avec le nitrate d'argent, ou de lotions matin et soir avec le liquide suivant : liqueur de Labarraque, 50 grammes; eau, 150 grammes; et, après les lotions, de conspersion sur les surfaces malades de poudre de calomel. En outre de ce traitement local, on doit toujours mettre en usage un traitement antisyphilitique.

Végétations. — Elles ne constituent pas des accidents syphilitiques, mais sont des affections déterminées par l'irritation produite par un liquide provenant d'un accident spécifique. On a attribué une certaine importance à la grossesse; mais

M. Bazin n'attribue à cet état qu'une influence prédisposante.

Les végétations siégent principalement à l'anus, à la vulve, sur le gland et le prépuce, et présentent des formes variées qui les ont fait comparer à des crêtes de coq, des framboises, des mûres, des choux-fleurs, etc.; elles sont toujours très-faciles à reconnaître.

Le traitement consiste à les exciser et à cautériser la surface saignante avec le nitrate d'argent.

Vitiligo. — Cette affection, décrite en 1853 par M. Hardy sous le nom de syphilide pigmentaire, ne mérite pas, selon M. Bazin, le nom de syphilide, et constitue une affection dyschromateuse apparaissant trop fréquemment chez les syphilitiques pour que l'on puisse nier toute influence de la syphilis, mais qui, n'étant pas influencée par le mercure ou l'iodure de potassium, apparaissant à toutes les époques de la maladie, doit être décrite dans la classe des affections qui reconnaissent pour cause la syphilis et une influence extérieure.

Le vitiligo syphilitique est caractérisé par des taches blanches achromateuses et des taches grises hyperchromateuses, siégant principalement au cou et sur le devant de la poitrine, plus rarement à la figure et à l'abdomen. Les taches grises présentent des dimensions variables de celles d'une pièce de 20 centimes à celles d'une pièce de 1 franc, offrent une couleur café au lait, une forme arrondie, des bords déchiquetés, et sont séparées les unes des autres par les taches blanches caractérisées par l'absence de matière pigmentaire.

Le vitiligo syphilitique apparaît vers la fin de la période secondaire, disparaît souvent après un mois ou deux de durée, mais persiste quelquefois beaucoup plus longtemps et même indéfiniment. Il ne s'observe que chez les femmes et chez les hommes lymphatiques, c'est-à-dire dont la peau a la délicatesse de celle des femmes.

Le vitiligo syphilitique se différenciera facilement du pityriasis versicolor, caractérisé par des taches plus jaunes recouvertes de squames, accompagnées de prurit, et dues à l'existence d'un champignon dont on peut constater les spores au microscope.

Les préparations mercurielles et iodurées ont toujours été impuissantes.

2° Affections communes.

Les affections syphilitiques communes doivent être divisées en affections exanthématiques ou généralisées, en affections circonscrites résolutives, et en affections circonscrites ulcéreuses. Dans un dernier chapitre nous étudierons les syphilides malignes précoces.

(a) SYPHILIDES EXANTHÉMATIQUES.

Ces syphilides sont souvent précédées de phénomènes généraux : le malade devient triste, pâle, a les yeux cernés, maigrit, éprouve de la courbature et du malaise général, de l'insomnie, une céphalalgie intense, partielle ou générale, existant nuit et jour, présentant quelquefois des paroxysmes, et accompagnée de vertiges, de douleurs rhumatoïdes des membres, du cou, du dos; offre les symptômes de l'embarras gastrique ou de la chloro-anémie, et souvent des accès de fièvre revenant ordinairement pendant la nuit et simulant une fièvre intermittente ou une fièvre continue qui peut faire croire à une fièvre typhoïde.

Les syphilides exanthématiques sont précoces et apparaissent, en général, quarante à cinquante jours après l'apparition du chancre, mais quelquefois au bout d'un laps de temps plus long; elles sont généralisées, c'est-à-dire occupent toute la surface de la peau; sont accompagnées de l'engorgement des ganglions cervicaux et de petits cordons moniliformes, constitués par les vaisseaux lymphatiques engorgés, et dont on constate facilement la présence en promenant la pulpe des doigts sur la face antérieure des avant-bras et la face interne des bras. Le sang paraît pouvoir être inoculé pendant tout le cours de l'existence des syphilides exanthématiques, et la transmission héréditaire est alors à sa plus haute puissance.

Ces syphilides présentent une période d'augment qui dure un ou deux septénaires, une période d'état qui offre la même durée, et une période de déclin de un à deux septénaires d'existence. La durée totale d'une syphilide exanthématique est donc d'un mois, six semaines à deux mois en moyenne.

Ces éruptions se terminent par desquamation épidermique ou par la chute des croûtes dans les formes vésiculeuses et pustuleuses, et laissent après elles de simples maculatures qui disparaissent spontanément au bout de quelque temps.

On peut encore constater, simultanément avec les syphilides exanthématiques, les accidents initiaux, c'est-à-dire le chancre induré ou la plaque initiale.

M. Bazin professe que les syphilides exanthématiques peuvent récidiver, mais que les véritables récidives n'ont lieu que pendant les cinq ou six premiers mois, et qu'après un an, dix-huit mois, la syphilide exanthématique ne récidive plus, mais fait place à de nouvelles poussées syphilitiques.

La section des syphilides exanthématiques comprend quatre formes : la syphilide érythémateuse, la syphilide papulo-tuberculeuse, la syphilide pustuleuse et la syphilide vésiculeuse.

(a) *Syphilide érythémateuse ou roséole.*

La roséole syphilitique présente trois variétés : la roséole commune, la roséole granulée, et la roséole papuleuse.

La *roséole commune* est caractérisée, au début, par des taches roses à peine apparentes, mais prenant au contact de l'air une teinte violacée et simulant les marbrures vasculaires bleuâtres que le froid développe à la surface de la peau. Bientôt ces taches se colorent davantage, acquièrent une largeur qui varie de 5 à 10 millimètres, sont irrégulièrement arrondies, présentent des bords déchiquetés, sont séparées les unes des autres par des intervalles variables de peau saine, ou se réunissent pour former de larges plaques.

Quelquefois elles sont placées les unes à côté des autres, de façon à former, par leur ensemble, un cercle ou un demi-cercle, dont la partie centrale est saine. Cette variété annulaire serait, d'après M. Bazin, un signe de récidive, et indiquerait que les malades ont déjà subi un traitement mercuriel.

La *roséole granuleuse* ne diffère de la roséole maculeuse que par l'existence, au centre des taches, de petites saillies papuleuses traversées par un poil et formées par l'augmentation de volume des follicules pileux.

La *roséole papuleuse* est caractérisée par des taches dont le centre présente une saillie papuleuse que l'on constate à la vue, ou en promenant la pulpe des doigts sur la peau, et dont la teinte est plus foncée que celle de la roséole ordinaire.

La roséole syphilitique a une marche lente et se produit souvent par poussées successives; de là, résultent des nuances variées de la peau. Sa durée varie de un à plusieurs mois.

Lorsque les taches disparaissent, elles présentent une desquamation pulvérulente, et laissent à leur place des macules jaunâtres.

Diagnostic. — La rougeole est caractérisée par des taches présentant une certaine analogie avec celles de la roséole syphilitique; mais on distinguera toujours facilement cette maladie en tenant compte des phénomènes prodromiques qui précèdent l'éruption.

La roséole simple se différencie de la roséole syphilitique par l'absence d'engorgement des ganglions et des vaisseaux lymphatiques.

La roséole copahique débute par les poignets, les jarrets, les coudes, et reste quelquefois limitée à ces parties; est caractérisée par des taches plus rouges, siéges de démangeaisons et de picotements, et, par ces caractères, se distingue de la roséole syphilitique.

(b) *Syphilide papulo-tuberculeuse.*

Cette forme présente deux variétés : la syphilide *papulo-tuberculeuse* ou *papuleuse lenticulaire* et la syphilide *papuleuse miliaire*.

La *syphilide lenticulaire* est caractérisée par des papules coniques ou hémisphériques, d'un volume variable de celui d'une lentille à celui d'une merise, d'une coloration d'un rouge éteint, discrètes ou confluentes. Elle naît quelquefois simultanément sur toutes les régions du corps, mais, le plus souvent, apparaît d'abord sur le tronc et ensuite sur les membres, le front et le cuir chevelu.

Cette variété dure au moins trois à cinq septénaires, et persiste souvent deux et trois mois. Lorsque la résolution s'opère, la papule s'affaisse et se recouvre d'une écaille épidermique qui se rompt circulairement, de manière à laisser autour de la papule une collerette caractéristique. A la place de la papule, on observe une maculature foncée qui disparaît après un temps variable.

La *syphilide papuleuse miliaire* est caractérisée par de petites papules de la grosseur d'une tête d'épingle, coniques, cuivrées, réunies en groupes, et non accompagnées de démangeaisons. Cette syphilide présente souvent des poussées successives, et donne lieu, au moment de l'affaissement des papules, à une exfoliation souvent très-abondante; elle persiste généralement six semaines, et quelquefois aussi plusieurs mois.

Diagnostic. — Les plaques syphilitiques, déprimées et non bombées au centre, relevées à la circonférence, et dont la partie centrale est recouverte d'une croûte que l'on n'observe pas dans le lichen, se distingueront facilement de cette dernière affection.

Le lichen à papules déprimées, affection de nature arthritique, est caractérisé par des papules volumineuses, aplaties, se réunissant et formant des groupes, des plaques irrégulières, accompagnées de démangeaisons, de picotements, et présentant quelquefois des taches ecchymotiques; tandis que le lichen syphilitique est constitué par des papules hémisphériques, cuivrées, non accompagnées de démangeaisons et d'hémorrhagie intra-dermique.

(c) *Syphilide pustuleuse.*

Cette forme présente trois variétés : la syphilide pustuleuse lenticulaire, la syphilide pustuleuse miliaire, la syphilide pustuleuse phlyzaciée.

La syphilide pustuleuse lenticulaire est caractérisée par des papulo-pustules purulentes au sommet, indurées à la base, entourées d'une auréole d'un rouge vif, et ressemblant assez aux pustules de varioloïde. Le liquide purulent qui existe au sommet se concrète bientôt en une croûte qui tombe après un certain temps, et laisse une induration rouge disparaissant lentement et faisant place à une petite cicatrice, blanche, arrondie, légèrement déprimée.

Dans cette variété, l'éruption débute ordinairement par la face ou le cou, et envahit ensuite le dos et les membres.

La *syphilide pustuleuse miliaire* est caractérisée par des pustules du volume d'un grain de mil, traversées par un poil à leur centre, dures à leur base, entourées d'une légère auréole rouge, et réunies de manière à former de petits groupes disséminées à la surface du corps, et dont l'apparition est successive, de sorte que l'on constate des cicatrices et des pustules à leur période d'état sur un même individu. Aussi, peut-on tirer parti des cicatrices caractéristiques qui succèdent aux pustules pour le diagnostic de la nature de l'affection ; en effet, ces cicatrices sont arrondies, déprimées à leur centre traversé par un poil, cuivrées, et devenant blanches du centre à la circonférence. Au niveau des groupes de pustules, l'ensemble des cicatrices donne lieu à un aspect gaufré.

La *syphilide pustuleuse phlyzaciée*, ou *variole syphilitique*, est caractérisée par des pustules purulentes de la base au sommet, isolées, dont le diamètre n'excède que très-rarement 4 ou 5 millimètres, entourées d'une auréole rouge, quelquefois ombiliquées, et ressemblant alors aux pustules de la variole. Le liquide contenu dans ces pustules se concrète et forme des croûtes larges, brunâtres, plus ou moins coniques, qui laissent après leur chute, ou des papules légèrement érodées, ou des ulcérations peu profondes, mais suivies cependant de cicatrices superficielles indélébiles.

Les pustules de la variole syphilitique peuvent apparaître simultanément sur toutes les parties du corps, ou naître par poussées successives.

La durée de cette variété est toujours de plusieurs mois, même lorsque le malade est soumis à un traitement mercuriel.

Diagnostic.—La syphilide pustuleuse lenticulaire se distingue de l'acné arthritique et de l'acné scrofuleuse par la généralisation de l'éruption, l'absence de démangeaisons, l'existence de cicatrices arrondies, lisses et déprimées, et non plissées et allongées comme celles de l'acné syphilitique.

La syphilide pustuleuse miliaire se différencie de la syphilide papuleuse par l'existence de petites pustules traversées à leur centre par un poil, présentant une petite croûte jaunâtre à leur sommet, et laissant à leur suite une petite cicatrice arrondie caractéristique.

(d) *Syphilide vésiculeuse.*

Cette forme comprend trois variétes : la syphilide à vésicules subglobuleuses, varicelle syphilitique ; la syphilide à vésicules cerclées, herpès syphilitique ; la syphilide à vésicules en groupes.

La *varicelle syphilitique* est caractérisée au début par des taches rouges, au centre desquelles se développent des vésicules arrondies, subglobuleuses, dont la sérosité devient purulente au bout de huit à dix jours, et se concrète en une croûte qui est alors entourée d'une auréole cuivrée caractéristique, laissant à sa suite une maculature cicatricielle.

La *syphilide à vésicules cerclées* a été décrite par M. Bassereau en ces termes : La syphilide vésiculeuse à forme d'herpès se présente, tantôt sous la forme d'herpès phlycténoïde, tantôt sous l'aspect de l'herpès circiné.

Dans le premier cas, les vésicules sont réunies en groupes irréguliers; elles sont globuleuses, citrines, très-apparentes, et ne se distinguent de l'herpès phlycténoïde vulgaire que par la coloration cuivrée du corps muqueux sur lequel elles se sont développées.

Dans le second cas, les vésicules sont rassemblées en groupes arrondis ou ovales; elles sont petites, à peines visibles, éphémères, et le fluide limpide qu'elles contiennent se résorbe et ne laisse que des lamelles épidermiques, tantôt minces, tantôt épaisses, qui reposent sur un fond rougeâtre, cuivré, ne dépassant pas la surface occupée par les vésicules, ou la débordant sous forme d'auréole.

La *syphilide à vésicules en groupes* (eczéma syphilitique) est caractérisée par des vésicules groupées, petites, et dont le liquide se résorbe ou se trouble et jaunit; dans le premier cas, la plaque eczémateuse est recouverte de débris épidermiques; dans le second, le liquide se concrète en croûtes jaunâtres, et l'affection simule l'eczéma impétigineux.

Les syphilides vésiculeuses ont une marche chronique : l'éruption se fait souvent par poussées successives, dure six semaines à deux mois, et laisse à sa suite de petites cicatrices déprimées, cuivrées, réunies en groupes, et disparaissant après un certain temps.

Diagnostic. — La syphilide vésiculeuse présente quelque analogie avec les éruptions de la variole et de la varicelle; mais ces deux éruptions sont précédées de phénomènes généraux et ont une marche rapide.

(b) Syphilides circonscrites résolutives.

M. Bazin définit sous le nom de syphilide circonscrite résolutive toute éruption de nature syphilitique limitée à certaines régions du corps, caractérisée par des groupes de boutons couverts de squames, de croûtes de volume variable, ayant une marche lente, une tendance marquée à la résolution, mais laissant presque toujours à leur suite des cicatrices durables.

Les syphilides circonscrites résolutives n'apparaissent que huit ou dix mois, et souvent plusieurs années après l'accident primitif.

Tantôt l'éruption n'occupe qu'une seule région du corps, tantôt elle se développe simultanément ou successivement sur diverses parties de la surface cutanée. En général, on observe spécialement cette syphilide au front, aux ailes du nez, au cuir chevelu, aux épaules, à la nuque, à la paume des mains et à la plante des pieds.

Il existe trois formes de syphilides circonscrites résolutives : la forme tuberculeuse, la forme pustulo-crustacée et la forme papulo-vésiculeuse.

Le mode d'arrangement des éléments éruptifs est variable : tantôt ils forment des groupes irréguliers, tantôt et le plus souvent ils sont disposés de façon à représenter un anneau, un fer à cheval, un croissant, un T. Aussi M. Bazin a-t-il admis deux variétés de syphilides circonscrites résolutives, la syphilide en groupes et la syphilide en cercles.

Chacun des éléments de la syphilide circonscrite, présente une coloration nettement cuivrée, et variant de la couleur cuivre jaune à celle cuivre rouge, et chaque groupe se compose de cinq à dix boutons qui se développent simultanément ou successivement, et à la périphérie desquels naît une seconde, puis une troisième poussée éruptive, de sorte que l'éruption s'étend ainsi progressivement et persiste longtemps, si le malade n'est pas soumis à un traitement convenable.

La syphilide circonscrite se termine par résolution, mais en laissant une cicatrice indélébile, et ce n'est que dans des cas exceptionnels qu'elle est suivie d'ulcérations.

Syphilide tuberculeuse circonscrite.

Cette syphilide est caractérisée par des boutons durs, rugueux, dont la surface est quelquefois recouverte de squames épidermiques, et qui s'effacent en laissant à leur place des cicatrices permanentes.

On l'observe par ordre de fréquence à la face, au tronc, aux membres, au cou, au cuir chevelu et à la face dorsale des mains.

Elle est quelquefois précédée de céphalées nocturnes intenses et elle est caractérisée par des tubercules dont la grosseur varie de celle d'un grain de chènevis à celle d'une petite cerise, qui sont groupés sur une surface circonscrite tantôt irrégulièrement, tantôt de manière à représenter des cercles, des ovales, des fers à cheval, etc. ; offrent une couleur cuivre jaune ou cuivre rouge, quelquefois même noirâtre ; présentent une surface lisse ou, au contraire, recouverte de squames ou de croûtes minces.

Si les tubercules sont pressés en grand nombre les uns contre les autres, la peau sur laquelle ils reposent est le siége d'un travail hypertrophique, qui rend le groupe saillant, et lui donne l'aspect d'une grappe dont chaque tubercule représente un grain (syphilis pustulans racemiformis d'Alibert).

Gibert a décrit sous le nom de syphilide tuberculo-granuleuse une forme qui siége au niveau des commissures des lèvres ou de l'union des joues avec les ailes du nez et est caractérisée par des groupes arrondis de petits tubercules qui recouverts de croûtes s'ulcèrent légèrement dans beaucoup de cas.

La marche de la syphilide tuberculeuse est lente et chronique ; cette affection persiste ordinairement quatre à six mois.

Lorsque les tubercules s'affaissent leur surface se couvre de squames et laisse une dépression cuivrée qui blanchit du centre à la circonférence et offre les caractères d'un tissu cicatriciel.

Diagnostic. — La syphilide tuberculeuse pourrait être confondue avec le sycosis ; mais dans cette dernière affection les tubercules sont déterminés sans ordre au milieu de la barbe, offrent une coloration inflammatoire, du pus à leur sommet et sont accompagnés de cercles herpétiques et de pityriasis alba parasitaire ; tandis que les tubercules syphilitiques sont disposés en cercle ou en arc de cercle, présentent une couleur cuivrée et ne sont pas le siège de suppuration, etc.

La syphilide tuberculeuse présente une grande analogie avec

la scrofulide maligne tuberculeuse ; cependant, cette dernière affection apparaît presque toujours avant l'âge de la puberté, n'est pas précédée d'accidents syphilitiques, est constituée par des tubercules rougeâtres couleur sucre d'orge, demi-transparents, tandis que les tubercules syphilitiques ont une couleur d'un rouge éteint, cuivré.

On pourra aussi se fonder sur les caractères des cicatrices plissées parcourues de brides dans le cas d'affection scrofuleuse; déprimées, cuivrées et blanchissant du centre à la circonférence dans le cas d'affection syphilitique.

La syphilide tuberculeuse de la paume des mains peut aussi être confondue avec le psoriasis arthritique des mêmes régions. Toutefois la syphilide présente une disposition circulaire qui est caractérisée par des tubercules recouverts de squames épaisses, entourés d'une auréole cuivrée, et non accompagnés de prurit.

Au contraire l'affection arthritique de la paume des mains est caractérisée par plusieurs affections génériques : du psoriasis, du pityriasis, et de l'eczéma, se complique de petites fissures qui donnent naissance à un léger suintement séreux, s'accompagne de picotements, de démangeaisons et s'observe chez des individus qui ont déjà présenté des manifestations arthritiques. Dans ce cas enfin la médication mercurielle est sans effet.

Les tubercules de la syphilide tuberculeuse sont le résultat d'une hyperplasie des fibres du tissu conjonctif du derme.

Syphilide pustulo-crustacée circonscrite.

Cette variété est à peu près aussi fréquente que la précédente, et s'observe principalement à la face, au cuir chevelu, et enfin au tronc et aux membres, et a pour élément primitif soit une pustule d'acné, soit une pustule d'impétigo, soit une pustule d'ecthyma.

Les pustules initiales sont quelquefois irrégulièrement groupées, mais le plus souvent sont disposées en cercles, en ellipses ou en fer à cheval. Le liquide qu'elles contiennent se concrète et forme des croûtes petites, jaunâtres et situées à la base des poils lorsqu'elles succèdent à une pustule d'acné, larges et verdâtres ou brunâtres, lorsqu'elles sont consécutives à des pustules d'impétigo ou d'ecthyma, entourées d'une auréole violacée ou d'un rouge cuivré, et ne reposant jamais sur un fond humide.

On observe après la chute des croûtes des maculatures cicatricielles cuivrées qui blanchissent du centre à la circonférence.

Diagnostic. — Lorsque la syphilide pustulo-crustacée siége au cuir chevelu, elle peut être prise pour un impétigo scrofuleux ; cependant, dans cette dernière affection, les croûtes sont molles, d'un jaune doré, sont répandues sur une vaste surface et disparaissent sans laisser de cicatrices ; tandis que les croûtes de la syphilide pustulo-crustacée sont disposées en cercles, sont verdâtres, quelquefois éparses et disséminées sur le cuir chevelu, laissent à leur place des maculatures cuivrées qui blanchissent du centre à la circonférence.

La syphilide pustulo-crustacée circonscrite du cuir chevelu ou du front, peut simuler l'acné pilaris arthritique quand elle revêt la forme acnéique, mais l'acné pilaris est souvent caractérisée par des plaques éruptives disposées en demi-cercle, qui s'étendent de temps à autre et se continuent avec celles qui occupent les favoris et la barbe. Ces plaques sont coustituées par des pustules entourées d'une auréole rouge, quelquefois violacée et dont le sommet est recouvert d'une croûte jaunâtre; elles sont le siége de picotements et d'élancements; au contraire la syphilide est caractérisée par des croûtes disposées en cercle ou demi-cercle, plus larges, verdâtres, entourées d'une auréole cuivrée, n'est pas accompagnée d'élancements, et présente après la chute des croûtes des maculatures cuivrées qui blanchissent d'abord au centre et sont moins enfoncées que celles qui succèdent à l'acné pilaris.

Enfin on doit savoir que la syphilide et l'acné arthritique peuvent exister.

Syphilide papulo-vésiculeuse circonscrite.

Ce groupe présente trois variétés : la syphilide papulo-vésiculeuse cerclée, la syphilide papulo-vésiculeuse en corymbes, et la syphilide papulo-vésiculeuse en groupes.

La *syphilide papulo-vésiculeuse cerclée* s'observe plus fréquemment chez la femme que chez l'homme, sur la face et les parties sexuelles que sur les autres parties du corps, et est caractérisée par des cercles complets ou incomplets constitués par des papulo-vésicules, dont le liquide se concrète immédiatement après sa formation et forme de petites croûtelles.

La plaque syphilitique constituée par une saillie plate déprimée à son centre, limitée par un bord nettement ciconscrit, se distinguera facilement de cette syphilide. Il en sera de même de l'herpès circiné parasitaire qui présente une marche centrifuge, s'étend par l'apparition à sa circonférence d'un bourrelet saillant, et offre, au niveau des plaques, des poils cassés et engaînés.

La *syphilide papulo-vésiculeuse en corymbes* est rare ; M. Bazin ne l'a observée qu'un petit nombre de fois ; chez un malade qu'il a observé, ce médecin a constaté, à la partie antérieure de la poitrine, une large plaque lichénoïde confluente, formée par des granulations accolées les unes contre les autres, ou mieux par de petites papules d'un rouge sombre, les unes pleines, solides, exfoliées, les autres vésiculeuses à leur sommet. Ce groupe central était entouré par un autre groupe dont les éléments papulo-vésiculeux étaient plus écartés et d'une coloration moins foncée, de sorte que l'ensemble de l'éruption offrait un aspect tout particulier et se rapprochait réellement de la disposition des corymbes. Cette variété pourrait être confondue avec la syphilide corymbifère, satellite des plaques syphilitiques de la peau (syphilide irisée de M. Ricord) ; mais dans la syphilide irisée, chaque groupe éruptif présente à son centre la plaque syphilitique avec ses caractères spéciaux : plaque arrondie déprimée au centre et relevée à la circonférence avec une croûte centrale mince et autour de cette plaque centrale, un très-grand nombre d'éléments papulo-vésiculeux distincts les uns des autres qui jouent par rapport à elle le rôle de véritables satellites.

Enfin la syphilide irisée apparaît moins tard que la syphilide papulo-vésiculeuse en corymbes, puisqu'elle fait partie du premier stade de la syphilis secondaire, et elle ne laisse pas, comme cette dernière, des cicatrices indélébiles, mais seulement des maculatures cuivrées, qui reproduisent parfaitement la disposition de l'éruption.

La *syphilide papulo-vésiculeuse en groupes* a été décrite par les auteurs sous le nom d'eczéma syphilitique, mais ne constitue pas un eczéma dans le sens attaché à ce mot.

Occupant habituellement la partie supérieure et interne des cuisses ou même plusieurs régions à la fois, elle est caractérisée par des groupes de papules au sommet desquelles l'épiderme est soulevé par de la sérosité qui se concrète et forme de petites squames grisâtres. Ces groupes éruptifs sont entourés d'une auréole cuivrée, ne sont pas accompagnés de prurit, persistent ordinairement plusieurs mois et laissent à leur place de petites cicatrices superficielles.

(c) Syphilides circonscrites ulcéreuses.

La syphilide circonscrite ulcéreuse est caractérisée par l'existence d'ulcères qui ont été précédés d'une lésion élémentaire variable, d'une bulle, d'une pustule, d'un tubercule ou d'une gomme, et qui laissent à leur place une cicatrice indélébile.

Nous décrirons trois variétés de syphilides circonscrites ulcéreuses : la syphilide pustulo-ulcéreuse, la syphilide tuberculo-ulcéreuse et la syphilide gommeuse.

Syphilide pustulo-ulcéreuse.

Cette syphilide s'observe principalement à la face et au cuir chevelu, mais peut aussi siéger sur le tronc et les membres ;

elle a pour éléments primitifs des pustules d'impétigo groupées les unes à côté des autres, des pustules ecthymatiques entourées d'une auréole cuivrée, ou des bulles de rupia profond.

Que l'affection ait débuté par l'une ou l'autre de ces lésions élémentaires, le pus des pustules ou des bulles se concrète en croûtes épaisses, humides, verdâtres, qui plus tard deviennent sèches, brunâtres et vernissées, et s'accroissent soit par l'agrandissement de l'ulcération qui sécrète une plus grande quantité de pus et partant donne naissance à de nouvelles croûtes, soit par un soulèvement bulleux qui se produit autour de la croûte s'il s'agit d'une pustulo-bulle de rupia.

Les croûtes s'accroissent d'ailleurs non-seulement en largeur, mais encore en hauteur, et sont bombées et saillantes, ou stratifiées comme des écailles d'huîtres ; elles reposent sur un fond ulcéré, et si l'on vient à presser sur elles, on fait sourdre un liquide sanieux et purulent à la périphérie ou par les fissures qu'elles présentent. Après leur chute on constate l'existence d'ulcérations à fond grisâtre, profondes, taillées comme à l'emporte-pièce et fournissant un pus sanieux. A un moment donné, l'aspect grisâtre fait place à un aspect rosé, le fond se couvre de bourgeons charnus et bientôt la cicatrisation a lieu ; d'abord rouges et violacées, les cicatrices blanchissent bientôt du centre à la circonférence, présentent, en définitive, une coloration blanche, uniforme et sont déprimées.

M. Bazin admet trois variétés de syphilide pustulo-ulcéreuse : la syphilide pustulo-ulcéreuse éparse, la syphilide pustulo-ulcéreuse groupée et la syphilide pustulo-ulcéreuse serpigineuse.

La durée de cette syphilide est ordinairement longue, et cette affection persiste souvent plusieurs mois ; elle guérit presque toujours et est sujette aux récidives.

Diagnostic. — L'impétigo scrofuleux, caractérisé par des croûtes d'un jaune doré, occupant une grande étendue du cuir chevelu, reposant sur une surface rouge à peine exulcérée, ne laissant pas à leur suite de cicatrice. L'impétigo ne saurait être confondu avec la syphilide pustulo-crustacée ulcéreuse.

L'ecthyma et le rupia scrofuleux diffèrent de cette syphilide par l'existence de croûtes dont la couleur est moins foncée, qui sont entourées d'une auréole d'un rouge bleuâtre et non cuivrée, laissant au-dessous d'elles des ulcérations fongueuses à bords décollés et suivies de cicatrices saillantes et souvent kéloïdiennes.

Syphilide tuberculo-ulcéreuse.

Cette forme comprend deux variétés : 1° la syphilide tuberculo-ulcéreuse phagédénique qui détruit en profondeur et en largeur ; 2° la syphilide tuberculo-ulcéreuse serpigineuse qui détruit surtout en surface.

La *syphilide tuberculo-ulcéreuse phagédénique, lupus syphilitique*, est caractérisée par des tubercules rouges et durs, réunis les uns à côté des autres, disposés de manière à former un cercle reposant sur une surface rouge, s'ulcérant rapidement et se recouvrant alors d'une croûte d'un jaune verdâtre ou noirâtre, si le pus est mêlé à du sang, croûtes épaisses en général, tantôt saillantes et tantôt ne dépassant pas le niveau des téguments à cause de la profondeur de l'ulcération.

Lorsque les croûtes sont tombées, on constate l'existence d'ulcérations profondes à fond grisâtre, à bords taillés à pic et d'un rouge sombre. Ces ulcérations, dans la forme perforante, peuvent détruire rapidement les ailes du nez, le voile du palais, une partie des lèvres, des joues, etc.

Au pourtour de ces ulcérations naissent de nouveaux tubercules qui suivent la même évolution, s'ulcèrent et agrandissent ainsi la perte de substance déjà existante.

A un moment donné et sous l'influence d'un traitement approprié, l'ulcère se déterge, se couvre de bourgeons charnus et se cicatrise enfin ; alors on ne constate plus comme stigmate de son existence qu'une cicatrice déprimée, d'abord blanche au centre et cuivrée au pourtour, bientôt blanche dans toute son étendue et offrant quelquefois des brides inodulaires.

La *syphilide tuberculo-ulcéreuse serpigineuse* occupe ordinairement la face externe des membres, le pourtour des articulations, le dos, les épaules, etc. ; elle débute soit par des tubercules, soit quelquefois par des pustules ou des gommes, est caractérisée à sa période d'état par des ulcères profonds, à fond grisâtre, à bords taillés à pic, se cicatrisant en partie, tandis que du côté de leur périphérie où la cicatrisation n'a pas lieu naissent de nouveaux éléments tuberculeux qui s'ulcèrent à leur tour, et les agrandissent ; les ulcérations s'étendent ainsi incessamment par le fait de cette évolution spéciale et peuvent labourer toute une région.

Les cicatrices qui succèdent à ces ulcérations sont inégales, déprimées par places, parcourues par des brides inodulaires, d'abord rouges, se décolorant bientôt du centre à la circonférence et présentant une teinte d'un blanc mat après un laps de temps de plusieurs mois.

Quelquefois, dit M. Bazin, la syphilide tuberculeuse-serpigineuse n'ulcère la peau que très-superficiellement et ne laisse à sa place que des cicatrices peu apparentes.

La durée de cette syphilide est toujours très-longue et varie de quelques mois à plusieurs années.

Diagnostic. — Le chancre phagédénique serpigineux a généralement pour point de départ un bubon ulcéré de l'aine ou une ulcération des parties génitales, fournit un pus inoculable, ne présente jamais d'eléments tuberculeux, etc., et, par ces caractères, se différencie de la syphilide tuberculo-ulcéreuse.

La scrofulide maligne crustacée ulcéreuse se distingue de la syphilide tuberculo-ulcéreuse par la coloration d'un rouge ocreux des tubercules, la couleur moins foncée des croûtes, l'état fongueux de la surface des ulcérations, le décollement de leurs bords, les brides kéloïdiennes des cicatrices qui leur font suite, etc. M. Bazin conseille, si l'affection ulcéreuse occupe le nez et les fosses nasales, de s'enquérir de l'état de la cloison : si on la trouve perforée, c'est alors une raison de croire à la nature syphilitique de l'altération, le lupus syphilitique ayant une tendance marquée à débuter par la muqueuse pour s'étendre consécutivement à la peau, tandis que le lupus scrofuleux débute plus souvent par les téguments cutanés, et ne s'étend que consécutivement à la muqueuse. Dans les cas douteux, le traitement antisyphilitique sera une excellente pierre de touche.

L'ulcère cancroïdique a des bords renversés en dehors et formant un bourrelet induré, est unique, présente un fond inégal parsemé de saillies entre lesquelles existent des anfractuosités, s'accompagne de l'engorgement des ganglions lymphatiques, et a une marche très-lente.

Syphilide gommeuse (hydrosadénite syphilitique).

Cette syphilide est caractérisée par l'existence de petites tumeurs sous-cutanées d'un volume variable de celui d'une noisette à celui d'un petit œuf, éparses ou groupées, molles ou fermes, devenant adhérentes à la peau, la perforant et donnant lieu alors à des ulcérations spéciales.

Les gommes se développent lentement et sourdement, et se présentent sous la forme de petites saillies globuleuses du volume d'une noisette, d'une noix, indolentes, d'abord dures, élastiques, roulant sous le doigt, mais se ramollissant bientôt; perdant alors leur mobilité et devenant adhérentes à la peau, qui s'enflamme, devient rouge, puis violacée, s'amincit et se perfore, donnant issue à un liquide sanieux et fétide, semblable à de la colle ou à une solution de gomme.

Après l'évacuation, on observe une ulcération comme taillée à l'emporte-pièce, arrondie, entourée d'une auréole violacée, plus étroite que le fond et recouverte par une sorte de bourbillon, c'est-à-dire par une matière jaunâtre concrète.

Si les gommes sont groupées les unes à côté des autres sur une même région, les ouvertures de chacune d'elles peuvent se réunir et donner naissance à une ulcération irrégulière, dont la circonférence est sinueuse, formée par la réunion d'un certain nombre d'arcs de cercle, de segments circulaires. Le fond de l'ulcère, ainsi que le fait remarquer M. Bazin, n'est souvent pas formé par un plancher unique, mais semble comme étagé, parce que les gommes n'avaient pas toutes la même profondeur. Enfin, on observe sur la surface de l'ulcération une couche blanchâtre, putrilagineuse, et comme gangréneuse.

Les gommes sont éparses ou disséminées; enfin l'ulcération qui succède à l'ouverture de la gomme peut revêtir une marche serpigineuse.

Anatomie pathologique de la gomme. — M. Robin considère les gommes syphilitiques comme caractérisées par 80 p. 100 de cytoblastions, c'est-à-dire par de petits éléments résistant à l'action de l'acide acétique et à l'état de cellules ou de noyaux libres, ces derniers mesurant 5 ou 6 millièmes de millimètre en moyenne. Ces éléments ne sont pas autre chose, pour Cornil et Ranvier, que des cellules embryonnaires, gênées dans leur développement lorsqu'elles sont très-nombreuses et pressées, ou ces mêmes cellules en voie d'atrophie.

Virchow regarde les gommes comme des tumeurs de granulation, c'est-à-dire constituées par un tissu de granulations, mot synonyme de bourgeon charnu ou tissu inflammatoire.

Suivant Lancereau, la gomme est constituée par la prolifération de l'élément conjonctif; mais cet élément, arrivant difficilement à un complet développement, subit presque nécessairement la dégénérescence graisseuse et se mortifie; de là, le ramollissement central de ces tumeurs, travail que l'on a confondu à tort avec un travail inflammatoire. (Lancereau, *Traité de la Syphilis.*)

M. Bazin professe que la gomme est constituée par une inflammation spécifique des glandes sudoripares, que c'est une *hidrosadénite syphilitique.*

Quoi qu'il en soit, lorsque par le râclage on a enlevé de petites parcelles de tissu gommeux, et qu'on les examine au microscope, on observe, d'après Cornil et Ranvier : des cellules rondes mesurant de 10 à 15 millièmes de millimètre, dont le noyau apparaît sous l'influence de l'eau et de l'acide acétique, et qui sont des cellules embryonnaires; des cellules fusiformes ou de contour irrégulier ; des cellules plus petites, atrophiques, mesurant 5 à 6 millièmes de millimètre, presque entièrement remplies par leur noyau, situées les unes contre les autres au sein d'une matière fondamentale grenue. Comme on le voit, les éléments obtenus par le raclage ne pourraient pas servir à définir la gomme, si l'on n'y joignait les caractères tirés de leur tissu et de leur développement.

Lorsqu'on examine au microscope, sur une section mince, une gomme en voie d'évolution, on reconnaît une série de nodules possédant chacun un centre de formation, une individualité propre. Ces nodules, plus ou moins accusés par leur forme et par leur limite, se reconnaissent à ce que, dans chacun d'eux, les éléments cellulaires de leur partie centrale sont petits et tombent en détritus moléculaire ; tandis que ceux de la périphérie sont volumineux, arrondis et fusiformes, et se confondent avec le tissu embryonnaire voisin.

Les vaisseaux sanguins pénètrent à la périphérie de chaque nodule, et peuvent s'y ramifier ; ils sont perméables et contiennent du sang, même lorsque le centre des nodules est en dégénérescence atrophique.

Le développement des gommes présente deux périodes : la *première phase* consiste dans la prolifération du tissu conjonctif ou d'un tissu analogue, par exemple la substance médullaire des os ; dans la *seconde phase*, les cellules se multiplient, diminuent de volume, sont comprimées les unes contre les autres ; et il se produit ainsi, par place, de petits nodules, ou îlots irréguliers, dans lesquels les cellules centrales sont atrophiées et granuleuses, tandis que les cellules périphériques sont plus volumineuses et présentent les caractères des cellules embryonnaires.

Diagnostic. — Lorsque plusieurs gommes sont ulcérées et réunies, de manière à former un ulcère unique, on peut hésiter entre un ulcère syphilitique et l'ulcère de la scrofulide profonde ; mais nous pensons que les caractères que nous avons assignés plus haut à l'ulcère syphilitique permettront toujours à un médecin exercé d'établir le diagnostic.

L'hidrosadénite scrofuleuse ou scrofule cellulaire (écrouelle cellulaire) pourrait aussi être confondue avec la gomme; mais, dit M. Bazin, dans l'hidrosadénite scrofuleuse, les petites tumeurs ont une période d'induration moins longue, forment une saillie moins distincte sous la peau, ont une consistance moins dure que celle des petites tumeurs de l'hidrosadénite syphilitique; la suppuration les envahit presque simultanément dans toute leur étendue; elles forment alors sur la peau une saillie en cône. Quand elles sont ouvertes, on trouve la peau amincie, complétement décollée dans toute l'étendue de la poche; le pus est semblable a du petit-lait, plus ou moins trouble, jaunâtre ou roussâtre, avec des fragments caséeux ou fibrineux d'une odeur fade. Après l'évacuation du pus, la base de la tumeur se couvre d'un cercle érythémateux rosé ou violacé.

Dans l'hidrosadénite syphilitique, la suppuration commence par le centre de la tumeur, tandis que la base reste encore indurée; la peau n'est pas soulevée en cône; l'induration de la base persiste, alors même que le pus est évacué; le pus est sanieux, plus ou moins fétide, pareil à de la colle ou à une solution de gomme; après l'évacuation du pus, la base de la tumeur se recouvre d'un cercle rouge, sombre ou cuivré. Ajoutons encore, comme dernier caractère différentiel, la marche différente des deux affections sous l'influence des traitements appropriés.

L'affection syphilitique arrive bien plus vite à parfaite cicatrisation que l'affection scrofuleuse.

(d) DES SYPHILIDES MALIGNES PRÉCOCES.

Ces syphilides ont été bien étudiées par M. Bazin et par M. Dubuc, dont le travail, entrepris, du reste, sous l'inspiration des idées de M. Bazin, et avec l'aide de matériaux recueillis dans son service, se trouve reproduit dans les *Leçons sur la syphilis*, par M. Bazin. Nous empruntons ce qui suit au chapitre de notre distingué collègue et ami.

Les syphilides malignes précoces participent à la fois, par leurs caractères, des syphilides exanthématiques et des syphilides circonscrites ulcéreuses.

Elles tiennent des syphilides exanthématiques par leur apparition précoce et suivant de près le moment de la contagion, leur généralisation, l'engorgement du système lymphatique, mais s'en éloignent par leur tendance ulcérative, qui les rapproche des syphilides ulcéreuses. Comme ces dernières, d'ailleurs, elles ne cèdent qu'à l'emploi combiné du mercure et de l'iodure de potassium.

A l'exception de la pituitaire, qui peut être le siége d'ulcérations, les muqueuses ne présentent que des altérations bénignes et consistant en une simple rougeur.

Les syphilides malignes précoces sont précédées et accompagnées de symptômes généraux souvent très-intenses; les malades ont une fièvre continue, avec exacerbation le soir et aggravation de la céphalée, maigrissent, pâlissent, craignent de ne jamais guérir, et présentent souvent des phénomènes nerveux, tels qu'engourdissements, attaques épileptiformes, etc., qui sont peut-être dus au développement précoce d'exostoses intracrâniennes et intrarachidiennes.

La durée de ces syphilides est toujours assez longue, et varie de quelques mois à une ou plusieurs années.

La guérison peut être obtenue, mais quelquefois survient un état de cachexie extrême, et les malades finissent par succomber.

MM. Bazin et Dubuc ont admis trois formes de syphilides malignes précoces : la forme puro-vésiculeuse, la forme tuberculo-ulcéreuse, la forme tuberculo-ulcérante gangréneuse.

1° *Syphilide puro-vésiculeuse.*

Cette syphilide correspond à quatre affections de la nomenclature de Willan : le pemphigus neo-natorum, le rupia, l'ecthyma profond, l'impétigo confluent, et quelquefois l'acné.

Le pemphigus neo-natorum est tantôt cachectique, tantôt syphilitique.

Si l'affection est de nature syphilitique, les bulles, assez volumineuses, sont remplies par un liquide séro-purulent ou tout à fait purulent, qui se concrète en croûtes épaisses, rugueuses, et d'un brun verdâtre; sont entourées d'une auréole cuivrée et se rencontrent principalement, mais non exclusivement, à la paume des mains et à la plante des pieds.

Quand les bulles se sont ouvertes, on observe de petites plaies suppurantes constituées par le derme rouge et intact ou légèrement érodé.

L'enfant affecté de pemphigus syphilitique est émacié, présente une peau terne, parsemée de plis et de rides, a le cri rauque et éteint, et meurt presque toujours.

Chez l'adulte la syphilide puro-vésiculeuse est précédée de phénomènes généraux, tels que céphalalgie et douleurs articulaires s'exaspérant par la chaleur du lit, faiblesse générale, fièvre continue ou intermittente, etc.; à sa période d'état elle est caractérisée par des boutons ulcérés, recouverts de croûtes d'un brun verdâtre, peu saillantes, ou au contraire, épaisses, proéminentes, rugueuses, formées de couches superposées et comparables à des écailles d'huîtres.

Lorsque les croûtes sont peu saillantes, elles sont consécutives à des pustules d'impétigo confluent, lorsqu'au contraire elles sont proéminentes, elles sont consécutives à des pustules d'ecthyma profond, ou à des bulles de rupia.

Si l'on presse sur les croûtes, on fait suinter entre leurs bords et ceux de l'ulcération un pus jaunâtre très-coagulable; les croûtes tombent et se reproduisent plusieurs fois avant que l'ulcère soit complétement cicatrisée. Quelquefois au lieu de se cicatriser les ulcères s'étendent et revêtent la forme serpigineuse.

Les cicatrices d'abord d'un rouge sombre blanchissent ensuite du centre à la circonférence, et ensuite sont tout à fait blanches, déprimées et quelquefois parsemées de brides inodulaires.

Diagnostic. — La précocité de l'apparition de la syphilide puro-vésiculeuse, sa dissémination sur diverses régions, l'intensité des symptômes généraux dont elle est précédée et accompagnée, l'engorgement du système lymphatique, etc., la différencieront de la syphilide pustulo ou tuberculo-ulcéreuse circonscrite.

Le rupia scrofuleux généralisé peut en imposer pour une syphilide puro-vésiculeuse ; mais dans le rupia scrofuleux les croûtes sont entourées d'une auréole d'un rouge bleuâtre, sont saillantes, présentent une couleur d'un brun jaunâtre et laissent à leur place des ulcères couverts de granulations et de fongosités, tandis que dans la syphilide puro-vésiculeuse, les croûtes sont entourées d'une auréole cuivrée, ont une couleur noirâtre, un aspect vernissé et laissent après leur chûte des ulcères à bords taillés à pic.

2° *Syphilide tuberculo-ulcéreuse.*

Cette forme est très-rare, et n'a été observée que deux fois par M. Dubuc ; elle est caractérisée par des tubercules apparaissant d'emblée ou successivement sur les divers points de la surface cutanée et dont le volume ne dépasse pas au début celui d'une tête d'épingle, mais atteint rapidement celui d'une lentille, d'un grain de groseille rouge ou d'une cerise; ces tubercules sont coniques ou hémisphériques, lisses et luisants, ou recouverts de squames blanchâtres, présentent une couleur rouge sombre ou rouge cuivrée, etc.; à peine sont-ils arrivés à leur période d'état qu'ils s'ulcèrent à leur sommet, se recouvrent ou non d'une croûte, deviennent douloureux, et s'accompagnent de l'engorgement des ganglions et des vaisseaux lympathiques. On constate alors l'existence d'ulcérations profondes, taillées à pic, à fond grisâtre et recouvert d'un pus sanieux, jaune verdâtre, à bords indurés d'un rouge sombre ou violacé, ulcérations pouvant détruire toute l'épaisseur de la peau et prendre quelquefois même la marche serpigineuse.

Les croûtes qui recouvrent ces ulcères sont verdâtres, brunâtres ou noirâtres quand elles sont mêlées à du sang, peu épaisses et ne dépassant presque pas le niveau des téguments, à cause de la profondeur de l'ulcère.

Lorsque les plaies sont complétement cicatrisées, il reste autour d'elles une zone indurée recouverte pendant longtemps de squames blanchâtres et foliacées qui pourraient faire croire à un psoriasis.

Les cicatrices qui succèdent à cette syphilide conservent longtemps leur coloration rouge sombre, sont même quelquefois chargées de pigment (cicatrices des membres inférieurs); comme toutes les cicatrices syphilitiques, elles blanchissent du centre à la circonférence.

Cette syphilide dure cinq ou six mois au moins, et récidive souvent après la disparition de la première poussée éruptive, ce qui prolonge encore sa durée.

De la syphilide tuberculo-ulcérante gangréneuse.

Cette syphilide est caractérisée par une éruption papulo-tuberculeuse généralisée, dont les éléments durs, saillants et cuivrés sont bientôt frappés de gangrène et se recouvrent d'eschares noirâtres auxquelles succèdent des ulcérations profondes, et finalement des cicatrices violacées d'abord et blanches ensuite.

L'éruption est ordinairement précédée de symptômes généraux semblables à ceux que nous avons décrits au sujet de la forme puro-vésiculeuse, ensuite apparaissent simultanément sur toute la surface du corps ou successivement sur le visage, la face postérieure du tronc, la partie supérieure des bras et des cuisses, des boutons qui tantôt sont durs, saillants, coniques, d'un rouge cuivré, présentent le volume d'une lentille ou d'une petite noisette, tantôt sont aplatis, légèrement déprimés au centre et peu saillants.

Alors les tubercules se gangrènent à leur centre, qui se convertit en une eschare noire et sèche dont la largeur augmente rapidement, et qui est circonscrite par un bourrelet dur, saillant, cuivré, de 2 à 3 millimètres d'étendue, et aux dépens duquel se produit le travail de mortification.

A un moment donné un sillon se creuse entre l'eschare et le bourrelet circonférentiel, la partie mortifiée est éliminée et laisse à sa place un ulcère arrondi, grisâtre, taillé à pic, et entouré d'un cercle d'induration qui donne au doigt qui le presse la même sensation que le chancre induré.

Cette ulcération se cicatrise sous l'influence d'un traitement convenable ; mais, lors même qu'elle est complétement fermée, la guérison définitive n'a pas lieu ; alors, en effet, les croûtes, devenues blanchâtres et violacées, se reproduisent sans cesse, bien que la surface sur laquelle elles reposent soit à peine exulcérée.

Après un intervalle de temps variable de plusieurs semaines à plusieurs mois, les croûtes cessent de se produire, et on observe alors des cicatrices déprimées, violacées, entourées d'une zone cuivrée, répondant au bourrelet induré et redevenu souple.

La syphilide tuberculo-ulcérante tuberculeuse, présente ordinairement plusieurs poussées, et, si le malade est soumis à un traitement approprié, les tubercules nouveaux au lieu de se gangréner comme ceux qui les ont précédés avortent, et chacun d'eux, entouré d'un liseré épidermique, se recouvre d'une abondante production squameuse, au-dessous de laquelle existe une surface rouge, à peine exulcérée, et qui après sa cicatrisation, est remplacée par une maculature cuivrée ou une cicatrice superficielle indélébile.

Les boutons qui sont le résultat d'une poussée nouvelle se développent de préférence sur la limite des premiers boutons et en sont pour ainsi dire les satellites.

Les malades présentent ordinairement, pendant le cours de cette éruption, une fièvre continue avec redoublement le soir, de l'inappétence, de l'amaigrissement, de l'insomnie causée par les vives souffrances que déterminent les boutons gangrenés ou par les douleurs ostéocopes, etc.

La guérison peut avoir lieu sous l'influence d'un traitement convenable, cependant elle est toujours lente et difficile à obtenir, et peut être suivie de récidives d'une extrême gravité ;

enfin, la mort peut être le résultat d'une complication telle qu'un érysipèle, une pneumonie, ou d'un état cachectique et de complications viscérales syphilitiques.

Diagnostic. — Les syphilides tuberculo-ulcéreuse précoce et tuberculo-ulcérante gangréneuse ne peuvent être distinguées l'une et l'autre à la période des tubercules; ces boutons étant identiques dans les deux cas ; mais lorsque des ulcères existent on peut les différencier, la syphilide tuberculo-ulcéreuse étant caractérisée par des ulcères recouverts d'une croûte saillante, et la syphilide tuberculo-ulcérante étant caractérisée par des ulcères recouverts de véritables eschares.

La syphilide papulo-tuberculeuse exanthématique, les plaques syphilitiques ne peuvent être longtemps confondues avec une syphilide tuberculo-ulcérante. Cette affection présente, en effet, peu de temps après son apparition des ulcères ou des eschares noires au niveau des boutons tuberculeux.

Les syphilides tuberculo-ulcéreuse et tuberculo-ulcérante gangréneuse se distinguent des syphilides ulcéreuses circonscrites,par l'apparition de l'éruption peu de temps après l'existence du chancre initial, par la généralisation des éléments éruptifs, les phénomènes généraux coïncidant, et la présence de l'engorgement des ganglions et des vaisseaux lymphatiques.

Enfin, on différenciera la syphilide tuberculo-ulcérante gangréneuse de la syphilide puro-vésiculeuse en se basant sur les caractères suivants : La syphilide puro-vésiculeuse est caractérisée par des ulcérations recouvertes de croûtes épaisses, saillantes et superposées, tandis que la syphilide tuberculo-ulcérante présente des ulcérations circonscrites par un bourrelet induré et recouvertes de croûtes peu saillantes et d'eschares noires.

Pronostic.— Cette forme, comme la précédente, constitue une affection grave et doit faire craindre les complications les plus sérieuses pour l'avenir.

Etiologie. — Les syphilides sont des manifestations d'une maladie constitutionnelle, la syphilis ; mais certaines conditions favorisent leur développement ou l'apparition de certaines formes.

Ainsi, selon M. Bazin, les formes pustuleuse acnéique et vésiculeuse de ces éruptions sont plus fréquentes chez la femme que chez l'homme, s'observent aussi chez les individus à tempérament lymphatique, tandis que le tempérament bilieux prédispose aux formes papuleuse et tuberculeuse, et le tempérament sanguin à la forme ecthymatique. La malignité doit être attribuée à la prédisposition interne de l'individu affecté, au génie même de la maladie et peut-être apparaît-elle aussi, ainsi que le pense M. Auzias-Turenne, lorsqu'elle rencontre des organismes tout à fait indemnes, comme cela a lieu lorsqu'elle éclate au milieu de populations qui étaient demeurées jusque-là à l'abri de ses atteintes et lorsqu'elle sévit dans des pays dont la température est extrême. La chaleur, le froid, des excès alcooliques, des excès de table, des causes morales, des grandes fatigues peuvent provoquer l'apparition des syphilides.

Traitement — Le mercure et l'iodure de potassium sont les deux médicaments employés dans le traitement curatif de la syphilis.

Le mercure, dit M. Bazin, n'est pas un spécifique; impuissant contre la maladie, il en modifie seulement avantageusement les premières manifestations.

On doit commencer le traitement mercuriel dès que l'induration du chancre est constatée; on peut, en agissant ainsi, éloigner et localiser les syphilides exanthématiques. On prescrit généralement une pilule de proto-iodure de mercure de 0 gr. 025, et après un certain laps de temps, quinze jours environ, on en fait prendre une le matin et une le soir. Il est inutile de dépasser cette dose, car si on n'obtient pas d'effets heureux avec elle, on n'en aura pas avec une dose plus élevée.

L'iodure de potassium doit être réservé pour le traitement des syphilides circonscrites, des syphilides ulcéreuses et des syphilides malignes.

M. Bazin conseille d'associer le mercure à l'iodure de potassium, et emploie généralement la formule suivante de Gibert : bi-iodure de mercure, 0 gr. 20; iodure de potassium, 10 gr.; sirop de saponaire, 500 gr.

Le malade prend d'abord deux cuillerées à café de ce sirop, puis quatre et même six.

M. Diday a donné avec succès l'iodure de potassium aux malades affectés des phénomènes généraux qui précèdent les syphilides exanthématiques (0 gr. 50 à 1 gramme par jour). Mais ce médicament n'a aucune action contre les syphilides résolutives, et si quelques médecins ont cru à ses heureux effets, c'est sans doute parce qu'ils ignoraient la tendance des syphilides exanthématiques à disparaitre spontanément.

M. Bazin prescrit généralement aux enfants une ou deux cuillerées par jour du sirop suivant : bi-iodure d'hydrargyre, 0 gr. 05; iodure de potassium, 5 gr.; sirop de sucre, 400 gr.

Les frictions avec l'onguent napolitain peuvent aussi être employées chez les enfants en bas âge et chez les sujets qui ne peuvent tolérer le mercure à l'intérieur ; mais elles présentent l'immense inconvénient de déterminer des accidents graves du côté de la bouche (stomatite mercurielle) et chez les enfants en bas âge il faut préférer le sirop de bi-iodure ioduré, et chez les adultes, dont l'estomac est intolérant, il faut faire pénétrer le mercure dans l'économie à l'aide d'injections hypodermiques.

Le Dr Scarenzio, en Italie, a tenté d'introduire le mercure dans le sang à l'aide d'injections sous-cutanées d'un liquide contenant 0 gr. 20 de calomel et 1 gr. 50 de glycérine. Ces injections ont été généralement suivies de petits abcès sous-cutanés.

Dernièrement, le Dr Oscar van Mons a communiqué à la Société médicale de Bruxelles, le résultat des injections qu'il a pratiquées. La dose de calomel injectée a été de 10 à 25 centigrammes. L'opération a été suivie de la formation d'un abcès qui a quelquefois atteint le volume d'un œuf. Le médecin belge prétend qu'*une seule injection suffit pour la gué-*

rison, que l'on est obligé cependant de pratiquer quelquefois une seconde opération.

Lewin, de Berlin, substitua à l'injection de calomel, préparation insoluble, des injections de sel soluble, de sublimé et traita par cette méthode 500 malades à l'hôpital de la Charité de Berlin.

Nous croyons qu'il ne faut accepter qu'avec réserve les faits de guérison de syphilides après une seule ou deux ou trois injections.

Notre confrère et ami M. le Dr Libermann, médecin à l'hôpital militaire du Gros-Caillou, a bien voulu nous communiquer les résultats d'un travail important qu'il va publier sur les injections hypodermiques de mercure dans la syphilis.

Le Dr Libermann a expérimenté la nouvelle méthode de traitement, sur 33 malades, et est arrivé aux conclusions suivantes :

Dans les syphilis légères ou de moyenne gravité les injections hypodermiques de mercure sont complétement inutiles, elles doivent même être proscrites à cause de la douleur qu'elles occasionnent et des abcès qui peuvent en être la suite.

Elles ne trouvent alors leur emploi rationnel que dans les cas où le mercure, à l'intérieur, ne peut être nullement toléré, et si on ne veut pas prescrire un traitement par frictions, dans la crainte de la salivation.

Elles sont utiles dans les cas de syphilis anciennes, quand le malade a passé par une série de traitements, et que la mesure donnée à l'intérieur ne produit plus d'effets; lorsqu'existent des affections syphilitiques viscérales, des gommes du poumon, des lésions du foie, etc., ou des syphilides graves. On doit alors employer concurremment avec les injections l'iodure de potassium.

En résumé, la méthode hypodermique n'est appelée à remplacer qu'exceptionnellement, et dans des cas déterminés, les moyens ordinaires de traitement de la syphilis.

Le Dr Libermann emploie dans ses injections : le sublimé et le bi-iodure de mercure.

Il fait usage du sublimé, dans les cas de syphilis moyenne et récente, débute par la dose suivante : sublimé, 0 gr. 010 ;eau, 20 gouttes, dose qui augmente chaque jour de 1 milligramme, jusqu'à ce qu'il soit arrivé à injecter 0 gr. 025, et revient progressivement à la dose de 0 gr. 01, en diminuant chaque jour de 1 milligramme.

Pour le traitement des syphilides anciennes et de la syphilide viscérale, il se sert du bi-iodure de mercure, sous cette forme : bi-iodure de mercure, 0 gr. 010 ; eau, 20 gouttes ; iodure de potassium, 0 gr. 1. Il augmente chaque jour la dose de 0 gr. 001 jusqu'à ce qu'il soit arrivé à la dose de 0 gr. 03 de bi-iodure.

La moyenne des injections nécessaires pour la guérison a été de 35. Dans les cas de syphilis viscérale, le Dr Libermann a pratiqué jusqu'à 70 injections. Quoique le chiffre total de ses injections ait été assez élevé, il n'a noté que 2 phlegmons de la peau, qui se sont bien limités, et n'ont donné lieu à aucun accident.

Après chaque piqûre, il se forme sous la peau une petite nodosité, produite pas l'induration du tissu cellulaire, qui se dissipe après un temps variable. La douleur produite par la piqûre, est d'une durée moyenne de deux à trois heures. L'addition de 1 ou 2 milligrammes de morphine n'a pas diminué la douleur d'une façon sensible. Le lieu d'élection des piqûres est le dos et les parois latérales de la poitrine. La peau de ces régions est moins sensible, et l'expérience prouve que les phlegmons de la peau s'y produisent moins fréquemment que partout ailleurs, à la suite des injections hypodermiques.

Sur 73 cas, M. Libermann a noté la salivation dans 4 cas, jusqu'à ce moment il n'y a eu de récidive que dans un cas, mais le temps écoulé depuis la cessation du traitement n'est pas assez long pour permettre d'annoncer des résultats sérieux et certains.

AFFECTIONS CUTANÉES SYMPTOMATIQUES DE LA LÈPRE OU LÉPROIDES.

La lèpre est une maladie constitutionnelle, non contagieuse, héréditaire, se traduisant sur tous les systèmes organiques par des affections spéciales (tuberculeuses), et sur la peau par des variations dans la couleur et des altérations de la sensibilité (Bazin).

La lèpre présente quatre périodes, dont la première est caractérisée par des taches ou macules spéciales, au niveau desquelles la peau est généralement insensible, par des bulles de pemphigus, un arrêt de développement ou une atrophie des organes génitaux et l'altération des poils; la deuxième, par des tubercules de la peau ou du tissu cellulaire sous-cutané; la troisième, par l'établissement d'ulcères et des désordres du système osseux; la quatrième, par des lésions viscérales et un état cachectique.

Nous devons principalement étudier ici les affections cutanées ou léproïdes; or les léproïdes sont *communes*, c'est-à-dire consistent en des affections qui appartiennent non-seulement à la lèpre, mais encore à d'autres maladies, ou *propres, spéciales*, c'est-à-dire ne se manifestant que sous l'influence de la lèpre.

Les léproïdes communes se divisent en trois groupes : les léproïdes furfuracées, les léproïdes impétigineuses ou vésiculo-pustuleuses et les léproïdes pemphigoïdes.

Les léproïdes spéciales se divisent aussi en trois groupes : les léproïdes maculeuses, les léproïdes tuberculeuses et les léproïdes ulcéreuses.

Nous devrions étudier successivement les léproïdes communes et les léproïdes spéciales, mais nous préférons, dans l'intérêt du lecteur, étudier successivement les léproïdes dans l'ordre de leur apparition.

Symptomatologie, première période. — La lèpre se traduit, dès le début, par des taches offrant une couleur rouge cramoisie ou jaunâtre, fauve, cuivrée, ne s'effaçant pas sous la pression du doigt, arrondies ou irrégulières, saillantes ou non au-dessus des téguments voisins, et *insensibles* à la pression, à la piqûre. Cette anesthésie cutanée constitue, aux yeux de M. Bazin, un symptôme propre de la lèpre, et n'a pas avec les taches un rapport constant et nécessaire. Quelquefois, en effet, elle existe seule et sans que la peau présente de macules, ou est très-prononcée au niveau de taches à peine visibles, et réciproquement. Taches et anesthésie sont donc deux phénomènes parfaitement distincts.

Les taches disparaissent et réapparaissent ordinairement un certain nombre de fois avant de devenir fixes et permanentes. C'est seulement alors que la pression ne les fait plus disparaître ; elles sont quelquefois le siége d'une légère desquamation, et la sueur, à leur niveau, est à peine sécrétée.

Ces taches fauves, insensibles, constituent un symptôme propre de la lèpre, et n'appartiennent qu'à cette maladie (*léproïdes spéciales*).

Quelquefois on observe, à la surface des taches et sur les autres points du corps, de l'hyperesthésie ; mais ce symptôme n'a qu'une courte durée et fait bientôt place à de l'anesthésie.

Simultanément avec la léproïde maculeuse, on observe la léproïde furfuracée ou squameuse, qui occupe ordinairement les extrémités supérieure ou inférieure, offre de l'analogie avec l'ichthyose et est caractérisée par de petites squames continues, dures, d'une couleur brunâtre ou blanchâtre, adhérentes à la peau qui n'a subi, d'ailleurs, aucune autre altération.

La léproïde furfuracée est ordinairement accompagnée d'une lésion des ongles : ces appendices sont décolorés, rudes et squameux, perdent peu à peu leur cohésion, présentent la disjonction de leurs lamelles, des fissures, et finissent par tomber, ou, au contraire, deviennent plus épais, plus saillants, tout en présentant la rudesse, l'état squameux et fissuré que nous venons de signaler. Enfin, on peut constater à cette même période l'existence de bulles de *pemphigus lépreux* (léproïde commune). Cette lésion peut occuper tous les points de la surface du corps, mais siége spécialement à la paume des mains, à la plante des pieds et au voisinage des articulations. Le nombre des bulles est peu considérable; souvent, il n'en existe qu'une seule dans la région palmaire ou dans la région plantaire; deux ou trois autour d'une articulation. Elles apparaissent brusquement et sans être prédédées de phénomènes locaux, sont remplies par un liquide visqueux et jaune verdâtre, atteignent souvent le volume d'un œuf de poule, ne persistent que très-peu de temps, et laissent, après leur rupture, une surface rouge et ulcérée qui sécrète un liquide visqueux, se concrétant et formant des croûtes brunâtres, auxquelles fait place une cicatrice blanche, déprimée, et plus ou moins insensible.

En outre de ces lésions cutanées existent une atrophie chez l'adulte, un arrêt de développement, chez l'enfant, des organes génitaux; le changement de coloration et la chute des poils.

Deuxième période. — Tantôt la peau devient sèche, dure, se raccornit (forme atrophique); tantôt elle se recouvre de saillies tuberculeuses cutanées ou sous-cutanées, ou subit une dégérescence spéciale (*sclérodermie lépreuse*).

Les *tubercules dermoïdes* occupent spécialement la face et les membres : tantôt ils sont superficiels, semblent constitués par une hypertrophie papillaire et ressemblent assez aux papules du lichen : tantôt ils siégent dans l'épaisseur de la peau. Ils sont quelquefois isolés; parfois, au contraire, ils sont groupés et forment de larges plaques rougeâtres et mamelonnées.

Durs, fermes et élastiques; plats et déprimés ou saillants et hémisphériques, présentant la coloration normale de la peau, ou rougeâtres, violacés, ou même d'une couleur brune; lisses ou chagrinés, ces tubercules présentent pour caractère essentiel d'être insensibles au point que l'on peut souvent les traverser avec une épingle, les détruire sans que le malade manifeste aucune douleur.

Ces tubercules peuvent se développer sur les macules que nous avons précédemment signalées, ou sur des surfaces saines; arrivés à leur maximum de développement, ils rétrogradent et disparaissent en laissant une cicatrice caractéristique, ou se fissurent et s'entr'ouvrent, donnent issue à une masse semi-liquide, et présentent, peu de temps après, une ulcération arrondie ou irrégulière, à fond pâle et blafard, à bords taillés à pic, mais non indurés, et donnant naissance à un liquide sanieux et fétide qui se concrète en croûtes noirâtres et fissurées.

Les tubercules cutanés sont accompagnés de tubercules sous-cutanés, irréguliers, d'un volume souvent considérable, de consistance assez ferme, mais se ramollissant après un certain laps de temps et s'ulcérant comme les tubercules cutanés. On les observe principalement à la face, aux avant-bras, au bord interne du petit doigt, dans le lobule du pavillon auriculaire (*stéatome éléphantiasique*).

Lorsque les tubercules siégent à la face, celle-ci présente un aspect bizarre et caractéristique que M. Bazin a décrit en ces termes : « Les téguments forment une couche épaisse et proéminente, sur laquelle se détachent confusément des nodosités profondes, des tubercules d'une teinte brune ou violacée ; sont creusés de rides, de larges sillons ; les régions sourcilières, dégarnies de poils, se tuméfient énormément et se projettent au devant des globes oculaires, plus ou moins altérés eux-mêmes ; le nez est écrasé, élargi, réduit parfois à un moignon informe ; les lèvres sont épaisses, chargées de tubercules ; les pommettes saillantes, mamelonnées, rougeâtres ; les oreilles deviennent monstrueuses. Si le malade ouvre la bouche, sa muqueuse apparaît, semée de granulations ou de macules comme ecchymotiques. On note, en outre, l'absence de cils, de chevelure, l'aspect huileux de la peau, la fétidité de l'haleine et une expression de souffrance et d'hébétude répandue sur toute la face. C'est pour retracer, sans doute, ces hideuses métamorphoses que les anciens avaient employé les dénominations de satyriasis, de léontiasis, etc., tirées de la comparaison avec les satyres fabuleux, les lions, ou autres animaux féroces. »

Enfin la peau présente quelquefois une dégénérescence spéciale, devient dure, blanchâtre, parcheminée et comme cicatricielle ; elle semble avoir perdu toute activité, n'est plus le siége d'aucune sécrétion, et est devenue complétement insensible (*sclérodermie lépreuse*).

En Amérique, le Dr Fabre a observé une éruption vésico-pustuleuse, précédée de taches insensibles et tenant la place des tubercules.

En outre des altérations de la peau, on constate, à cette période, des lésions des muqueuses oculaire, buccale, pharyngée, laryngée ; ces muqueuses sont aussi le siége de tubercules et d'ulcérations, et l'on voit survenir des troubles fonctionnels en rapport avec le lieu de l'altération : la vue, l'odorat sont altérés, la respiration est difficile et sifflante, la voie rauque ou éteinte, la déglutition difficile, etc.

Troisième période. — Elle est caractérisée par la production de nouvelles ulcérations et par la présence de celles qui existaient déjà ; les ulcères détruisent tous les tissus qu'ils rencontrent, même le tissu osseux, et alors se voient des trajets fistuleux qui aboutissent jusqu'aux os malades ; alors se détachent ou tombent par fragments des os du pied, de la main, des phalanges, des membres même... Les os ne peuvent-ils pas être altérés primitivement par la lèpre ? Bœck et Daniellsen n'admettent pas cette opinion, défendue au contraire par Schilling.

Dans le cours de cette période s'observe aussi de l'atrophie des muscles des éminences thénar et hypothénar, des interosseux.

Quatrième période. — Elle est caractérisée essentiellement par l'aggravation des phénomènes déjà existants et l'apparition de lésions viscérales ; on constate alors tous les symptômes d'une phthisie laryngée lépreuse, des troubles digestifs profonds, et, en définitive, une diarrhée incoercible ; des paralysies localisées à la face, au pharynx, au voile du palais, et la mort survient à la suite d'un accès de suffocation, d'une syncope ou par les progrès seuls de la cachexie, le malade conservant intacte son intelligence jusqu'au dernier moment.

En définitive, la lèpre se traduit par des macules d'un jaune fauve, au niveau desquelles la peau est insensible, qui ne disparaissent pas sous la pression du doigt, etc. ; par une desquamation furfuracée des membres et des bulles de pemphigus; par des tubercules cutanés ou sous-cutanés, insensibles, s'ulcérant, et enfin par des lésions viscérales et un état cachectique bientôt suivi de mort.

Formes de la lèpre. — M. Bazin admet trois formes : la forme tuberculeuse ou commune, la forme larvée et la forme anesthésique ou maligne.

La *forme tuberculeuse* est caractérisée d'abord par l'existence de macules d'un jaune fauve, et insensibles, et ensuite par l'existence de tubercules qui s'ulcèrent bientôt et donnent lieu à des pertes de substance plus ou moins grandes.

Forme larvée. — *Lèpre blanche.* M. Bazin a eu l'occasion d'observer dans son service un cas fort curieux d'éléphantiasis, cas qui ne rentre pas dans les formes précédentes. Le malade venait des États-Unis, où il était resté un an environ, dans le Kentucky. Sur les diverses régions de son corps étaient répandues des taches variables de forme et de dimensions, les unes blanches, les autres de couleur fauve. Les taches vitiliges, de beaucoup plus nombreuses, présentaient des caractères tout particuliers; quelques-unes situées au cou, au menton, à la face, avaient encore la consistance normale de la peau, mais le plus grand nombre s'était transformé peu à peu et par les progrès du mal, en un tissu dur, d'un blanc mat, comme cicatriciel, et tout à fait comparable à celui de la kéloïde ; de plus, et j'insiste sur ce caractère qui est capital, la sensibilité à la surface de ces macules était diminuée ou tout à fait abolie. Le malade portait, en outre, sur les jambes des ulcères irréguliers, à bords indurés, taillés à pic, à fond rouge mamelonné et insensible. Les cheveux tombaient sur tout le cuir chevelu et une sorte de tonsure ovalaire existait au sommet de la tête.

La *forme maligne anesthésique* est caractérisée au début par des bulles de pemphigus, des macules et une hyperesthésie qui peut acquérir un haut degré d'intensité et occuper une grande étendue de la surface cutanée, mais qui ne tarde pas à faire place à de l'anesthésie. L'insnsibilité de la peau est en effet un caractère dominant de cette forme : elle acquiert une telle intensité que le malade supporte les plus affreuses mutilations sans éprouver la moindre douleur. . . . . . .

En même temps la peau est d'un blanc sale, sèche, dure, comme parcheminée, mince, atrophiée. Le visage, dit M. Bazin, est amaigri, cadavéreux; le muscle orbiculaire des paupières perd son activité; la conjonctive s'injecte, les cils tombent, la cornée s'obscurcit, et la vision est ainsi détruite peu à peu. . . . .

La bouche est déviée, insymétrique, la lèvre supérieure amincie s'applique à l'arcade alvéolaire, qu'elle dessine; l'inférieure, renversée et pendante, laisse à découvert les dents correspondantes et une partie de la gencive, d'où résulte un véritable ptyalisme avec écoulement continuel de salive au niveau des commissures. Les altérations du nez sont ici moins fréquentes et moins prononcées que dans la forme tuberculeuse. . . . .

Le goût est émoussé. Le sens de l'ouïe est celui qui persiste le plus longtemps à l'état d'intégrité. . . . .

Dans cette forme on observe encore une incurvation singulière des doigts et des orteils, qui prennent la forme d'une ligne brisée en deux sens opposés et alternatifs, une sorte de rétraction lente dont le résultat définitif est de produire une flexion forcée qui résiste à tous les efforts. Le malade éprouve des douleurs et une fièvre intense, et voit peu à peu les phalanges, les doigts, les mains et les pieds se détacher de leurs articulations.

Marche, durée, terminaison. — La lèpre présente une marche continue, mais offre toutefois quelques périodes de rémission; elle a une durée longue qui est, selon MM. Daniellsen et Bœck, de neuf ans et demi pour la forme tuberculeuse, et de dix-huit ans et demi pour la forme anesthésique. Cette maladie se termine à peu près fatalement par la mort; on a cependant observé des cas de guérison.

Etiologie. — La lèpre est une maladie héréditaire et non contagieuse. Peut-être était-elle autrefois contagieuse puisque

Moïse a pris des précautions pour garantir son peuple de la contagion ; mais aujourd'hui, elle ne l'est certainement plus et l'on peut impunément toucher les lépreux et partager leur lit.

Trois lépreux observés par M. Bazin étaient issus d'un père goutteux et d'une mère cancéreuse ; y avait-il là simple coïncidence ou y aurait-il entre ces affections et la lèpre un lien pathologique méconnu jusqu'ici ? M. Bazin pencherait volontiers vers cette dernière supposition.

Les causes provoquantes de la lèpre sont : l'humidité de l'air, les cours d'eau, les chaleurs ou les froids excessifs, peut-être aussi l'usage de la viande de porc, d'oiseaux de mer, de poissons gâtés..... mais toutes ces causes sont insuffisantes, si elles ne trouvent pas un organisme prédisposé spontanément ou par transmission héréditaire.

La lèpre frappe les personnes de tout âge, même les enfants qui sont encore dans le sein maternel. Peut-être les hommes y sont-ils plus sujets que les femmes.

Diagnostic. — La lèpre présente des caractères tellement tranchés qu'elle ne peut être que difficilement confondue avec une autre maladie.

L'*éléphantiasis des Arabes* s'en distingue par sa localisation à une partie du corps, aux membres inférieurs principalement ; par l'existence antécédente d'angioleucites multiples et d'engorgements ganglionnaires, par l'absence de macules et d'anesthésie cutanée, etc. Enfin cette affection se rencontre dans tous les pays et non exclusivement sous certaines latitudes.

Les léproïdes communes, c'est-à-dire les léproïdes squameuses, vésico-pustuleuses et pemphigoïdes, ne présentent pas de caractères objectifs capables de les faire diagnostiquer. Mais l'existence de taches d'un jaune fauve et insensibles, de tubercules cutanés et sous-cutanés insensibles n'appartient qu'à la lèpre, et il est inutile d'établir un diagnostic différentiel avec les taches du pityriasis nigra ou versicolor, les tubercules scrofuleux ou syphilitiques, etc.

Anatomie pathologique. — Les tubercules de la lèpre sont

entourées de tissu adipeux et se décomposent en lobules séparés par des travées de tissu conjonctif. Chaque lobule se compose de cellules rondes, irrégulières et quelquefois étoilées de $0^m,015$ à $0^m,02$ de diamètre et d'autres cellules plus grandes de $0^m,03$ à $0^m,04$ de diamètre, chargées de noyaux et ressemblant aux cellules mères de la moelle des os. — Les vaisseaux ont une paroi épaisse non embryonnaire.

La texture de la peau à leur niveau est très-altérée, les glandes sudoripares ont disparu, les follicules pileux sont en partie détruits, et les poils altérés, inégaux, ne tardent pas à tomber.

Pronostic. — Il est très-grave puisque la mort est la conséquence presque inévitable de cette maladie.

Traitement. — Tous les remèdes jusqu'ici préconisés ont été inutiles et inefficaces. Toutefois, il faut conseiller l'éloignement du lieu où a été contractée la lèpre, les soins de propreté, un régime composé de viandes blanches et de volailles, l'exercice, etc.

On a conseillé contre le principe même de la lèpre, le mercure, l'iodure de potassium, le muriate d'or, l'arsenic, l'hydrocotyle asiatique, l'acide phénique, etc., tous ces remèdes sont inutiles. M. Bazin a obtenu quelques améliorations sous l'influence de l'emploi des alcalins et sous celle du remède du Dr Thorp (remède secret).

AFFECTIONS CUTANÉES SYMPTOMATIQUES DE MALADIES DIATHÉSIQUES.

Je ne consacrerai quelques lignes qu'à deux manifestations de la diathèse fibro-plastique : la sclérodermie et la kéloïde, et aux manifestations de la diathèse fongoïdique, renvoyant le lecteur, pour la description des autres manifestations diathésiques, soit au traité des affections artificielles de M. Bazin, soit aux traités de chirurgie où se trouvent décrites les tumeurs fibro-plastiques, cancéreuses, épithéliales, etc.

DE LA SCLÉRODERMIE.

La *sclérodermie* est une lésion diathésique à marche chronique, caractérisée par le retrait et une forme particulière d'induration de la peau, qui devient tendue, rigide, comme rétrécie et en quelque sorte momifiée (Bazin).

La sclérodermie occupe d'abord la région cervicale et quelquefois aussi les membres supérieurs et envahit ensuite les diverses parties de la surface cutanée.

Après avoir éprouvé pendant un certain temps un sentiment de gêne et de roideur insolites dans la partie qui doit être le siége de l'affection, le malade présente une induration ou une rigidité des surfaces malades, tout à fait comparable à celle que présente un cadavre qui a été gelé, mais n'est pas encore froid; ou à celle du cuir desséché; rigidité telle qu'il est impossible de saisir et de pincer la peau.

Çà et là on observe des crevases et des déchirures, mais la peau n'est ni épaisse, ni hypertrophiée, au contraire, elle est resserrée, amincie et comme contractée sur les tissus qu'elle semble avoir de la peine à contenir.

La coloration de la peau est variable : normale chez quelques individus, elle est chez d'autres, brunâtre ou jaunâtre, ou, au contraire, d'un blanc mat qui rappelle la couleur des cicatrices. Ses fonctions sont conservées intactes et sa sensibilité, sa température, ses sécrétions ne sont pas notablement influencées ; mais la perte de la souplesse de la peau entraîne des troubles de la motilité : les muscles comprimés par l'enveloppe inextensible que forme la peau restent inactifs, la face est immobile et ne reflète plus les sensations du malade, les doigts ne peuvent plus saisir les objets, et la marche est très-dificile.

La sclérodermie présente une marche lente et a une durée qui varie de quelques mois à plusieurs années.

La sclérodermie est une affection sérieuse puisque nous ne possédons aucun moyen efficace pour la combattre et que ses conséquences nous sont à peu près inconnues.

Etiologie. — On l'observe à tous les âges et plus souvent chez les femmes que chez les hommes ; ses causes déterminantes sont à peu près inconnues. M. Bazin considère la sclérodermie comme une maladie se développant sous l'influence d'un état morbide général, diathésique, se traduisant par l'infiltration, dans le tissu de la peau, d'éléments fibro-plastiques.

Diagnostic. — La sclérodermie est caractérisée par des phénomènes si tranchés, qu'il est impossible de la confondre avec d'autres affections.

La kéloïde s'en différencie par l'existence de plaques plus épaisses et plus dures, par son peu de tendance à la généralisation.

L'hypertrophie cutanée n'offre point de changement de coloration de la peau, de rigidité spéciale, mais seulement une augmentation de l'épaisseur normale.

Traitement. — Il est impossible aujourd'hui d'indiquer les bases d'une médication rationnelle ; on a conseillé le mercure, l'iodure de potassium, les sudorifiques, l'hydrothérapie, les bains de vapeur, les bains alcalins, etc., mais aucun de ces agents n'a produit de guérison.

DE LA KÉLOÏDE.

La kéloïde est caractérisée par des excroissances arrondies ou cylindriques des bords desquelles émanent des prolongements multiples qui semblent s'implanter dans la peau, excroissances dures, élastiques, ordinairement d'une coloration plus foncée que celles de la peau voisine, quelquefois cependant plus pâles, mobiles et ne contractant jamais aucune adhérence avec les parties sous-jacentes.

Cette affection siége ordinairement à la région sternale, mais s'observe aussi au cou, à la face, aux membres, etc.

Elle ne détermine aucun trouble des grandes fonctions, reste stationnaire lorsqu'elle est arrivée à un certain degré de développement, et peut même disparaître par une sorte de résorption interstitielle, en laissant à sa place une cicatrice blanche et déprimée. Elle est toutefois accompagnée de démangeaisons, de picotements, et d'élancements dont l'intensité est quelquefois extrême; enfin, elle est sujette aux récidives sur place, alors même que la tumeur a été complétement enlevée.

Etiologie. — La kéloïde peut apparaître sur une partie saine de la peau, mais succède en général à une lésion accidentelle, telle qu'une brûlure, une plaie, etc.

La kéloïde s'observe à tous les âges et beaucoup plus fréquemment chez la femme que chez l'homme.

Anatomie pathologique. — Le tissu des kéloïdes est dur, et constitué par des éléments fibro-plastiques; il est revêtu par un épiderme mince et luisant, et est entouré de petits vaisseaux capillaires qui se perdent dans son épaisseur; enfin, on observe à sa surface les orifices des glandes.

Diagnostic. — La kéloïde se différencie facilement de la fausse kéloïde, ou kéloïde cicatricielle, qui est toujours consécutive à des ulcérations scrofuleuses ou syphilitiques, à des brûlures, des cautères, etc.; est due à une déviation accidentelle du tissu de la cicatrice dont le développement a été exubérant et a dépassé le but de la nature; qui paraît trouver une prédisposition dans l'existence de la scrofule, et qui, enfin, ne présente pas à sa surface les pertuis glandulaires, et n'est jamais le siége de picotements et d'élancements.

Traitement. — La ciguë, l'aconit, l'iode et le mercure, etc., ont été inefficaces; enfin, lorsqu'on a enlevé la tumeur avec l'instrument tranchant, elle s'est en général reproduite.

DIATHÈSE FONGOÏDIQUE; MYCOSIS FONGOÏDE.

On décrit sous ce nom une maladie ayant pour effet de produire des tumeurs constituées par un tissu adénoïde, à tendance envahissante et souvent ulcérative.

Le *mycosis fongoïde* est caractérisé au début par des taches d'une coloration rouge foncée, disséminées sur toute la surface du corps, quelquefois confluentes, donnant lieu à un peu de prurit, disparaissant après un certain temps pour faire place à d'autres taches. — Quelquefois sous l'influence des grattages leur surface s'excorie, suinte et elles revêtent un aspect analogue à celui de l'eczéma. Elles peuvent disparaître au commencement de l'hiver, mais réapparaissent au printemps suivant.

Après plusieurs poussées les taches deviennent saillantes, et à leur niveau la peau s'épaissit, s'indure, perd sa souplesse, ne présente plus de plis et se recouvre de squames (*plaques lichénoïdes*).

Deux ou trois ans après le début naissent au niveau des taches ou dans leurs intervalles de petites tumeurs du volume d'un pois, d'une noisette ou d'une noix; ces tumeurs peuvent se réunir et acquérir le volume d'un œuf de poule; alors elles sont orbiculaires, hémisphériques ou ovalaires, rougeâtres et ressemblent à des morilles ou à des tomates. La peau qui les recouvre est lisse et tendue; leur consistance est ferme, élastique, enfin la sensibilité à leur niveau est émoussée, voire même éteinte (Bazin.)

Quelquefois les tumeurs diminuent rapidement de volume et s'effacent en quelques semaines ou quelques jours sans laisser de traces; le plus souvent elles se ramollissent, se perforent, et donnent naissance à des ulcérations de mauvais aspect, superficielles, desquelles s'écoule un liquide épais, verdâtre, et qui se convertit en croûtes dures et noirâtres, bientôt soulevées par un pus fétide et se détachant pour laisser à nu des surfaces blafardes, parfois hérissées de végétations fongueuses. A ces ulcères font suite des cicatrices indélébiles.

On note simultanément l'augmentation de volume des ganglions lymphatiques, la chute des poils, une altération des ongles qui sont jaunes, cassants, amincis, déformés et comme soulevés à leur extrémité par une production épidermique abondante. — Dans un cas existait de l'acné éléphantiasique des aisselles (Bazin).

Le mycosis fongoïde présente une marche habituellement continue, mais quelquefois intermittente, et dont l'intermittence est en rapport avec les saisons; mais cette maladie finit toujours par déterminer du marasme, la fièvre hectique et en définitive la mort.

Anatomie pathologique. — Les tumeurs sont constituées, d'après Ranvier, par du tissu adénoïde ne différant pas de celui que l'on observe dans la leucocythémie et l'adénie. — Les ganglions ont la même structure que dans l'adénie, et on note dans les tumeurs de gros vaisseaux capillaires variqueux, tortueux, à parois épaissies; le foie est adipeux. — M. X. Gillot, dont j'engage à lire la remarquable thèse sur le mycosis, admet une identité entre le mycosis, la leucinie et l'adénie. — Pour nous le mycosis est une diathèse caractérisée par un tissu spécial.

Traitement. — M. Bazin conseille d'ordonner les toniques, et ensuite le deutochlorure de mercure, aux mêmes doses et de la même façon que dans le traitement de la syphilis, de panser les ulcères avec une solution de coaltar saponiné, ou de saupoudrer les surfaces malades avec des poudres excitantes telles que celles de quinquina.

DES DIFFORMITÉS DE LA PEAU, OU AFFECTIONS CUTANÉES ARRÊTÉES DANS LEUR ÉVOLUTION

Ces affections présentent pour caractères essentiels, d'être fixes et immobiles, de ne subir aucun changement dans leur état dès qu'elles ont acquis leur développement complet, de se présenter toujours identiques à elles-mêmes à tous les moments de l'existence et de se concilier avec une santé parfaite.

Les difformités sont congénitales ou acquises; en outre, elles sont artificielles ou de cause externe, spontanées ou de cause interne.

M. Bazin préfère cette dernière division à la première et étudie successivement les difformités artificielles et les difformités spontanées.

§ I. DIFFORMITÉS ARTIFICIELLES OU DE CAUSE EXTERNE.

Tantôt ces difformités sont produites directement, et dans le lieu même de l'application de la cause (*difformités provoquées de cause directe*), tantôt elles sont consécutives à l'absorption de certaines substances (*difformités provoquées, de cause indirecte, pathogénétiques*).

A. — DIFFORMITÉS PROVOQUÉES, DE CAUSE DIRECTE.

Ephélide ignéale. — L'éphélide ignéale se développe lentement sous l'influence de l'action continue ou souvent répétée sur la peau d'une chaleur artificielle. Elle s'observe spécialement aux membres inférieurs des femmes qui se servent de chaufferettes : chez elles, la peau perd sa tonicité, se ride et se couvre de taches irrégulières, jaunâtres ou brunâtres qui lui donnent un aspect marbré caractéristique, ou de bandes brunâtres qui suivent principalement le trajet des veines. Cette affection n'est accompagnée d'aucun prurit, d'aucun malaise.

Tatouage. — On désigne par cette expression certaine coloration artificielle de la peau produite par l'introduction de substances colorantes dans son tissu.

Pour tatouer un individu, on pique ordinairement la peau avec une aiguille et on insère ensuite dans les plaies la matière colorante.—Les militaires se servent quelquefois du moyen suivant : ils font un dessin avec l'encre, en revêtent les lignes d'une traînée de poudre à laquelle ils mettent le feu.

Lorsqu'on a employé le premier procédé, les petites plaies se ferment rapidement et emprisonnent le corps étranger qui forme une tache indélébile, une véritable combinaison s'opérant entre la substance du derme et la matière colorante.

B. — Difformités provoquées, de cause indirecte.

Il en existe deux : celle qui résulte de l'absorption du nitrate d'argent et celle qui est produite par l'indigo.

(a) *Teinte ardoisée produite par le nitrate d'argent.* — Lorsqu'on a administré pendant un certain temps du nitrate d'argent, la peau prend une coloration ardoisée ou d'un brun olivâtre, ou même tout à fait noire, coloration indélébile qui fait le désespoir du malade et peut le pousser au suicide.

Cette coloration n'occupe souvent que les parties découvertes, mais elle peut être généralisée ; alors toutefois elle est toujours plus prononcée sur les parties découvertes. — Quand l'administration du sel d'argent a été continuée pendant très-longtemps, on peut observer aussi la teinte ardoisée sur diverses muqueuses et particulièrement sur les lèvres, la face interne des joues, la langue, les narines, la muqueuse gastro-intestinale.

Le chlorure et l'oxyde d'argent peuvent déterminer la coloration ardoisée aussi bien que le nitrate. — Patterson prétend n'avoir jamais observé cette teinte après l'administration de l'iodure d'argent.

Cette coloration s'explique facilement : le nitrate d'argent précipite l'albumine et forme un albuminate d'argent qui se disssout dans un liquide riche en chlorures alcalins, est éliminé par la peau, s'accumule alors en grande quantité dans cette membrane, imbibe la matière amorphe des cellules du corps muqueux et les colore. L'action si connue de la lumière sur les sels d'argent explique pourquoi la teinte n'existe quelquefois que sur les parties découvertes et est plus intense en ces régions lorsqu'elle est généralisée.

Teinte bleue de l'indigo. — L'absorption de l'indigo détermine une coloration bleue des ongles.

§ 2. DIFFORMITÉS SPONTANÉES OU DE CAUSE INTERNE.

M. Bazin admet cinq sections de difformités spontanées : les difformités maculeuses, boutonneuses, exfoliatrices, ulcéreuses et atrophiques, cicatricielles.

1° DIFFORMITÉS MACULEUSES.

Elles se divisent en difformités dues à une altération du pigment et en difformités dues à un état pathologique du réseau vasculaire de la peau.

Difformités maculeuses pigmentaires.

Elles comprennent trois groupes : les difformités hyperchromateuses, achromateuses et dyschromateuses dues à une augmentation, une diminution ou une inégale répartition de la matière pigmentaire.

Les *difformités hyperchromateuses* comprennent la nigritie, le mélasma, le lentigo et les nævi pigmentaires.

La *nigritie* est caractérisée par une coloration noire d'une partie ou de la totalité du corps ; coloration congénitale ou acquise et survenant chez des individus blancs.

La nigritie générale congénitale est très-rare, peut-être même n'existe pas. Au contraire, la nigritie accidentelle générale est incontestable. Addison a prétendu qu'elle se rattachait toujours à une lésion des capsules surrénales, mais cette lésion n'existe évidemment pas dans tous les cas. (Voyez maladie d'Addison.)

La nigritie partielle et acquise peut s'observer sur toutes les parties du corps, mais siége principalement sur les parties génitales, la face, les régions mammaire et abdominale antérieure.

La coloration des taches est uniforme et partout la même, ou brune en certains points, noire comme de l'encre dans d'autres.

La grossesse prédispose évidemment à cette difformité; Rayer cite, d'après Lecat, le fait remarquable d'une femme qui, au septième mois de trois grossesses successives, vit son visage se colorer du plus beau noir.

En outre, les affections cutanées chroniques, telles que le lichen, le prurigo, les eczémas anciens, etc., déterminent souvent une hypersécrétion du pigment et partant une coloration noire des téguments. M. Bazin admet que la nigritie peut survenir à la suite d'émotions morales et qu'alors elle est ordinairement généralisée.

Le *mélasma* est caractérisé par des taches noirâtres, variables en nombre et en étendue, et présentant ceci de spécial, que l'épiderme qui les revêt se dessèche et tombe sous forme de furfures, qu'elles sont accidentelles et passagères.

Le mélasma, simple lésion pigmentaire, est fort rare ; on l'observe surtout chez la femme enceinte. Il n'éveille aucun trouble fonctionnel, aucune sensibilité morbide.

Le *lentigo* ou *tache de rousseur* est congénital ou apparaît peu après la naissance. Il est caractérisé par de petites taches circulaires, non saillantes, que l'on a comparées à des écailles de son, qui ont une couleur jaune fauve ou brunâtre, sont éparses ou confluentes et le plus ordinairement limitées aux parties découvertes, telles que la face, la poitrine, les membres supérieurs.

Ces taches n'entravent en aucune façon les fonctions de la

peau et ont pour seul inconvénient d'altérer la beauté. Elles sont constituées par un excès de pigment et persistent pendant toute la vie.

Le lentigo s'observe, en général, chez les personnes blondes, à peau fine et blanche, à tempérament lymphatique.

Diagnostic. — L'éphélide solaire est généralement confondue avec le lentigo ; elle en diffère cependant par un certain nombre de caractères : elle se développe à tous les âges et sous l'influence des rayons solaires qui déterminent un surcroît de la formation du pigment et par suite de la réunion en certains points de cette matière colorante, des taches irrégulières, déchiquetées, anguleuses, jaunâtres et non saillantes. — Au contraire, le lentigo naît spontanément ; il constitue donc une tache de rousseur de cause interne et l'éphélide une tache de rousseur provoquée ou de cause externe.

D'autre part le leutigo persiste toute la vie, tandis que l'éphélide solaire a des intermittences, pâlit et s'efface en hiver, réapparaît pendant l'été. — Enfin la tache de l'éphélide solaire est plus diffuse que celle du lentigo.

Contre les taches de rousseur spontanées, le traitement est nul; on peut se préserver des taches de rousseur provoquées en évitant les rayons du soleil à l'aide de voiles.

Les *nævi pigmentaires* ou *envies* sont caractérisées par des taches existant ordinairement au moment de la naissance, apparaissant quelquefois cependant dans la première enfance, taches d'une couleur jaune fauve, brunâtre ou noirâtre, *nævus niger*, ne s'effaçant pas sous la pression du doigt, circulaires ou irrégulières et recouvertes ordinairement de poils plus foncés, plus longs que ceux des régions voisines, et présentant une petite saillie à leur base.

Ces nævi ont été attribués à l'imagination de la mère, à des désirs non satisfaits, etc. ; le plus souvent ces causes sont tout à fait hypothétiques, quelquefois cependant elles paraissent réelles.

Les taches de rousseur diffèrent des nævi par leur nombre

beaucoup plus grand, la petitesse des taches et l'absence de poils à leur surface.

Difformité achromateuse. — *Albinisme.* — L'albinisme est un état morbide, caractérisé par l'absence absolue ou relative du pigment, résultant d'un arrêt, d'une insuffisance ou d'un retard du développement régulier.

L'albinisme, rare dans les races blanches, plus commun chez les Américains du Sud, et dans l'Archipel-Indien, présente son maximum de fréquence parmi les nègres et surtout parmi les femmes.

Tantôt le pigment fait complétement défaut, tantôt il existe partout, mais en moindre quantité, tantôt enfin il manque en certains points seulement.

Les albinos présentent des caractères très-tranchés : leurs cheveux, leurs cils, leurs sourcils sont blancs, d'un blanc jaune ou d'un blanc de lin, présentent une finesse et un aspect duveteux ; leur peau est décolorée et blanche comme de l'albâtre, quelquefois teintée d'un bleu léger qui laisse deviner le réseau veineux et sous-cutané. L'albinos redoute la lumière, baisse la tête ou porte la main en abat-jour au-dessus de ses yeux, pour ne point la subir. Quand il ouvre ses yeux on observe derrière la cornée une zone rougeâtre ou rose, entourant une pupille rouge, et souvent, on voit les globes oculaires exécuter un mouvement transversal, rapide, qui augmente encore la singularité de son aspect. Cette coloration de l'œil est due à l'absence de pigment. Les cellules existent mais sont transparentes, et ne contiennent aucune granulation pigmentaire; dès lors, la doublure opaque et noire en vertu de laquelle le globe occulaire est une chambre obscure, cessant d'exister, les rayons traversent les enveloppes et se colorent en rouge de sang en traversant la nappe vasculaire de la choroïde.

L'albinos présente une constitution débile, des pieds plats, des mains grosses et courtes, des oreilles trop longues ou trop larges, et souvent une intelligence médiocre.

Dans l'albinisme partiel, l'absence de pigment n'atteint que certains points d'étendue variable.

Dans l'état actuel de la science, l'hérédité et la débilité des parents sont les seules causes générales dont l'influence soit démontrée.

Plusieurs faits permettent de croire que les modificateurs généraux extérieurs et intérieurs, air, lumière, toniques reconstituants, pourront être d'un grand secours.

Difformité dyschromateuse, vitiligo. Le *vitiligo* est une affection dyscromateuse, congénitale ou acquise, générale ou partielle, caractérisée par des taches blanches ou d'une couleur blanc de lait, non accompagnées de prurit ou de desquamation, petites au début, mais s'étendant graduellement jusqu'à ce qu'elles aient acquis tout leur développement, et entourées de parties plus colorées, comme si le pigment refoulé s'accumulait à la circonférence. La zone circonférentielle ne présente pas une coloration égale, et le pigment semble accumulé davantage en certains points qu'en d'autres ; elle se confond d'ailleurs insensiblement avec les parties environnantes.

Les poils qui revêtent les plaques de vitiligo sont décolorés, mais ne tombent pas.

Il résulte donc de cette description que le vitiligo est caractérisé par des taches décolorées et privées de pigment, autour desquelles existe une zone où le pigment est accumulé en grande abondance.

Étiologie. — Le vitiligo s'observe chez les sujets syphilitiques, chez les femmes principalement, et aux parties découvertes ; il ne constitue pas une syphilide, puisqu'il survient à toutes les périodes de la syphilis, et puisqu'il ne guérit pas sous l'influence d'une médication mercurielle. Il constitue seulement une affection spéciale qui trouve dans l'existence de la syphilis une cause prédisposante, favorable à son développement.

M. Bazin l'a aussi observé chez des sujets arthritiques, enfin, sur des enfants ou des jeunes gens exempts de tout vice constitutionnel.

Le pityriasis versicolor pourrait en imposer pour un vitiligo, les taches jaunâtres faisant ressortir la coloration blanche de la peau ; mais les taches jaunâtres ont une couleur café au lait, sont le siége de desquamation, de prurit, et si l'on examine les squames au miscroscope, on constate l'existence de spores et de sporules.

Dans la pelade, les surfaces décolorées sont arrondies ou ovalaires, et privées de cheveux ou seulement revêtues d'un léger duvet ; tandis que dans le vitiligo, les plaques sont irrégulières, les cheveux existent, mais sont seulement décolorés.

Le vitiligo est incurable et ne cède pas aux lotions de sublimé, aux frictions avec l'huile de cade, etc. Quelquefois cependant il disparaît spontanément.

Difformités maculeuses hématiques.

Elles sont dues à un développement anormal des vaisseaux capillaires sur un point circonscrit de la peau, et sont caractérisées par des taches rouges ou violacées, entourées d'arborations vasculaires et de dilatations veineuses, disparaissant souvent, mais non toujours, sous la pression du doigt, se tuméfiant et devenant plus colorées sous l'influence des causes qui accélèrent la circulation, telles que l'exercice, la chaleur, les émotions morales, l'époque menstruelle.

M. Bazin en admet trois espèces : le *nævus flammeus* ou *tache lie de vin* siége souvent à la face dont il occupe alors une grande étendue, est constitué par des taches d'un rouge lie de vin ou violacé, lisses, non saillantes au-dessus des parties environnantes ou mamelonnées, ne disparaissant pas complétement sous la pression du doigt, donnant quelquefois lieu à des hémorrhagies, non douloureuses et subissant un développement proportionnel à l'accroissement général du corps.

Chez un malade observé par M. Bazin, la surface rouge était le siége d'une exfoliation épidermique abondante.

Le *nævus araneus* est constitué par de petites taches rougeâtres, arborisées, disparaissant par la pression; on les trouve en plus ou moins grand nombre disséminées sur une région : elles n'atteignent jamais les dimensions du *nævus flammeus.*

Le *nævus à pernione* est le vestige en quelque sorte cicatriciel d'une lésion pathologique actuellement disparue : l'érythème pernio, ou engelure; il est caractérisé par des taches rougeâtres, indolentes et indélébiles. Il siége fréquemment aux mains et à la face. M. Bazin a prescrit sans résultat satisfaisant des frictions avec le perchlorure de fer.

(b) Difformités boutonneuses et hypertrophiques.

Ce grouppe de difformités spontanées comprend : les *difformités boutonneuses proprement dites* et les *difformités hypertrophiques.*

Difformités boutonneuses.

Aux difformités boutonneuses se rattachent les verrues, le molluscum, et le nævus boutonneux.

Les *verrues*, papillomes cornés, sont de petites excroissances de la peau, mobiles ou très-adhérentes, sessiles ou pédiculées, caractérisées par l'hypertrophie des papilles qui se décomposent et donnent naissance à des papilles secondaires et sont recouvertes de cellules semblables à celles du corps muqueux ou de l'épiderme; quelquefois un certain nombre de papilles sont isolées par un revêtement épidermique propre à chaque groupe, et la petite tumeur est inégale, fendillée (poireau).

L'histoire des verrues appartient à la chirurgie, aussi n'insisterons-nous pas davantage sur elle.

Le *molluscum* est une affection caractérisée par de petites tumeurs indolentes, arrêtées dans leur développement, et produites par des altérations des glandes cutanées ou des aréoles dermiques.

M. Bazin en admet trois variétés :

1° Le *molluscum pendulum* est caractérisé par de petites poches membraneuses, flasques et vides, ressemblant à des grains de raisin dont on aurait extrait les pépins. L'acné varioliforme lui donne quelquefois naissance ; la matière sébacée s'accumule dans l'intérieur d'un follicule, le dilate, s'échappe par l'ouverture, et il en résulte un sac à parois ridées et revenues sur elles-mêmes.

Le plus ordinairement, l'affection est primitive, et se développe en dehors du follicule sébacé, aux dépens des aréoles dermiques (Bazin).

2° Le *molluscum granuleux* est caractérisé par de petites élevures arrondies, blanchâtres et luisantes, ou d'un gris de perle, semblables à des grains de millet, siégeant ordinairement au front, au cou, aux paupières, et n'ayant aucune tendance à s'effacer.

Le *molluscum stéarique*, véritable loupe de la peau, est constitué par la rétention et l'accumulation d'une matière graisseuse concrète dans un follicule ou dans un conduit sébifère hypertrophié.

Difformités hypertrophiques.

Ce groupe comprend trois affections : l'hypertrophie cutanée, le nævus hypertrophique et l'éléphantiasis des Arabes.

L'*hypertrophie cutanée* est caractérisée par l'hypertrophie des éléments anatomiques de la peau ; elle est générale ou partielle ; les hypertrophies partielles sont plus communes que les hypertrophies générales et sont caractérisées par des déformations, par un état fibreux et lardacé de la peau, etc.

Le *nævus hypertrophique* ou *chalazo-dermie* est un nævus boutonneux dépassant un certain volume. Alibert en a donné un exemple en ces termes : Le nommé Deloutre, dit la Taupe, portait au devant de l'œil et sur le nez une espèce d'excroissance qui s'étendait sur tout le front, sur une partie du crâne et de la face ; la couleur de cette excroissance était tout à fait analogue à celle de la peau d'une taupe. La surface était granuleuse, et ressemblait beaucoup à des mûres noires ; elle était, dans deux ou trois endroits, pourvue de quelques longs poils; environ quarante taches brunes, plus ou moins foncées, étaient disséminées sur les bras, les jambes et sur tout le corps.

L'*éléphantiasis des Arabes* est une affection caractérisée par une tuméfaction considérable et permanente d'une partie du corps, tuméfaction survenue consécutivement à divers états pathologiques.

L'éléphantiasis présente dans son développement deux périodes: dans la première période, on observe des lymphites accompagnées de l'engorgement des ganglions lymphatiques, des érysipèles ou des érythèmes, des ulcères, des affections chroniques de la peau, telles qu'un lichen, un eczéma, etc.

La lymphite est l'affection que l'on observe au début de l'éléphantiasis endémique de l'île Barbade; le malade présente à intervalles inégaux et sous forme d'accès, des inflammations des vaisseaux lymphatiques, et après chaque accès la peau offre une induration plus marquée, un développement de volume plus considérable, et peu à peu la partie affectée acquiert des proportions énormes.

Après un certain laps de temps, la peau est tantôt unie, luisante et distendue, tantôt inégale, rugueuse, mamelonnée, creusée de sillons profonds ou hérissée de tumeurs; l'épiderme est épaissi, ichthyosique, le derme a acquis une épaisseur de plusieurs centimètres, et si l'affection siége aux jambes, celles-ci perdent leur forme primitive, deviennent presque cylindriques et offrent une analogie plus ou moins frappante avec la jambe d'un éléphant.

Le malade n'éprouve d'ailleurs aucune souffrance, mais se trouve condamné à traîner un membre pesant et difforme.

On conçoit parfaitement la déformation que doit entraîner l'éléphantiasis lorsqu'il siége aux bourses, aux grandes et petites lèvres, aux mamelles, à la langue.

Étiologie. — L'éléphantiasis des Arabes n'est ni contagieux, ni héréditaire, mais siége endémiquement en Égypte, en Nubie, à l'île Barbade, et sur les côtes du Malabar. On l'a attribué aux brusques variations de température et à la différence de température qui existe entre les jours et les nuits, mais cette étiologie est tout à fait hypothétique.

Dans nos climats cette affection succède ordinairement à des érysipèles, des eczémas, des lichens, des ulcères, etc., et paraît due à une excitation irritative du système vasculaire, et surtout du système lymphathique ; quelquefois la cause nous échappe.

Anatomie pathologique. — L'éléphantiasis des Arabes est caractérisée par un tissu conjonctif abondant et de nouvelle formation, riche en suc, et au milieu duquel se forment des lacunes irrégulières pleines d'un liquide analogue à la lymphe et communiquant sans doute avec des lympathiques dilatés et hypertrophiés.

Diagnostic. — La lèpre tuberculeuse se différenciera facilement de l'éléphantiasis par l'existence de taches d'un jaune fauve et de tubercules présentant une anesthésie caractéristique.

Pronostic. — Il est très-sérieux parce que l'éléphantiasis détermine une difformité considérable, gêne l'exercice des fonctions, et de fonctions importantes lorsqu'il siége à la langue ou aux organes génitaux, enfin, parce qu'il n'est pas susceptible d'une amélioration notable.

Traitement. — Si l'on observe le malade à la période où existent des angioleucites, des affections de la peau, on mettra en usage un traitement approprié à l'état du malade, et on pourra ainsi empêcher le développement ou l'accroissement de l'éléphantiasis.

Si, au contraire, on est appelé à donner ses soins lorsque l'éléphantiasis est complétement développé, alors on peut essayer la compression, les frictions excitantes et les douches, mais sans compter beaucoup sur l'efficacité de ces moyens.

A peine est-il nécessaire de mentionner l'amputation des parties affectées ; cette opération a en effet été suivie de récidive et doit être, en conséquence, rejetée.

(c) *Des difformités exfoliatrices.*

Cette section ne comprend qu'une seule affection : l'*ichthyose.*

L'*ichthyose,* de ἰχθὺς, poisson, est une affection congénitale ou acquise, mais le plus souvent congénitale, générale ou partielle, caractérisée par la formation incessante de lamelles épidermiques, légèrement imbriquées, minces et transparentes ou opaques, dures, épaisses et cornées, et donnant à la peau l'aspect de celle d'un poisson ou plutôt d'un reptile.

L'ichthyose existe dès la naissance ou n'apparaît que vers le troisième ou quatrième mois de la vie.

L'ichthyose générale est plus ordinaire que l'ichthyose partielle ; mais lors même que cette affection est générale, il existe des parties où elle est très-développée, et d'autres où elle l'est peu ; très-accentuée au niveau des surfaces qui sont le siége de pressions, aux genoux, aux coudes, l'ichthyose l'est à peine, au contraire, dans les régions où existe une sécrétion sudorale abondante, aux aisselles, aux aines, à la face interne des cuisses et aux parties génitales, à la paume des mains et à la plante des pieds.

L'ichthyose le plus communément observée est caractérisée par l'existence d'écailles ou squames épidermiques, assez larges, soulevées et détachées à leurs bords, comme cassées au niveau des plis et des sillons cutanés et terminées par des lignes qui se rencontrent sous les angles les plus divers.

Si les squames sont larges, épaisses, dures, ont un reflet brillant et argenté, l'ichthyose est dite *nacrée ;* si elles sont minces et molles ou forment des furfures blanchâtres et ternes qui se détachent comme de la poussière lorsqu'on frotte la peau, l'ichthyose est dite *serpentine*, *farineuse* ou *ichthyose des vieillards ;* si elles sont brunes ou noirâtres elle est dite *brune* ou *cyprine ;* si enfin les écailles épidermiques au lieu de se détacher, se soudent et forment des excroissances convexes ou pointues en forme de piquants, l'ichthyose est dite *cornée,* et les individus qui en sont affectés sont appelés : *hommes porcs-épics*.

Telle est l'ichthyose type ; mais entre cet état et la peau saine existent des états intermédiaires, parmi lesquels nous devons principalement signaler celui que les Anglais désignent sous le nom de *dry skin* ou *xérodermie* et sur lequel M. Lailler a attiré l'attention des médecins français (*Nature et traitement de l'ichthyose*, dans les *Annales de dermatologie* 1869).

La xérodermie est caractérisée par une sécheresse de la peau avec épaississement de l'épiderme ; sur les surfaces malades, les orifices pileux sont fermés par un opercule conique assez adhérent qui gêne souvent la sortie des poils et les maintient au-dessous de lui, enroulés en spirales ; cette lésion siége surtout aux coudes, à la face externe des bras, aux genoux, au-dessus des malléoles.

A un degré plus avancé, la peau est peut-être plus lisse, mais les stries épidermiques sont moins marquées, et il semble qu'une couche de collodion soit étendue sur elle ; alors l'épaississement épidermique porte non plus seulement sur les orifices des glandes, mais sur toute la surface du derme, dans un espace plus ou moins étendu. Cet épaississement donne à la peau une coloration d'un gris sale que ne font pas disparaître les ablutions.

Dans les mouvements brusques, l'épiderme peut se fendiller et donner lieu à de petites fissures douloureuses ; les avant-bras, la face antérieure des bras, les côtés du tronc, quelquefois aussi le tronc et les joues sont les siéges habituels de cette dernière lésion.

Que l'ichthyose se présente sous l'une ou l'autre de ces formes, elle est toujours caractérisée par l'absence de prurit, l'intégrité complète de la peau au-dessous de l'épiderme et de toutes les fonctions générales. Elle consiste uniquement dans une déviation de la sécrétion épidermique ; elle dépend, dit Niemeyer, d'un développement anormal du corps papillaire, matrice de l'épiderme.

Etiologie. — L'ichthyose est héréditaire, le plus ordinairement congénitale, et s'observe, d'après la plupart des dermatologistes, plus souvent chez l'homme que chez la femme.

Diagnostic. — Je ne pense pas qu'un médecin exercé puisse confondre l'ichthyose, affection congénitale, occupant presque toute la surface du corps, ne déterminant aucun prurit, etc., avec le pityriasis, l'eczéma à sa troisième période, le lichen, l'acné sébacée, le psoriasis, etc.

Pronostic. — L'ichthyose, considérée en elle-même, n'est pas une affection grave puisqu'elle ne trouble aucune fonction; mais elle constitue une infirmité sérieuse en raison de l'ennui quelle détermine, principalement aux jeunes filles ou aux jeunes femmes qui veulent fréquenter le monde, et à cause de sa transmissibilité par voie d'hérédité. Quand elle est peu intense, elle disparaît presque complétement pendant les chaleurs de l'été, pour reparaître pendant la saison froide.

Traitement. — Il est exclusivement palliatif : on conseillera l'usage des bains alcalins, des frictions avec l'huile de cade ou avec la pommade au goudron, etc.

M. Lailler préconise le traitement suivant : un bain savonneux avec frictions, trois fois par semaine, pour enlever les squames épidermiques ; matin et soir, onctions prolongées et léger massage sur toutes les parties malades avec le glycérat d'amidon additionné de 10 p. 100 d'eau distillée de laurier-cerise pour masquer l'odeur un peu fade de la glycérine et calmer les démangeaisons (amidon pulvérisé, 10 gr.; glycérine, 150 gr.).

Après quelque temps, on ne fait qu'une onction par jour, et, quand la peau a repris son état normal, un bain savonneux par semaine, suivi immédiatement d'une onction avec le glycérat d'amidon ou la glycérine, suffiraient pour maintenir à la peau sa souplesse normale.

Tous ces agents restituent pour un moment à la peau sa souplesse normale, mais la difformité reparaîtra dès qu'on cessera les bains et les frictions.

DES EAUX MINÉRALES DANS LE TRAITEMENT DES AFFECTIONS DE LA PEAU.

Dans le traitement d'une affection cutanée symptomatique d'une maladie constitutionnelle, on doit tenir compte de la *nature de la maladie* (arthritis, herpétis, syphilis, scrofule) ; de la *modalité pathogénique*, c'est-à-dire de l'état inflammatoire ou, au contraire, atonique, de la tendance au phagédénisme, etc. ; en un mot, des diverses particularités qu'offre l'évolution de la manifestation morbide ; de la *lésion élémentaire*, et du *siége* de l'affection. Enfin, il ne faut pas oublier de satisfaire aux indications fournies par la constitution et le tempérament du sujet.

Les médicaments à l'aide desquels nous pouvons atteindre ces divers buts ont naturellement des actions dissemblables.

Ceux qui sont prescrits contre la nature de la maladie sont appelés *spécifiques*. Pour M. Bazin, un médicament est spécifique lorsqu'il a une influence curative sur toutes les manifestations d'une maladie, lorsqu'il modifie leur forme et leur mode de succession ; quelquefois, l'action d'un médicament sur un organisme qui s'y prête est telle que la cause morbide paraît y avoir été détruite, mais c'est là l'exception, et tôt ou tard la maladie, masquée seulement, détermine de nouvelles manifestations. En somme, le spécifique paraît agir, non en détruisant la cause morbifique interne, mais en suscitant dans l'organisme un état physiologique particulier qui empêche ses manifestations de se produire.

Les médicaments qui agissent sur la modalité pathogénique et la lésion élémentaire sont doués de la propriété de déterminer chez l'homme sain, et à la surface de tel ou tel organe, des troubles, des lésions qui constituent leur action morbigène (*pathogénétisme*).

Le pathogénétisme se traduit par une double action : l'action dynamique générale qui détermine la modalité pathogénique, c'est-à-dire l'état inflammatoire ou atonique, l'excitation ou l'hyposthénisation et l'action élective qui détermine le siége et la forme de la lésion. Le mercure, par exemple, a une action dynamique générale hyposthénisante, une action locale limitée à la muqueuse buccale et à la peau, et cette action locale se traduit ici par des vésicules, là, par une inflammation ulcéreuse ; le soufre a une action dynamique excitante et détermine une éruption vésiculeuse de la peau ; le brome et l'iode donnent lieu à des éruptions acnéiques ; mais tandis que l'action dynamique de l'iode est excitante, celle du brome est hyposthénisante.

Deux médicaments différents peuvent produire des lésions pathogénétiques identiques, tels sont le mercure et le soufre, l'iode et le brome ; ces médicaments possèdent-ils pour cela des effets curatifs semblables ? En général, non. La différence de nature entraîne des différences dans l'action dynamique générale ; le soufre est excitant et le mercure hyposthénisant.

Les eaux minérales peuvent contenir des agents spécifiques, ou, au contraire, des substances qui ne sont douées que de propriétés pathogénétiques : elles agissent dans le premier cas contre la maladie même, et dans le second contre l'élément pathogénique et la lésion élémentaire.

Il existe deux grandes classes d'eaux minérales : la première comprend les eaux qui contiennent des principes spéciaux capables d'agir par leur quantité et leur qualité sur la marche d'une maladie et ses affections. Ces principes spéciaux sont spécifiques ou non. La seconde classe comprend les eaux qui contiennent des principes communs, des sels nombreux, mais qui, par leur quantité pondérable absolue, ne peuvent être pris en sérieuse considération pour la thérapeutique ; ces eaux n'agissent que par l'ensemble des substances qu'elles présentent, leur température, leur action légèrement excitante sur le tube digestif due à l'acide carbonique.

La première classe (eaux à minéralisation spéciale) comprend sept ordres : les eaux chlorurées et bromo-iodurées, les eaux bicarbonatés, les eaux sulfatées, les eaux sulfureuses, les eaux arsenicales, les eaux ferrugineuses et les eaux cuivreuses.

La seconde classe comprend des eaux salines froides ou chaudes et des eaux acidules gazeuses.

1° Eaux minérales à minéralisation spéciale.

1° Les *eaux chlorurées sodiques et bromo-iodurées* sont des eaux minérales dans lesquelles le principe dominant est le chlorure de sodium (2 grammes au moins), et dans lesquelles l'analyse a démontré l'existence d'une quantité plus ou moins grande de brome alliée au sodium et au potassium, et quelquefois, mais non toujours, de l'iode combiné aux mêmes bases que le brome.

Ces eaux sont chaudes ou froides. Ces dernières sont les plus riches en chlorure de sodium ; la quantité de chlorure de sodium varie de 280 grammes à 2 grammes par litre.

Les principales stations sont celles d'Arbonne, en Savoie (280 grammes de chlorure de sodium), de Salies, dans les Basses-Pyrénées (256 grammes de chlorure de sodium, 1,50 de brome et 0,0281 d'iode), de Kreuznach, en Prusse rhénane (30 degrés), de Salins (27 grammes de chlorure), de Balaruc, de Bourbonne, de Kissingen (6 grammes de chlorure), de Niederbronn (3 grammes), de Bourbon-l'Archambault (2 gr. de chlorure), etc.

2° La classe des *eaux bicarbonatées sodiques* comprend toutes les eaux qui contiennent au moins 0 gr. 50 de bicarbonate de soude par litre.

Les eaux bicarbonatées sodiques se divisent en deux sections : la première contient toutes les eaux bicarbonatées proprement dites, c'est-à-dire dont l'élément principal est le bicarbonate de soude : Vals, Vichy, Vic-sur-Cère, Vic-le-Comte, Châteauneuf.

La seconde section contient les eaux qui, en outre du bicarbonate de soude, contiennent d'autres principes importants ; elle présente quatre groupes :

Au premier groupe se rattachent les eaux bicarbonatées sodiques et chloro-iodurées, c'est-à-dire Tœplitz, en Bohême, et Gurgitelle ; au deuxième se rattachent les eaux bicarbonatées et chlorurées sodiques, c'est-à-dire Royat, Saint-Nectaire, Ems ; au troisième groupe se rattachent les eaux bicarbonatées sodiques et ferrugineuses, c'est-à-dire les sources de Boulou, de Saint-Martin-de-Fenouilla, de Sorède, de Laroque, près de Céret, dans les Pyrénées-Orientales (il n'existe pas d'établissement près de ces sources); enfin, au quatrième groupe se rattachent les eaux bicarbonatés sodiques et arsenicales, c'est-à-dire les eaux du Mont-Dore.

3° La classe des *eaux sulfatées sodiques et magnésiques* se comprend toutes les eaux qui contiennent au moins 2 grammes de sulfate de soude par litre. Ce sont des eaux purgatives : Miers, dans le Lot ; Montmirail, dans le Vaucluse ; Sedlitz, en Bohême; Pullna, Friederichshall, Karlsbad.

4° La classe des *eaux sulfureuses* renferme les eaux qui contiennent une quantité pondérable de soufre. Elle se divise en deux sous-classes : les eaux sulfurées sodiques, presque toutes chaudes, et les eaux sulfurées calciques, généralement froides.

Le poids des éléments tenus en dissolution dans les eaux sulfureuses sodiques est très-peu considérable, et, bien que leurs propriétés thérapeutiques soient très-actives, un litre de l'une d'elles ne contient guère au delà de 0 gr. 250 à 0 gr. 350 de résidu sec de sulfure. Le sodium, le carbonate et le silicate de soude, la matière organique dite glairine sont les éléments dominants (Filhol).

Les eaux sulfurées calciques contiennent du sulfure de calcium et des sels de magnésie. Elles sont plus stables que les eaux sulfurées sodiques, laissent cependant dégager de l'acide sulfhydrique quand on les expose à l'air.

Les principales stations sulfurées sodiques appartiennent à la région pyrénéenne : ce sont Luchon, Baréges, Cauterets, Saint-Sauveur, les Eaux-Chaudes, les Eaux-Bonnes, le Vernet, Amélie, Olette, Molitg, etc.

Les eaux sulfurées calciques froides sont les eaux d'Enghien, de Pierrefond, de Bagnols ; les eaux sulfurées calciques chaudes sont les eaux de Schniznach (Suisse), Saint-Honoré (Nièvre), Aix en Savoie, Baden, Saint-Gervais en Savoie.

A la classe des eaux sulfureuses doivent être annexés quatre groupes qui, en outre du soufre, contiennent un agent spécifique tel que le brome, l'iode, le bicarbonate de soude, l'arsenic. Ces eaux possèdent, réunies dans un même véhicule, et l'agent pathogénétique et l'agent spécifique.

Challes, en Savoie, Saxon, dans le Valais, sont des eaux sulfureuses et bromo-iodurées. Allevard, dans l'Isère, est une eau sulfureuse et iodurée.

Uriage et Aix-la-Chapelle sont des eaux sulfurées et chlorurées sodiques ; Marlioz, en Savoie, est une eau sulfureuse et bicarbonatée sodique. Enfin Sylvanès, dans l'Aveyron, est une eau sulfureuse et ferrugineuse.

5° La classe des *eaux arsenicales* comprend les eaux qui contiennent des quantités pondérables d'arsenic. Elle se divise en deux sous-classes, c'est-à-dire en eaux arséniatées sodiques et en eaux arséniatées ferrugineuses.

La Bourboule, Plombières, Avènes, sont des eaux arséniatées sodiques ; la source Dominique de Vals, la source Lardy de Vichy, l'eau de Bussang, sont caractérisées par l'existence d'arséniate de fer.

6° A la classe des *eaux ferrugineuses* appartiennent les eaux dans lesquelles le fer existe à dose thérapeutique, et les autres principes se trouvent en proportions trop faibles pour imprimer à ces eaux des caractères spéciaux.

Les eaux ferrugineuses sont celles de Carvalon, dans l'Hérault, Barbotan, dans le Gers (eaux chaudes), et celles de Passy, d'Auteuil, de Bussang, d'Orezza, de Spa, de Schwalbach (eaux froides).

Il existe aussi des eaux ferrugineuses et manganésiennes, ce sont les eaux de Luxeuil et de Cransac.

7° *Eau cuivreuse.* Il n'existe en France qu'une seule eau contenant du cuivre à dose thérapeutique, c'est celle de Saint-Christau.

2° Eaux minérales à minéralisation commune.

Nous les avons divisées en eaux salines faibles et en eaux acidules gazeuses.

Les eaux salines sont chlorurées et sulfatées, ou seulement sulfatées.

Les eaux chaudes chlorurées et sulfatées sont les eaux de Néris, dans l'Allier, de Wildbad (Wurtemberg), de Bourbon-Lancy, dans la Saône-et-Loire, de Baden-Baden.

Les eaux froides chlorurées et sulfatées sont les eaux de Bains, dans les Vosges, de Bagnères-de-Bigorre, dans les Hautes-Pyrénées, d'Ussat, dans l'Ariége, de Louesche, de Dax.

Saint-Amand (Nord), Contrexeville, Vittel (Vosges), Evian, en Savoie, sont des eaux simplement sulfatées.

Les eaux acidules gazeuses sont gazeuses et ferrugineuses : Pougues, dans la Nièvre, Chateldon, Saint-Galmier, Celles, Condillac, Saint-Alban, Soultzmatt; ou gazeuses simples : Alet-des-Boignes, Seltz.

DES EAUX MINÉRALES DANS LES SCROFULIDES.

L'iode, le brome et l'huile de morue étant les spécifiques de la scrofule, naturellement les eaux bromo-iodurées et chlorurées sodiques sont les spécifiques de la scrofule.

Mais souvent on prescrit aussi dans les cas de scrofulides des eaux qui n'ont qu'une action dynamique générale et pathogénétique, des eaux sulfureuses, par exemple.

Ainsi, dans le traitement des scrofulides bénignes, on a recours aussi souvent à une médication sulfureuse ou sulfureuse et iodo-bromurée, etc., qu'à une médication thermale iodo-bromurée. Or, il peut paraître étonnant que l'on prescrive soit des eaux iodo-bromurées, soit des eaux sulfureuses. Mais il faut remarquer que les scrofulides bénignes exsudatives auxquelles s'adressent surtout les eaux sulfureuses sont des affections résolutives, susceptibles de disparaître spontanément, ou par l'administration de simples agents pathogénétiques. Or, il est impossible de trouver une eau thermale où se trouvent réunis les agents nécessaires pour satisfaire à la fois aux indications spécifiques et aux indications pathogénétiques, et les eaux spécifiques bromo-iodurées étant incapables de satisfaire aux indications tirées de l'état local, étant trop actives, trop excitantes pour les scrofulides bénignes, dont la modalité pathogénique est le plus souvent inflammatoire, c'est surtout aux eaux qui remplissent les indications pathogénétiques que l'on doit s'adresser pour la guérison des scrofulides bénignes, sauf à compléter la cure en ordonnant des spécifiques.

Ainsi les eaux spécifiques bromo-iodurées et chlorurées sodiques de Salies de Bearn, de Salins, de Wildegg, de Saxon, de Kreussnach, peuvent fournir des eaux mères sur place, contiennent une quantité très-sensible d'iode et de brome, sont très-minéralisées et en général froides. Elles ne conviennent pas aux scrofulides bénignes.

Les eaux à minéralisation commune de Néris, de Bourbon-Lancy, de Baden-Baden, ne contiennent au contraire qu'une faible quantité de chlorure de sodium, sont chaudes et on y trouve une quantité notable de glairine. Elles peuvent être conseillées contre les scrofulides bénignes.

Les eaux de Néris conviennent surtout dans les cas où l'éréthisme nerveux du malade et la modalité inflammatoire des affections sont intenses (eczéma impétigineux).

Les eaux de Bourbon-Lancy contenant jusqu'à 1 gr. 30 de chlorure de sodium s'adressent surtout aux affections atoniques de la première période, aux prurigos, lichens, et à certaines formes chroniques et peu sécrétantes de l'eczéma scrofuleux. Il en est de même des eaux de Baden-Baden.

Les eaux sulfureuses, qui ne sont pas spécifiques, rendent

des services dans le traitement des scrofulides bénignes, par leur action excitante et pathogénétique spéciale.

Les eaux sulfureuses se distinguent en eaux sulfureuses fortes, faibles ou de moyenne intensité.

Les eaux sulfureuses fortes comprennent toutes les eaux des Pyrénées centrales, Luchon, Cauterets, etc. (eaux sulfurées sodiques), Enghien (eau sulfurée calcique).

Les eaux sulfureuses faibles sont froides ou chaudes. Les froides sont les eaux de Bagnoles de l'Orne, de la Roche; les eaux chaudes sont celles de Baden en Suisse, d'Aix en Savoie, de Saint-Gervais.

Les eaux sulfureuses de moyenne force comprennent les eaux d'Amélie-les-Bains, la Preste, Molitg, les Eaux-Chaudes, les Eaux-Bonnes, Pierrefond et Saint-Honoré.

Les eaux fortes doivent être seulement appliquées dans les cas d'affections présentant un caractère de chronicité et d'atonie. M. Bazin les conseille dans les cas d'affections eczémateuses très-longues et chroniques, accompagnées d'une hypertrophie éléphantiasique du derme, d'une hyperplasie des papilles du derme. Toutefois, les eaux sulfureuses fortes sont moins efficaces dans ce cas que les eaux ferro-cuivreuses de Saint-Christau; ces eaux sont surtout ordonnées en bains et douches.

Les eaux sulfureuses fortes ne doivent jamais être prescrites contre les scrofulides bénignes qui sont caractérisées par un élément inflammatoire plus ou moins intense.

Au contraire, les eaux sulfureuses moyennes et faibles et surtout ces dernières procureront d'heureux résultats. M. Bazin recommande souvent les eaux de Saint-Gervais dans les cas d'eczémas, d'impétigos, d'eczémas impétigineux occupant de vastes surfaces. L'action efficace de ces eaux est due à l'effet pathogénétique du soufre, qui détermine des éruptions vésiculeuses, et aussi à la matière organique qu'elles présentent et qui les rend douces et onctueuses au toucher, leur enlève les propriétés irritantes que tend à leur communiquer le sulfure de calcium.

D'ailleurs, les eaux de Saint-Gervais contiennent du chlorure de sodium, sel dont les propriétés antiscrofuleuses sont incontestables.

Les scrofulides boutonneuses réclament d'autres eaux minérales : l'acné scrofuleuse est heureusement modifiée sous l'influence des eaux sulfureuses et bromo-iodurées (Challes, Saxon, Allevard) ; le lichen, l'érythème induré, sous l'influence des eaux sulfureuses et bicarbonatées ou silicatés sodiques. Or les stations de Marlioz et de Saint-Martin-de-Fenouilla, quelques sources des Pyrénées, celle de Luchon, celle de Cauterets, par exemple sont à la fois sulfureuses et alcalines.

L'acné sébacée fluente a été beaucoup plus améliorée par les eaux de Saint-Christau en douches que par les eaux sulfureuses.

Les *scrofulides malignes* exigent au contraire impérieusement l'usage des eaux chlorurées sodiques et bromo-iodurées.

Alors, l'emploi des eaux mères chargées de bromures est nécessaire, parce que l'action spécifique est indispensable à la cure de ces affections ; les eaux des sources, même fortement minéralisées, ne sont plus suffisantes, la dose du brome et de l'iode étant trop faible.

On emploie les eaux mères localement en plaçant sur la partie que l'on veut soumettre à leur influence une compresse imbibée de la solution saline, et en bains généraux en ajoutant aux bains une certaine quantité d'eau salée ordinaire. Il faut que le bain soit composé d'une partie d'eaux mères et de quatre parties d'eau salée ordinaire.

Les eaux additionnées d'eaux mères déterminent une vive réaction sur la peau et l'apparition d'éruptions.

Les eaux prises à l'intérieur sont purgatives et intolérables pour l'estomac si elles ne contiennent pas de l'acide carbonique ; il ne faut en ordonner qu'une petite dose par jour.

On doit indiquer de préférence les stations qui peuvent donner des eaux mères. Jusqu'ici les stations d'Allemagne étaient choisies pour le traitement des scrofulides malignes, parce que l'on y ordonnait l'emploi des eaux mères. A Salies de Béarn, à Salins le même traitement est mis en usage depuis plusieurs années, et ces stations peuvent lutter avec Kreuznach, Hombourg, etc.

Les eaux sulfureuses, malgré leur action élective sur la peau, sont impuissantes le plus ordinairement à amener la résolution des produits de nouvelle formation. Dans des cas cependant, on observe de l'amélioration à la suite de l'emploi interne et externe des eaux les plus fortes, les seules que l'on serait autorisé à choisir si l'on ne pouvait indiquer qu'une station sulfureuse.

DES EAUX MINÉRALES DANS LES ARTHRITIDES.

Le bicarbonate de soude et le colchique sont considérés par M. Bazin comme des spécifiques contre l'arthritis ; or, il existe une classe d'eaux minérales bicarbonatées sodiques, c'est-à-dire contenant plus de 50 centigrammes de sel de soude par litre. — Ce sont donc des eaux minérales spécifiques, c'est-à-dire s'adressant à la nature de la maladie et possédant la propriété de faire disparaître les manifestations de la maladie.

Les eaux bicarbonatées sodiques se divisent en deux grandes classes : les eaux bicarbonatées proprement dites, c'est-à-dire dont l'élément principal est le bicarbonate de soude. — Ces eaux comprennent les sources de *Vals*, *Vichy*, *Vic-sur-Cère*, *Vic-le-Comte* et *Château-Neuf*.

La deuxième classe contient les eaux qui, en outre du bicarbonate de soude, renferment des principes importants : ce sont les eaux à la fois bicarbonatées et chloro-iodurées ou chlorurées sodiques, ou ferrugineuses, ou arsenicales.— Voyez page 414.

Les arthritides sont pseudo-exanthématiques, vulgaires ou malignes; les premières guérissent spontanément et ne réclament pas une médication thermale; les dernières (malignes) résistent aux eaux minérales, et si on en ordonne on ne doit tenir compte que de la lésion élémentaire et ne prescrire que les eaux sulfatées douces ; c'est donc aux arthritides vulgaires que convient la médication thermale.

Les eaux bicarbonatées sodiques s'adressent aux arthritides

pures, non précédées ou accompagnées d'autres manifestations constitutionnelles.

Les eaux bicarbonatées sodiques et chloro-iodurées (Tœplitz) sont très-utiles dans les cas mixtes assez fréquents où l'arthritis a été précédée de scrofulides graves. Ne contiennent-elles pas, en effet, les spécifiques de l'arthritis (bicarbonate de soude) et de la scrofule (iode et brome).

Les eaux bicarbonatées sodiques et chlorurées-sodiques (Royat, Saint-Nectaire, Ems) doivent au chlorure de sodium une action reconstituante et sont prescrites avec succès dans les cas d'arthritides précédées de scrofulides bénignes.

Les eaux bicarbonatées sodiques et ferrugineuses s'adressent aux arthritides compliquées d'anémie.

Enfin, les eaux bicarbonatées sodiques et arsenicales (Mont-Dore) réunissent les principes spécifiques de l'arthritis et de l'herpétis et agissent dans les cas où ces deux maladies constitutionnelles existent simultanément.

Ces eaux minérales s'attaquant toutes au principe de la maladie, sont des eaux spécifiques.

Il en est d'autres qui modifient la modalité pathogénique de l'affection, par suite de leur action dynamique et des éruptions pathogénétiques qu'elles déterminent : ce sont les eaux sulfureuses et iodo-bromurées.

Or, nous savons que les eaux sulfureuses sont fortes, faibles ou moyennes. — Les eaux sulfureuses fortes, c'est-à-dire Luchon, Cauterets, etc., doivent être proscrites, lorsqu'il existe des arthritides ; les eaux sulfureuses faibles (Saint-Gervais) peuvent être ordonnées contre l'eczéma, mais n'occupent que le second rang dans l'ordre des indications et ne viennent qu'après les eaux bicarbonatées sodiques. Il faut toutefois faire une exception en faveur des eaux des Pyrénées qui contiennent des alcalins et des silicates, et qui conviennent parfaitement aux arthritiques lymphatiques.

Les eaux bromo-iodurées peuvent être utiles dans le cas d'acné et les eaux de Saint-Christau dans les cas d'arthritides pileuses et d'hydrosadénite.

DES EAUX MINÉRALES DANS LES HERPÉTIDES.

Le spécifique de l'herpétis ou dartre est l'arsenic ; à côté de ce médicament se placent l'anémone et les résineux.

Or, il existe une classe d'eaux minérales arsenicales qui comprend les eaux de la Bourboule, de Plombières, de Vichy (source Lardy) ; ces eaux sont des eaux spécifiques de l'herpétis.

L'arsenic se rencontre dans les eaux minérales sous deux formes principales : l'arséniate de soude et l'arséniate de fer ; il existe donc des eaux arséniatées sodiques et des eaux arséniatées ferrugineuses.

Les eaux arséniatées sodiques sont les eaux de la Bourboule, de Plombières, d'Avènes ; les eaux arséniatées ferrugineuses sont les eaux de Vals (source la Dominique), de Vichy (source Lardy), de Bussang, etc.

L'arséniate de fer a une action moindre à poids égal que l'arséniate de soude ; mais les eaux arséniatées ferrugineuses rendent néanmoins de grands services dans les cas où les arthritides existent chez des anémiques.

La médication arsenicale s'adresse à la nature même de la maladie et donne surtout d'heureux résultats dans les cas d'herpétides vulgaires, c'est-à-dire lorsqu'existe de l'eczéma, du psoriasis ou du lichen ; elle échoue souvent lorsque les malades sont affectés d'herpétides malignes (pemphigus herpétique ou herpétide exfoliatrice) et n'est pas utile dans les cas d'herpétides pseudo-exanthématiques, qui guérissent spontanément.

Les eaux arsenicales et en même temps sulfureuses et chlorurées, telles que La Bourboule, la source Dominique de Vals, conviennent aux sujets herpétiques qui ont présenté des accidents scrofuleux ; les eaux arsenicales et bicarbonatées sodiques conviennent au contraire aux sujets qui offrent des affections arthritiques et herpétiques.

M. Hardy conseille les eaux de Louesche aux individus affectés de lichen herpétique ; ces eaux n'agissent que par action substitutive et en déterminant des éruptions papuleuses et pustuleuses.

Les eaux sulfureuses ne doivent être que rarement prescrites dans le traitement des herpétides ; on peut cependant les conseiller lorsque l'on hésite sur la nature herpétique ou scrofuleuse d'un eczéma et lorsque cet eczéma n'est pas inflammatoire. Ce sont des eaux douces, telles que celles de Saint-Gervais, qui conviennent en pareil cas. — Ces eaux n'agissent d'ailleurs que sur l'affection, sur sa modalité pathogénique et la lésion élémentaire, mais non sur la maladie qui a déterminé l'affection.

DES EAUX MINÉRALES DANS LE TRAITEMENT DE LA SYPHILIS ET DE LA LÈPRE.

Il n'existe pas d'eau minérale mercurialisée, c'est-à-dire pas d'eau minérale agissant contre la syphilis même.

Parmi les diverses eaux minérales, les eaux sulfureuses seules sont généralement prescrites contre les syphilides, mais elles n'ont qu'une action excitante et reconstituante, ne font que restaurer un organisme affaibli par la maladie ou par une médication longtemps continuée.

Les eaux sulfureuses chaudes doivent être préférées aux eaux sulfureuses froides. — Luchon a joui et jouit encore d'une sorte de suprématie sur les autres eaux minérales, relativement au traitement de la syphilis, mais nous croyons avec M. Durand-Fardel, que Baréges, Allevard, Aix-en-Savoie, etc., peuvent rendre les mêmes services que Luchon.

M. Bazin envoie généralement les lépreux aux eaux bicarbonatées sodiques.

FIN

ERRATA

Page 19, ligne 16, *au lieu de :* éléphantiasis des Arabes, *lisez :* éléphantiasis des Grecs.

— 42, — 13, — apparition, *lisez :* disparition.

— 44, — 2, — provoquée directe, *lisez :* mécanique.

— 52, — 11, — l'arthritis, la dartre et la syphilis, *lisez :* l'arthritis et la syphilis.

— 55, — 16, — peut remplacer le pityriasis, *lisez :* peut remplacer l'eczéma.

— 71, — 30, — leurs évolutions, *lisez :* leur évolution.

— 102, — 2, — par l'état de pus, *lisez :* par le pus.

— 112, — 8, — et non de pustules, *lisez :* et non de papules.

— 114, — 32, — elles sont atroces, *lisez :* il est atroce.

— 284, — 13, — il est caractérisé par des placards rouges, au niveau..., *lisez :* par des placards, rouges ou au niveau.

— 296, — 9, — mais guérit..., *lisez :* mais il guérit.

— 297, — 14, — tantôt ils..., *lisez :* tantôt elles.

TABLE DES MATIÈRES

CONSIDÉRATIONS GÉNÉRALES.

Pages.

Troubles fonctionnels de la peau (hyperesthésie, anesthésie, sueur, odeur, sécrétion sébacée) 18

Lésions ou éruptions cutanées (taches, boutons, exfoliations, ulcères, cicatrices) 21

AFFECTIONS GÉNÉRIQUES DE LA PEAU.

Erythème 32

Roséole 37

Urticaire 41

Miliaire 44

Herpès 47

Eczéma 52

Varicelle 61

Pemphigus 63

Rupia 70

Ecthyma 73

Impétigo 78

Acné 84

Mentagre 94

Furoncle 102

Hidrosadénite 104

Lichen 107

Prurigo 114

Lupus 120

Pityriasis 127

Psoriasis 134

AFFECTIONS SPÉCIALES DE LA PEAU.

AFFECTIONS DE CAUSE EXTERNE.

1° Affections de cause mécanique ou physique.

Affections érythémateuses : E. solaire, engelure, intertrigo, érythème paratrime, urticaire mécanique........ 142
Affections papuleuses........ 147
Affections vésiculeuses et pustuleuses........ 147
Crasses non parasitaires........ 147

2° Affections provoquées ou artificielles.

Caractères communs des affections provoquées........ 148

AFFECTIONS PROVOQUÉES NON PARASITAIRES.

Affections érythémateuses : urticaire, roséole........ 154
Affections papuleuses : lichen tropicus, dermite à petites et à grosses papules 155
Affections provoquées vésiculeuses : miliaire sudorale, dermite vésiculeuse.
Eruptions provoquées bulleuses : pemphigus et rupia........ 160
Eruptions provoquées pustuleuses........ 161
Eruptions provoquées caractérisées par des lésions élémentaires multiples.
Eruptions propres aux ouvriers qui manient les verts arsenicaux........ 163
Eruptions des ouvriers qui travaillent la canne de Provence........ 164
Affections des ouvrières occupées à piler des oranges amères........ 165
Affections des peintres, teinturiers, ouvriers employés dans les fabriques de produits chimiques, etc........ 166
Affections des fileuses de cocons........ 168

AFFECTIONS PROVOQUÉES PARASITAIRES.

Affections produites par les parasites végétaux.

Végétaux trichophytiques et onychophytiques........ 171
Favus, teigne faveuse........ 171
Favus urcéolaire........ 172
Favus scutiforme........ 776
Favus squarreux........ 177
Teigne tonsurante........ 190
Variétés de siége de la teigne tonsurante........ 107
Teigne pelade........ 208
Pelade achromateuse, pelade décalvante........ 209
Alopécie........ 216

Végétaux épidermophytiques........ 218
Crasses parasitaires : pityriasis versicolor, pityriasis nigra, chloasma, etc........ 218
Végétaux épithéliophytiques........ 221

Affections cutanées produites par les parasites animaux.

Affections produites par les animaux qui vivent à la surface de la peau.. 222
Affections produites par le pou........ 222
Affections produites par la puce........ 222
Affections produites par les animaux qui vivent dans l'épaisseur de la peau........ 224
Affections produites par la chique........ 224
Affections produites par l'acarus (gale)........ 225

AFFECTIONS PROVOQUÉES INDIRECTES OU PATHOGÉNÉTIQUES.

Affections caractérisées par une seule lésion élémentaire........ 225
Affections érythémateuses : érythème belladoné, érythème copahique, érythèmes pellagreux, acrodynique ; urticaire pathogénétique. 235
Affections vésiculeuses : eczéma mercuriel........ 241
Affections caractérisées par des lésions élémentaires multiples........ 242
Couperose alcoolique........ 242
Eruptions iodées........ 244
Eruptions produites par le bromure de potassium et l'arsenic........ 246

AFFECTIONS DE CAUSE INTERNE.

§ 1. — Éruptions des pyrexies........ 147
§ 2. — Éruptions pseudo-exanthématiques........ 247
Eruptions pseudo-exanthématiques érythémateuses : urticaire........ 247
Éruptions vésiculeuses : zona, herpès phlycténode........ 249
Eruption bulleuse : pemphigus........ 254
Éruption squameuse : pityriasis rubra aigu........ 255
§ 3. — Affections symptomatiques des maladies constitutionnelles........ 257

DES ARTHRITIDES.

Caractères communs des arthritides........ 257
Caractères propres des arthritides........ 258

Arthritides pseudo-exanthématiques.

Erythème noueux........ 260
Erythème papulo-tuberculeux........ 262
Urticaire hémorrhagique........ 263
Herpès circiné........ 265
Hydroa vésiculeux........ 266
Pityriasis rubra aigu........ 270

Arthritides vulgaires.

Acné rosée 271
Intertrigo 274
Acné 275
Sycosis 277
Eczéma arthritique circonscrit 278
Herpès successif et chronique 282
Hydroa vacciniforme 283
Pityriasis 285
Psoriasis 286
Prurigo 288
Lichen 288

Arthritides irrégulières.

Urticaire chronique ou cnidosis 291
Eczéma nummulaire et suintant généralisé 292
Hydroa bulbeux 293
Pemphigus 295
Hydrosadénite 296
Ecthyma, furoncles 257

DES HERPÉTIDES.

Caractères communs des herpétides 298
Caractères propres des herpétides 360

Herpétides pseudo-exanthématiques.

Roséole 300
Eczéma rubrum généralisé 301

Herpétides vulgaires.

Mélitagre, ou impétigo herpétique 303
Eczéma symétrique 305
Pityriasis 309
Psoriasis 311
Prurigo 314
Lichen 317

Herpétides malignes.

Cnidosis ou urticaire chronique 319
Epinyctide 320
Pemphigus 321

AFFECTIONS SPÉCIALES DE LA PEAU.

Herpétide exfoliatrice.......... 323

SCROFULIDES.

Scrofulides cutanées bénignes.

Scrofulides érythémateuses : engelure, érythème induré et couperose scrofuleuse.......... 325
Scrofulides exsudatives.......... 326
Scrofulides boutonneuses : strophulus, prurigo, lichen, erythema papulatum, acné.......... 325

Scrofulides malignes.

Scrofulide érythémateuse : lupus érythémateux.......... 336
Lupus acnéique.......... 337

Scrofulide tuberculeuse.

Lupus tuberculeux.......... 338
Scrofulide tuberculeuse inflammatoire, molluscum.......... 339

Scrofulide crustacée ulcéreuse.

Scrofulide ulcéreuse tuberculeuse.......... 341
— inflammatoire.......... 342
Étiologie et diagnostic de la scrofulide maligne.......... 343
Pronostic et traitement.......... 345

DES SYPHILIDES.

Caractères généraux des syphilides.......... 347
Affections propres.......... 348
Plaques syphilitiques.......... 348
Végétations.......... 350
Vitiligo.......... 351
Affections communes.......... 352
Syphilides exanthématiques.......... 352
Roséole syphilitique.......... 353
Syphilide papulo-tuberculeuse (lichen).......... 355
Syphilide pustuleuse.......... 356
— vésiculeuse.......... 357

Syphilides circonscrites résolutives 359
Syphilide tuberculeuse 360
Syphilide pustulo crustacée circonscrite 361
Syphilide papulo-vésiculeuse circonscrite 363
Syphilides circonscrites ulcéreuses 363
Syphilide pustulo-ulcéreuse 365
Syphilide tuberculo-ulcéreuse 366
Syphilide gommeuse 368
Syphilides malignes précoces 372
Syphilide puro-vésiculeuse 372
Syphilide tuberculo-ulcéreuse 374
Syphilide tuberculo-ulcérante gangréneuse 374
Étiologie des syphilides 377
Traitement des syphilides 378

DES LÉPROÏDES.

Symptomatologie de la lèpre 383

§ 4. — Affections cutanées symptomatiques des maladies diathésiques.

Sclérodermie 391
Kéloïde 393
Mycosis fongoïde 394

DIFFORMITÉS DE LA PEAU.

DIFFORMITÉS DE CAUSE EXTERNE.

Difformités provoquées directes : éphélide ignéale, tatouage 396
Difformités provoquées de cause indirecte : teinte produite par le nitrate d'argent et l'indigo 397

DIFFORMITÉS DE CAUSE INTERNE.

Difformités maculeuses pigmentaires hyperchromateuses : nigritie, mélasma, lentigo, nævi 398
Difformités achromateuses : albinisme, vitiligo 401
Difformités maculeuses hématiques : nævi 403
Difformités boutonneuses : verrues, molluscum 404
Difformités hypertrophiques : hypertrophie de la peau, chalazo-dermie, éléphantiasis 405
Difformité exfoliatrice : ichthyose 408

DES EAUX MINÉRALES DANS LE TRAITEMENT DES AFFECTIONS DE LA PEAU.

Eaux minérales à minéralisation spéciale.......... 413
Eaux minérales à minéralisation commune.......... 416
Eaux minérales dans les scrofulides.......... 416
Eaux minérales dans les arthritides.......... 420
Eaux minérales dans les herpétides.......... 422
Eaux minérales dans la syphilis et la lèpre.......... 423

FIN DE LA TABLE DES MATIÈRES.

Paris. A. Parent, imprimeur de la Faculté de Médecine, rue M[r]-le-Prince, 31.

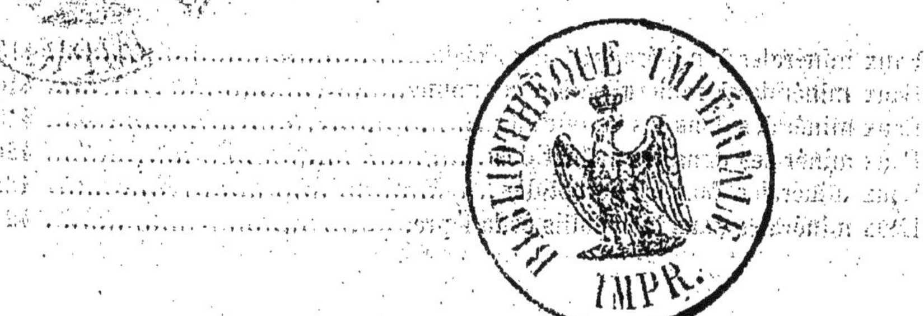

TRAITÉ COMPLET D'ACCOUCHEMENTS

PAR

LE DR JOULIN

PROFESSEUR AGRÉGÉ A LA FACULTÉ DE MÉDECINE DE PARIS
LAURÉAT DE L'ACADÉMIE IMPÉRIALE DE MÉDECINE

UN VOLUME GRAND IN-8 DE 1,240 PAGES

AVEC 148 FIGURES INTERCALÉES DANS LE TEXTE

Prix : 16 francs

Le titre donné par M. Joulin à son livre indique nettement le but qu'il s'est proposé; il a voulu écrire un traité didactique sur les accouchements. Dans les travaux de cette nature, les auteurs se bornent en général à rassembler les matériaux épars dans la science. Mais M. Joulin ne s'est pas borné seulement, dans son livre, à rééditer les travaux anciens, en les critiquant au point de vue des idées modernes; çà et là il a émis des opinions personnelles et nouvelles sur divers points qu'il avait plus particulièrement étudiés.

Comme dans tous les traités d'accouchements, des prolégomènes d'anatomie et de physiologie servent d'introduction.

A la description du squelette succède celle des parties molles. L'auteur a mis à profit les recherches de Guyon sur la cavité utérine, de Rouget sur l'appareil érectile de l'utérus et de ses annexes. L'anatomie de l'ovaire est faite avec des matériaux empruntés à Otto, Schröne et à Sappey.

La physiologie de la menstruation devait nécessairement profiter des conquêtes récentes de l'anatomie. L'auteur expose, d'après les idées modernes, le mécanisme de l'adaptation de la trompe à l'ovaire au moment de la chute de l'ovule, et rappelle que Sue avait déjà entrevu l'importance de l'appareil musculaire périutérin au moment de la fécondation.

Le développement de l'œuf humain est suivi avec beaucoup de soin; les modifications qu'il subit en passant par les différentes phases embryonnaires sont minutieusement étudiées. Parmi les enveloppes fœtales, l'auteur a signalé l'existence d'un feuillet spécial, qu'il a appelé *membrane lamineuse*, et qu'il regarde comme un reste de l'allantoïde.

Les fonctions du fœtus sont toutes l'objet de remarques intéressantes. L'auteur, à propos du placenta, insiste sur les fonctions glycogéniques, que cet organe remplit provisoirement pendant la vie embryonnaire.

Le livre III est relatif à la grossesse. Une question de structure a depuis longtemps passionné les anatomistes et les accoucheurs. M. Joulin a étudié ce point d'anatomie avec prédilection; il adopte, comme formule définitive de la structure de l'utérus en gestation, les descriptions fournies par Hélie et Chenantais.

Nous arrivons à l'accouchement proprement dit. Pour exposer le mécanisme de l'accouchement, il adopte la formule de Pajot, il montre que, dans toutes les positions, les temps doivent être les mêmes et peuvent être désignés sous les mêmes noms. Il est bien entendu que l'auteur ne se dispense pas pour cela d'exposer en détail le mécanisme de l'expulsion du fœtus pour chaque position.

Après avoir épuisé tout ce qui se rattache de près ou de loin à l'accouchement naturel, M. Joulin aborde la grande et délicate question de la dystocie. Il donne à ce mot une extension plus grande que celle qu'on lui accorde d'habitude. « La dystocie doit comprendre toutes les circonstances qui s'écartent de l'accouchement naturel et normal, tout ce qui diminue les chances de vie de la mère et de l'enfant. »

Nous mentionnerons seulement les chapitres consacrés à l'accouchement prématuré ou retardé, à l'avortement, à la pathologie du fœtus et de ses annexes, aux rétrécissements du bassin, aux ruptures de l'utérus, aux hémorrhagies utérines, aux grossesses extra-utérines, aux affections de l'utérus et autres organes qui peuvent apporter obstacle à l'accouchement. Toutes les conditions de dystocie créées par le fœtus sont minutieusement étudiées dans le chapitre suivant, résumé d'un travail plus long publié antérieurement à l'occasion d'un concours.

Après avoir fait connaître aussi bien que possible toutes les causes de dystocie; après avoir montré quels dangers elles constituaient pour la mère et l'enfant, l'auteur aborde la question des opérations obstétricales. Les longues et consciencieuses recherches, les expériences multiples qui préoccupent M. Joulin depuis plusieurs années, lui ont permis d'exposer, avec des vues toutes nouvelles, ce qui est relatif à cette partie de notre art.

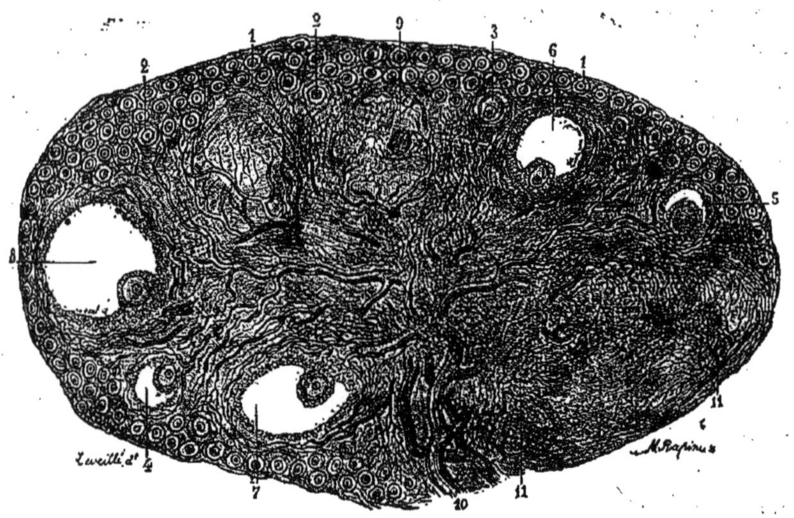

La version est exposée avec la plus grande netteté; ses indications et contre-indications formulées avec le plus grand soin; une appréciation des plus sages des résultats donnés par cette opération termine le chapitre.

Pour M. Joulin, la version est une opération de nécessité ayant des indications nettement définies; elle doit, en thèse générale, céder le pas au forceps, dont la sphère d'application est augmentée par l'emploi de l'aide-forceps. M. Joulin reprend à ce propos, dans une des meilleures pages de son livre, cette question si souvent controversée depuis Simpson et Lachapelle « du parallèle entre la version et le forceps. » M. Joulin tranche nettement en faveur de l'instrument. Son jugement est dicté par la critique judicieuse des textes mêmes fournis par les prôneurs de la version, par les résultats d'expériences nouvelles.

Suivent d'autres pages sur la crâniotomie, l'embryotomie et leurs divers moyens d'exécution. Un bon chapitre sur l'opération césarienne, condamnée au nom de la saine pratique, termine la liste des méthodes chirurgicales qui interviennent lors des cas de dystocie. L'auteur expose dans les pages suivantes, avec la même clarté, tout ce qui est relatif à l'accouchement prématuré artificiel. Enfin la dernière partie du livre est consacrée à l'exposition des maladies créées par la grossesse et l'accouchement. Tout ce qui est relatif aux affections puerpérales est très-nettement exposé avec le même bonheur.

Le *Traité d'accouchements* de M. Joulin veut être lu et peut être lu par toutes les classes de lecteurs qui s'occupent d'accouchements; c'est un traité complet sur la matière, magistralement pensé, magistralement écrit. La pratique n'y est pas pour cela sacrifiée à la science; pour avoir exposé savamment tout ce qui avait trait au côté scientifique de la question, M. Joulin ne s'est pas cru dispensé de mentionner les détails utiles au praticien ou même à l'humble sage-femme.

M. Joulin a écrit un traité d'accouchements aussi complet que possible; les matériaux de son livre, puisés aux meilleures sources, n'ont été acceptés qu'après une critique aussi impartiale que judicieuse; l'auteur, après s'être approprié tous ces éléments, les a fort habilement mis en œuvre et fondus ensemble de la façon la plus heureuse. Le livre du savant agrégé de la Faculté de Paris n'est point une simple œuvre de vulgarisation, et la personnalité de l'auteur s'affirme d'une façon originale dans maint chapitre important.

Les lecteurs soucieux d'approfondir un point spécial et obstétrique trouveront à la fin de chaque chapitre un résumé bibliographique des plus complets. Nous n'avons point à féliciter M. Joulin de la forme agréable dont il a su revêtir ses idées; la lecture du *Traité d'accouchements* rappelle qu'il s'est essayé avec succès dans un autre genre de littérature.

Un grand nombre de gravures intercalées dans le texte, exécutées avec un soin peu ordinaire dans les traités d'accouchements publiés jusqu'à ce jour, en rendent l'intelligence facile.

PARIS. — IMP. SIMON RAÇON ET COMP., RUE D'ERFURTH, 1.

www.ingramcontent.com/pod-product-compliance
Ingram Content Group UK Ltd.
Pitfield, Milton Keynes, MK11 3LW, UK
UKHW012004240726
13965UKWH00001B/138